HEILEN MIT FRISCHPFLANZENTROPFEN

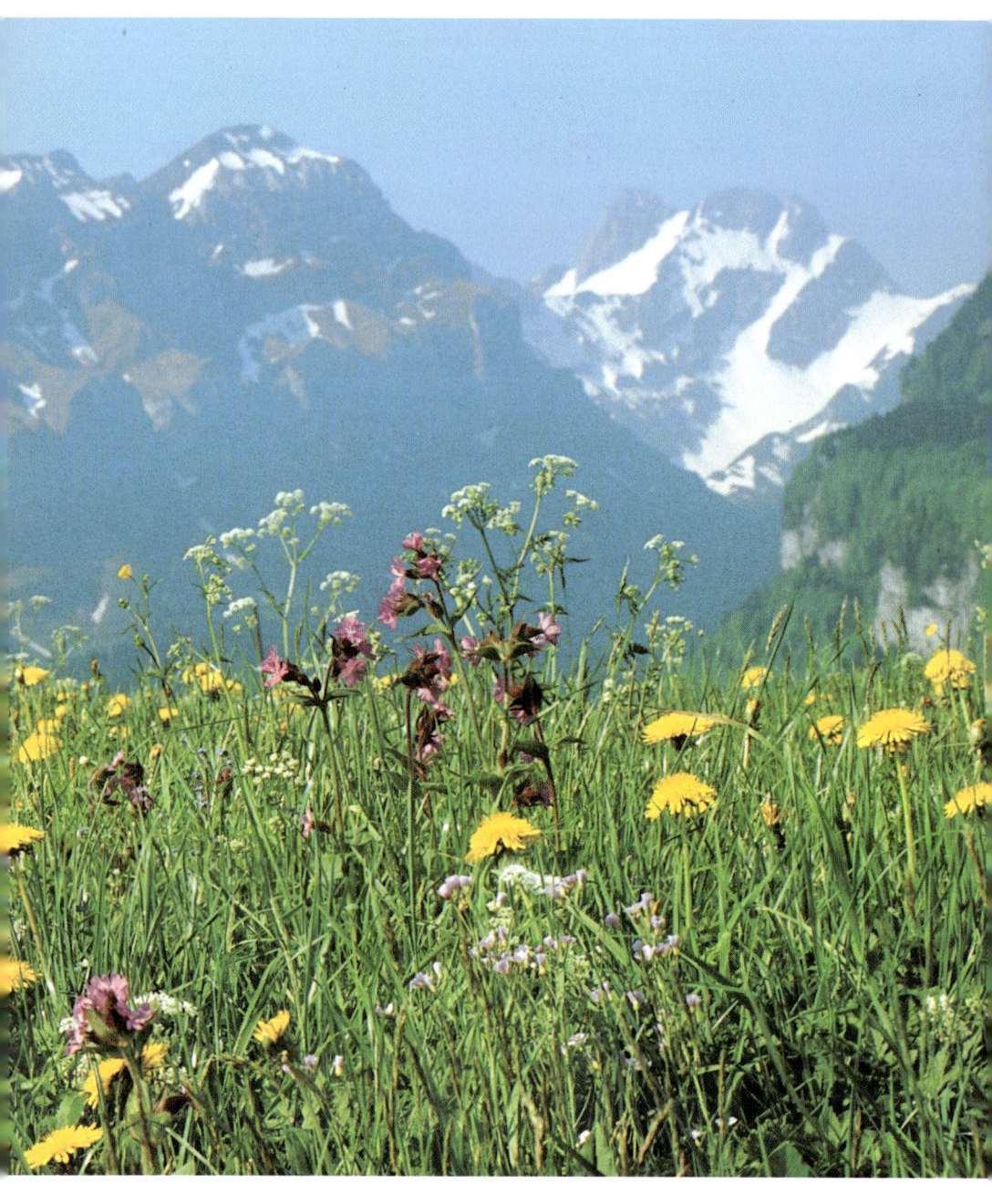

BRUNO VONARBURG

Heilen mit Frischpflanzentropfen

KRANKHEITEN SELBST ERKENNEN UND SANFT BEHANDELN

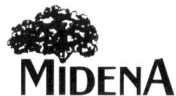

MIDENA

Die Deutsche Biblothek - CIP-Einheitsaufnahme

Vonarburg, Bruno
Heilen mit Frischpflanzentropfen : Krankheiten selbst erkennen und sanft behandeln /
Bruno Vonarburg. - Küttigen/Aarau : Midena
ISBN 3-310-00407-4

(früher: 3mal täglich 20 Tropfen — 70 Krankheiten erkennen und sanft behandeln; 3-310-00129-6)

Vierte Auflage 2000

© 1997 MIDENA VERLAG GmbH, CH-5024 Küttigen/Aarau
Gestaltung Umschlag: Steinkämpfer-Lohmann, Igling
Fotos Umschlag und Inhalt: Bruno Vonarburg, Teufen
Satz: AGI AG, Stüsslingen
Druck und Bindung: Uhl, Radolfzell

ISBN 3-310-00407-4

INHALTSVERZEICHNIS

Zurück zur Natur, zurück zum Einfachen sind nicht nur Schlagworte. Es ist auch nicht nur Wunschdenken, sondern das erklärte Ziel vieler Mitmenschen, in den verschiedensten Bereichen wieder vermehrt Eigenverantwortung zu übernehmen. Dazu gehört auch unsere Gesundheit. Es darf bei einer Krankheit oder bei gesundheitlichen Beschwerden nicht nur den traditionellen medizinischen Weg geben. Eine Symptombehandlung mit chemischen Mitteln, die erst noch gefährliche Nebenwirkungen haben können, ist ein Weg in die Sackgasse. Wir wollen nicht verschweigen, dass es Krankheiten gibt (dies ist aus jedem Krankheitsbild in diesem Buch ersichtlich), die in die Hände eines Arztes gehören. Es soll jedoch auch hier versucht werden, die ärztlichen Bemühungen mit naturheilkundlichen Mitteln zu begleiten, mit dem Ziel, die chemischen Präparate raschmöglichst absetzen oder ganz darauf verzichten zu können.

Es gibt eine ganze Reihe naturheilkundlicher Bücher. Bei manchen vermisst man jedoch die praxisnahen Erklärungen. Vielfach sind die Ratschläge ungenau und oberflächlich. Oft ist es schwierig, die in den Büchern empfohlenen Arzneien zu besorgen. Da macht sich dann bei vielen die Enttäuschung breit, und der gute Wille zur natürlichen Behandlung wird arg strapaziert.

Aufgrund dieser Erfahrungen und der spürbaren Unzufriedenheit wollte ich allen an der Naturmedizin Interessierten einen Ratgeber in die Hand geben, der eine Krankheit ganzheitlich zu heilen versucht. Meine während Jahren gesammelten Erfahrungen in meiner Heilpraxis für Naturheilkunde sowie meine redaktionelle Tätigkeit haben mir bei der Arbeit zweifelsohne geholfen. Danken möchte ich den vielen Patienten, die mir ihr Vertrauen geschenkt haben und deren Heilerfolge mir immer Motivation waren und sind, neue Rezepte und Anwendungen zu erproben.

Vorliegendes Buch ist nach Krankheiten gegliedert und beschränkt sich nicht nur auf die Heilung. Genauso wichtig scheint mir zu wissen, wie es überhaupt zur Erkrankung kommen konnte und was zur Prävention vorgekehrt werden kann. Die natürliche Behandlung setzt sich immer aus verschiedenen Massnahmen zusammen: tragendes Element sind die individuell nach erprobten Rezepten zusammengestellten Frischpflanzentropfen-Tinkturen, deshalb auch der Buchtitel «3mal täglich 20 Tropfen»; zu den flankierenden Massnahmen gehören die Knospenmazerate (rasch wirkende Heilungsförderer) in Form von Gemmo-Mundsprays, Kräuteremulsionen für die äusserliche Anwendung, Kräuterbäder aus ätherischen Ölen, bewährte Hausmittel wie Wickel, Tees, Fussbäder usw. Sämtliche Heilmittel sind in vielen Apotheken (Deutschland, Oesterreich, Schweiz) und Drogerien (Schweiz) erhältlich. Ein ganz wichtiger Teil jeder «natürlichen Gesundheit» ist die Ernährung und ein gesunder Lebensstil, auch darauf geht das Buch ein. Ich bin überzeugt, dass die «Naturapotheke» Ihnen in kranken Tagen ein verlässlicher Begleiter und Ratgeber sein wird. Freuen Sie sich über die wiedergewonnene «natürliche Gesundheit». Vergessen Sie nicht, dass dazu auch die Zufriedenheit, eine positive Lebenseinstellung, Freude und seelische Ausgeglichenheit gehören. Mit dieser strahlenden Gesundheit haben wir die Kraft, anderen Menschen in Not und Krankheit zu helfen – dies ist unser aller Aufgabe.

Bruno Vonarburg

HEILPFLANZEN IN TROPFENFORM

BEQUEM ZUM EINNEHMEN, ZUVERLÄSSIG IN DER WIRKUNG

Viele Menschen sind sich bewusst – und auch bestrebt –, nicht jedes Weh-wehchen mit «hartem Geschütz» zu behandeln. Es gibt Arzneien aus der Natur, die zuverlässig in der Wirkung und erst noch ohne Nebenwirkungen sind. Die Zeit arbeitet für die Heilpflanzen. Sie haben einen immer grösseren Stellenwert, sind sie doch die sichere und wertvolle Alternative zu vielen traditionellen chemischen Arzneimitteln.

Gewiss, Teekochen und Salbenbrühen haben nicht ausgedient. Sie sind bei den meisten Krankheiten nach wie vor Bestandteil der natürlichen Behandlung. Hinzugekommen sind in jüngster Zeit die in jeder Beziehung bequem einzunehmenden HAB-Frischpflanzentropfen, die nach erprobten Rezepten (siehe einzelne Krankheiten) zubereitet werden. Für jede Krankheit die richtige Pflanzentinktur-Mischung lautet die Devise: mit 3mal täglich 15–25 Tropfen, die man über längere Zeit einnimmt, ist die Basis für einen natürlichen, sanften Heilungsprozess geschaffen.

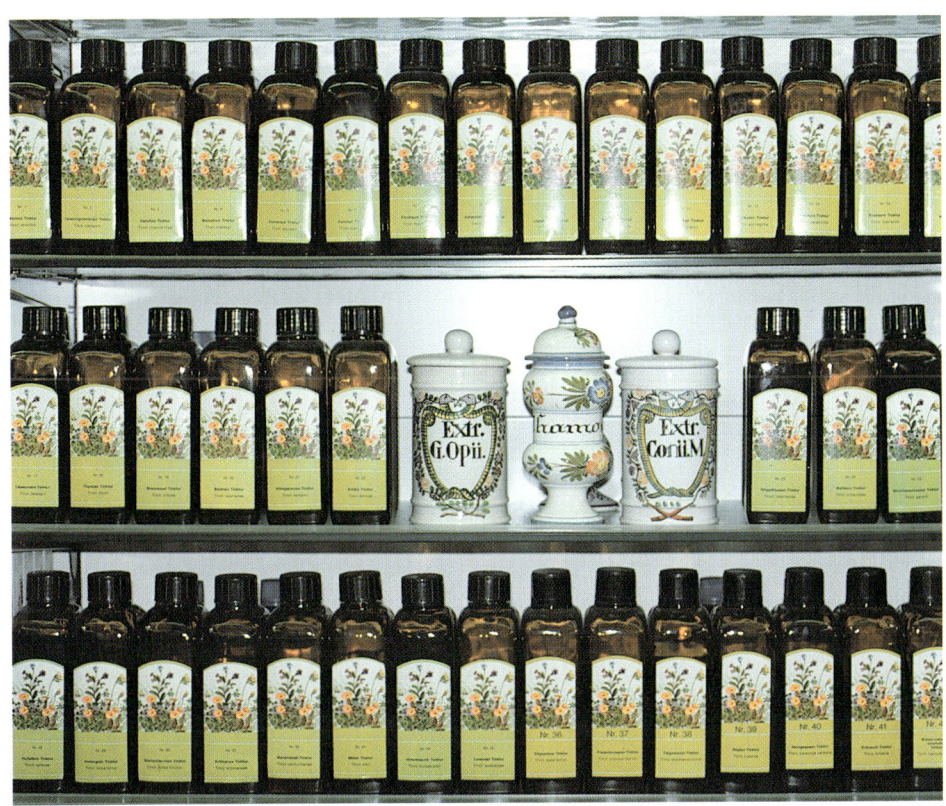

Natürliche Heilmittel sind gefragt

Nach Umfragen von Instituten für Meinungsforschung geben rund die Hälfte der Befragten in den westeuropäischen Industrieländern im Krankheitsfalle Arzneimitteln auf pflanzlicher Basis den Vorzug. Weniger als 20% erhoffen sich von einem chemischen Präparat eine grössere Wirkung.

Die fast unbegrenzten Möglichkeiten von Technik und Wissenschaft haben Dimensionen angenommen, die viele Menschen als bedrohlich empfinden. Eine tagtägliche Bedrohung sind z.B. der hemmungslose Einsatz hochgiftiger Insektizide und Unkrautbekämpfungsmittel in der Landwirtschaft, die vielen fragwürdigen Zusätze in unseren Nahrungsmitteln und nicht zuletzt die leichtfertige Abgabe stark wirkender Pharmazeutikas. Ob Schmerzmittel oder Nahrungsmittel, sie führen zu Nebenwirkungen, die gerne verharmlost werden. Langzeitschäden sind programmiert.

Zurück zur Natur

Die Tatsache, dass vieles, was wir essen, schlucken und einatmen unserer Gesundheit nicht zuträglich ist, hat in weiten Bevölkerungskreisen zur Einsicht geführt, dass ein Zurück zur Natur der einzige Ausweg aus der Sackgasse ist. Jeder, dem seine Gesundheit etwas wert ist, wird versuchen, seine Beschwerden natürlich zu kurieren. Arzneipflanzen haben, richtig eingesetzt, nicht nur eine heilende, sondern auch eine harmonisierende Wirkung. Sie sind frei von unliebsamen, gefährlichen Nebenwirkungen. Getreu dem Lehrspruch von Hippokrates «Die Natur zielt auf das Ganze mit dem Ganzen», versucht die Pflanzenheilkunde mit allen ihr zur Verfügung stehenden Wirkstoffen einen Ausgleich im Leben des menschlichen Organismus zu schaffen.

Heilpflanzen, die älteste Medizin des Menschen

Das Wissen um die Heilkraft vieler Pflanzen ist uralt. Bei allen Völkern, zu allen Zeiten und rund um den Planeten machte man sich diese heilenden Kräfte zu nutzen. So manches Heilpflanzenrezept wurde während Jahrhunderten, ja Jahrtausenden von Generation zu Generation überliefert und hat auch in unseren Tagen nicht an Bedeutung verloren.

Die Pflanzenwelt ist ein grossartiges biochemisches Labor. Die Pflanzen fangen die kosmische Energie auf und sind befähigt, mit Hilfe des Blattgrüns (Chlorophyll) das Sonnenlicht in biochemische Energie umzuwandeln. Wissenschaftler haben errechnet, dass 40 Millionen Quadratkilometer Blattoberfläche Tag für Tag damit beschäftigt sind, das Wunder Photosynthese zu vollbringen. Durch die mittels diesem Umwandlungsprozess entstandenen Assimilate werden in der Pflanze biochemische Stoffe gebildet: Alkaloide, Glycoside, Flavone, Gerb-, Bitter- und Schleimstoffe, Vitamine usw. Stoffe, die sich der Mensch auch in der Behandlung von Krankheiten nutzbar machen kann. Schon Paracelsus (1493–1541) sagte: Alle Berge, Hügel und Matten sind Apotheken!

Jeder ist der Hüter seiner eigenen Gesundheit

Ein jeder kann und muss selber entscheiden, welchen Weg er bei einer Erkrankung einschlagen will. Wissen soll man, dass chemische Präparate in den meisten Fällen Nebenwirkungen haben und dass natürliche Mittel aus Heilpflanzen frei von Nebenwirkungen und Kontraindikationen sind. Pflanzenheilmittel sind darauf ausgelegt, einen Heilungsprozess in Gang zu setzen, der für den Organismus weder eine zusätzliche Belastung noch eine Überforderung ist.

Nicht in jedem Fall kann man eine Krankheit selbst behandeln. Aus den einzelnen Krankheitsbildern geht deutlich hervor, wann man zwingend in die Obhut eines Arztes gehört. Eine ärztliche Behandlung muss aber natürliche Heilmittel keinesfalls ausschliessen. Ein Miteinander ist nicht nur möglich, sondern sogar sehr sinnvoll. Frischpflanzentropfen, Wickel, Kompressen, Kräuterbäder, Tees usw. unterstützen jeden Heilungsprozess.

Eine leichte Erkrankung lässt sich normalerweise mit einfachen Mitteln behandeln. Man denke an eine Erkältung. Hier können bewährte Hausmittel schon wahre Wunder bewirken: ein paar Tassen schweisstreibender Tee, ein Halsumschlag, ein fachgerecht zubereitetes Kräuterbad, ein kräftiger Vitaminstoss in Form von Früchten. Zu seiner Gesundheit Sorge zu tragen, sollte oberstes Gebot sein. Zur Prävention zählen eine gesunde Ernährung, der disziplinierte Umgang – oder gar Verzicht – mit Genussmitteln (Alkohol, Nikotin usw.), ein gesunder Ausgleich zwischen Anspannung und Erholung, nicht nur des Körpers, sondern auch des Geistes.

Was sind HAB-Frischpflanzen-Tinkturen?

Bei der Bezeichnung «HAB» Frischpflanzen-Pressaft-Tinkturen handelt es sich um eine pflanzliche Arznei, die nach den Richtlinien des Homöopathischen Arzneibuches von Dr. Samuel Hahnemann (HAB), dem Begründer der Homöopathie, zubereitet wird. Es gibt daneben eine Reihe von Tinkturzubereitungen, die sich von der Hahnemannschen unterscheiden.

Unter einer Tinktur versteht man weingeistige, flüssige Auszüge (Extraktionen) von getrockneten und frischen Heilkräutern. Sie werden durch Mazeration (Standextraktion) und Perkolation (Durchlaufextraktion) oder durch Lösen von konzentrierten Extrakten gewonnen.

Aristoteles (384 v.Chr.), der Philosoph aus der griechischen Antike, hat als einer der ersten aus Heilpflanzen durch Extrahieren mit verdünntem Alkohol Tinkturen hergestellt. Auch Paracelsus (1493–1541), der berühmte Naturarzt des Mittelalters, hat sich für die Behandlung von Krankheiten der Tinktur bedient. Diese wertvolle Arzneiform ist uns bis heute erhalten geblieben. Der verdünnte Alkohol wird als natürliches Konservierungs- und Extraktionsmittel für die pflanzlichen Wirkstoffe verwendet.

Nicht jede Tinktur ist rein

Tinktur ist nicht gleich Tinktur! Es gibt Unterschiede in bezug auf Qualität, Wirkstoffgehalt und Reinheit. So sind Tinkturen, die aus getrockneten Heilkräutern hergestellt werden, im Wirkstoffgehalt geringer, da durch das Trocknen der Pflanzen wertvolle aetherische Öle und andere Wirkstoffe verloren gehen. Anderseits sind die Frischpflanzentinkturen, die durch Mazeration und Perkolation (die Heilpflanzen werden in speziellen Gefässen mit Alkohol in Verbindung gebracht und ausgezogen) gewonnen werden, nicht so rein. Umweltrückstände wie DDT, Endrin, Lindan, PCB usw. werden im alkoholischen Milieu zusammen mit den Wirkstoffen herausgelöst.

Keine Verbindung mit Alkohol

Bezüglich Reinheit, tolerierbaren Rückstandswerten und Wirkstoffgehalt ist die «HAB-Frischpflanzen-Pressaft-Tinktur» die Urtinktur, wie sie im ersten Teil des Homöopathischen Arzneibuches (Ausgabe 1978) beschrieben wird. Urtinkturen nach Vorschrift 1 sind Mischungen gleicher Teile Pressaft und Aethanol 86% (Alkohol). Die fein zerkleinerten Pflanzenteile werden ausgepresst. Der Pressaft wird sofort mit der gleichen Gewichtsmenge Aethanol 86 Prozent gemsicht. Die Mischung ruht verschlossen mindestens 5 Tage bei einer Temperatur, die 20 °C nicht übersteigen darf. Anschliessend wird filtriert. Durch dieses Verfahren (HAB-Vorschrift 1) ist gewährleistet, dass die frischen Heilkräuter nicht direkt mit dem Alkohol in Verbindung gebracht werden. Das heisst auch, dass die an der Oberfläche der Heilkräuter abgelagerten Umweltgifte nicht in die Tinktur gelangen. Im Gegenteil, die Pflanzen werden mit ihren Wirkstoffen ausgepresst, womit die meisten ausschliesslich alkohollöslichen Verschmutzungsrückstände auf den Heilpflanzen zurückbleiben. Erst danach wird der Pressaft mit gleichem Teil Alkohol vermischt. Das Resultat ist eine Frischpflanzen-Pressaft-Tinktur HAB, die bezüglich Wirkstoffanteil und Reinheit nicht zu übertreffen ist.

Ersatz für Kräutertee

Die HAB-Frischpflanzen-Pressaft-Tinkturen eignen sich für die natürliche Behandlung von vielen Krankheiten. Sie sind auch ein idealer Ersatz für Kräutertees vor allem dann, wenn es die äusseren Umstände nicht erlauben (am Arbeitsplatz, auf Reisen), einen Tee zuzubereiten.

Alkohol in Heilpflanzen-Tinkturen

Der Alkohol in den Heilpflanzen-Tinkturen gibt immer wieder Anlass zu Fragen und Diskussionen. Selbst in Fachkreisen zirkuliert Widersprüchliches und man hat falsche Vorstellungen.

Der Trink-Alkohol ist das natürlichste Konservierungsmittel für pflanzliche Wirkstoffe. Der Alkoholgehalt von 30 Tropfen Heilpflanzen-Tinktur entspricht etwa der Alkoholmenge wie sie in 2 dl Traubensaft, 2 dl Süssmost oder 1 Banane enthalten ist, nämlich 0,4 g. Selbst alkoholfreies Bier oder mancher Fruchtsaft haben einen grösseren Alkoholgehalt als die Tinkturen. Aufgrund dieser Werte sind die Heilpflan-

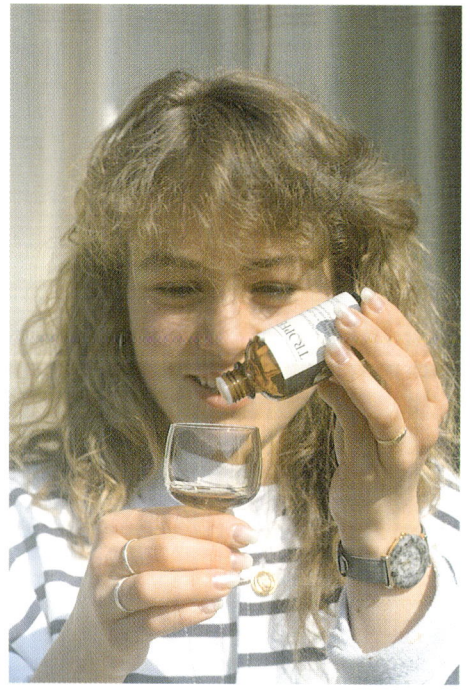

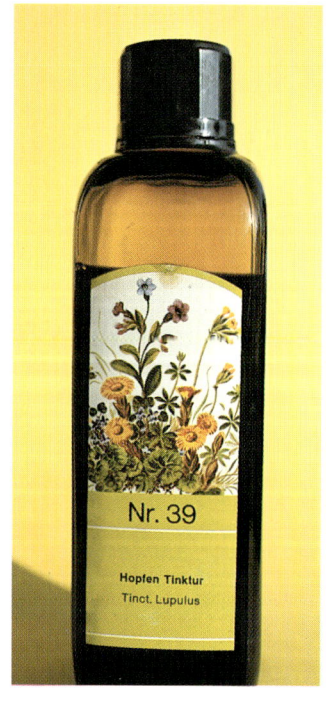

zen-Tinkturen selbst für Kinder unbedenklich. Der kindliche Organismus ist in der Lage, den versteckten, natürlichen Alkoholgehalt in Nahrungsmitteln ohne Schaden zu überstehen. Das gleiche hat auch für die empfohlene Anzahl Frischpflanzen-Tropfen Gültigkeit.

Zu Problemen könnten die Tropfen lediglich bei Alkoholikern führen, die die Tinktur fläschchenweise trinken. Doch der bittere, herbe Geschmack hält in der Regel von einem Missbrauch ab.

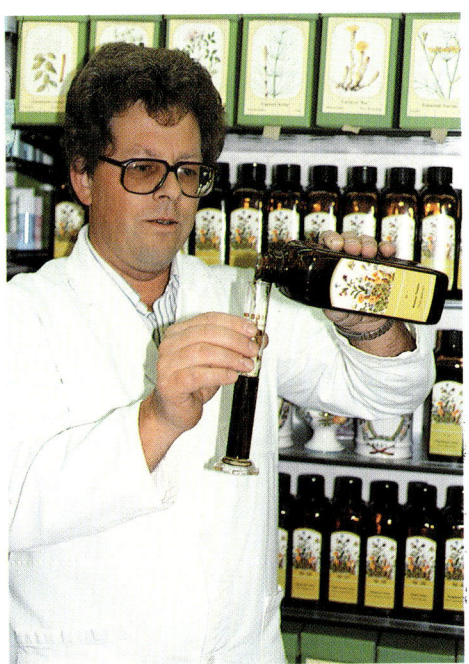

Die pflanzlichen Rezepturen

Bei jeder Rezeptur muss auf die botanische Verträglichkeit der Heilpflanzen Rücksicht genommen werden. Es gibt Gewächse, die sich lieben wie Verliebte, so zum Beispiel die Rose und der Knoblauch. Andere meiden sich wie die grössten Feinde, zum Beispiel der Weissdorn und der Schlehdorn. Es wäre also falsch, in einer Rezeptur Kräuter zusammenzubringen, die in freier Natur nicht harmonieren.

Die Rezepturen mit HAB-Frischpflanzentinkturen werden in der Apotheke/Drogerie nach bestimmten Gesichtspunkten zusammengestellt. Es ist selbstverständlich, dass der Fachmann den biochemischen Aufbau der pflanzlichen Wirkstoffe kennt, damit es zu keinem biochemischen Durcheinander kommt. Jeder Rezeptur liegen die Richtlinien nach Dr. med. E.F. Weiss zugrunde. Man unterscheidet zwischen Grund- oder Basismitteln (Remedium cardinale) von Adjuvans, einem Unterstützungsmittel. Hinzu kommt vielfach ein Korrigens, eine Pflanze, die den Geschmack, die Verträglichkeit und Resorption verbessert. Aufgrund dieser Regeln leuchtet ein, dass die Kräuterheilkunde kein willkürliches, unerprobtes und unfachmännisches Verfahren ist.

Arnika
Arnica montana L.

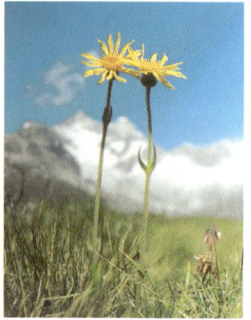

Tinktur der frischen Wurzeln bei: Angina pectoris, Altersherz, Durchblutungsstörungen des Herzmuskels, krampfartigen Herzbeschwerden, Erschöpfung, Kreislaufbeschwerden, Durchblutungsstörungen, Zirkulationsstörungen, Krampfadern, venösen Stauungen, Heiserkeit, Stimmenverlust, Entzündungen im Mund- und Rachenraum, Hals- und Mandelentzündung, zur Wundheilung.

Artischocke
Cynara scolymus L.

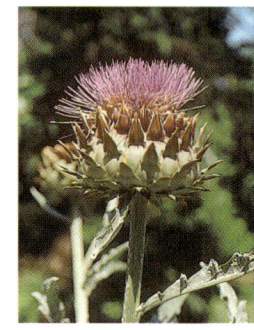

Tinktur des frischen Krautes bei: Leberstoffwechselstörungen, Gallensekretionsstörungen, erhöhtem Blutfettspiegel, Arterienverkalkung, Magenbeschwerden und Übelkeit.

Asiatischer Wassernabel
Hydrocotyle asiatica

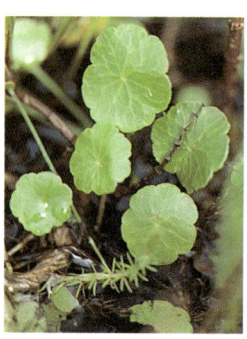

Tinktur des frischen Krautes bei: Zellulitis, Psoriasis, Juckreiz, Ekzem.

Baldrian
Valeriana officinalis L.

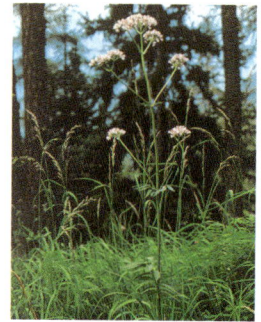

Tinktur der frischen Wurzeln bei: Schlaflosigkeit, Nervosität, Unruhe, nervösen Herzstörungen, Herzklopfen, Wechseljahrbeschwerden, krampfartigen Menstruationsstörungen, Krampfzuständen in Magen- und Darmbereich, nervösen Kopfschmerzen, Migräne, krampfartigem Erbrechen, Angst und Erregungszuständen, für nervöse Kinder, bei Schilddrüsenüberfunktion, zur Abgewöhnung von Alkohol und Nikotin.

Brennessel
Urtica dioica L.

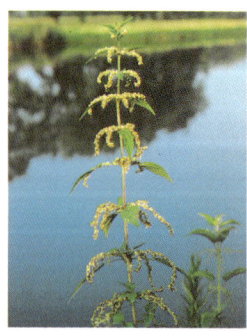

Tinktur des frischen, blühenden Krautes bei: Erkrankungen der Harnwege, Harnverhalten, Restharnmenge, Prostatabeschwerden, Nierengriess, zur Blutreinigung, Entschlackung, Entgiftung des Körpers, bei Rheuma, Gicht, Arthritis, Hautausschlag, Ekzem, Stoffwechselstörungen, träger Darmperistaltik, Magen-Darm-Geschwürsneigung, Blutarmut.

Erdrauch
Fumaria officinalis L.

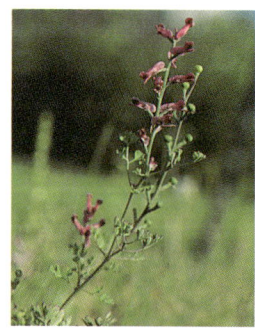

Tinktur des frischen, blühenden Krautes bei: Gallensekretionsstörungen, Neigung zu Gallensteinen, chronischem Gallenleiden, Funktionsstörungen des Gallenflusses, schmerzhaften Gallenbeschwerden, Verstopfung durch gestörten Gallenfluss; zur Blutreinigung, bei Akne, Ekzem, Hautausschlägen, gallebedingter Migräne, Leberbeschwerden, Blähungen, Völlegefühl.

Faulbaum
Rhamnus frangula L.

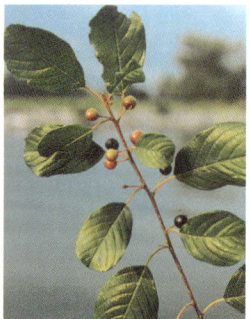

Tinktur der getrockneten und einjährig gelagerten Rinde bei: Verstopfung, Darmträgheit, Divertikel, Verdauungsschwäche, Völlegefühl, Gallensekretionsstörungen, Neigung zu Gallensteinen, Hämorrhoiden mit Verstopfung, zur Entschlackung, Blutreinigung, bei Milzleiden, Wurmkrankheiten, Vergiftung durch verdorbene Speisen, Hautausschlag.

Fenchel
Foeniculum vulgare Miller

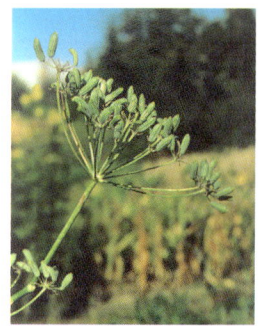

Tinktur der frischen Früchte bei: Blähungen, Verdauungsstörungen, Magenkrämpfen, Aufstossen, Luftschlucken, Kolik, zur Magenstärkung, bei Husten, Bronchitis, Asthma, Halsschmerzen, schwacher Menstruationsblutung, zur Erleichterung des Geburtsvorganges, zur Milchbildung, Bauchweh bei Kleinkindern.

Ginkgo–Japanischer Tempelbaum
Ginkgo biloba L.

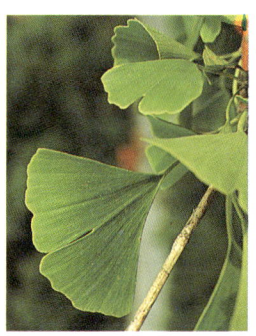

Tinktur der frischen Blätter bei: arteriellen Durchblutungsstörungen, krampfartigen Gefässschmerzen, Schlafstörungen älterer Leute, Arteriosklerose, Mangeldurchblutung bestimmter Organe, Gehirngefässverkalkung, Arterienverkalkung der Beingefässe, Claudatio intermittens (Schaufensterkrankheit), Kältegefühl in den Beinen infolge Durchblutungsstörungen, Kenzentrationsschwäche, Schwindel, Ohrensausen.

Goldrute
Solidago virgaurea L.

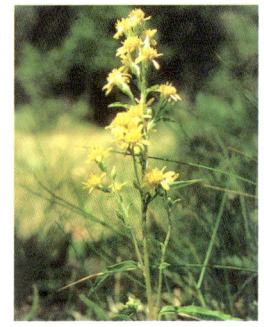

Tinktur des frischen, blühenden Krautes bei: Nierenfunktionsschwäche, Ödem, Wasserstauungen, fieberhafter Nierenerkrankung, Nierenbeckenentzündung, Entzündung der Harnwege, Eiweiss im Urin (Albuminurie), Prostataleiden, schmerzhafter Harnentleerung, Schwierigkeiten beim Wasserlösen, Blasenentzündung, Harnverhalten, Restharnmenge, Nierengriess, Rheuma, Gicht, Mundfäule.

Hamamelis–Virginianische Zaubernuss
Hamamelis virginiana L.

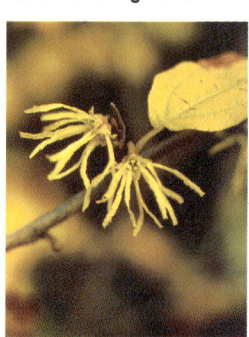

Tinktur der frischen Blüten und Blätter bei: Krampfadern, Venenbeschwerden, Hämorrhoiden, Couperose, Hodenschmerzen, Entzündungen in Mund und Rachenraum, Nasenbluten, starken Menstruationsblutungen, drohendem Abort.

Hirtentäschchen
Capsella bursa pastoris L.

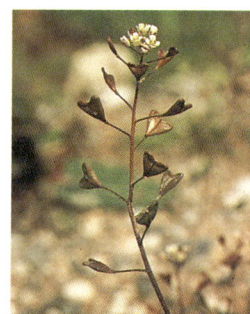

Tinktur des frischen, blühenden Krautes bei: starken Menstruationsblutungen, Gebärmutterblutungen (ärztliche Abklärung), Nasenbluten, blutenden Hämorrhoiden, Zahnbluten, Wechseljahrbeschwerden, erschlaffter Darmperistaltik, Blutungen nach Verletzungen, bei Neigung zu Magengeschwüren.

15

Hopfen
Humulus lupulus L.

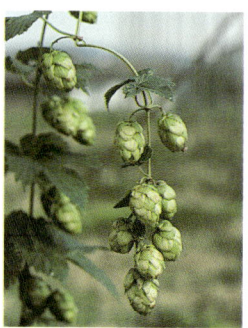

Tinktur der frischen Früchte (Zapfen) bei: Unruhe, Nervosität, Schlaflosigkeit, Herzneurosen, erhöhter Pulsfrequenz, Tachykardie, nervösen Magen-Darm-Beschwerden, Appetitlosigkeit; zur Anregung des Periodenzyklus der Frau, bei Wechseljahrbeschwerden; für nervöse bettnässende Kinder, bei Erregungszuständen.

Immergrün
Vinca minor L.

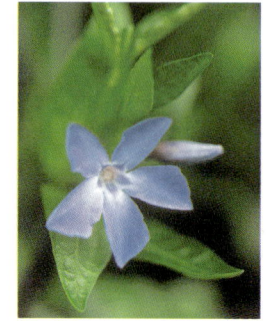

Tinktur des frischen, blühenden Krautes bei: Arteriosklerose, zerebralen Durchblutungsstörungen im Gehirn, Schwindel, Konzentrationsschwäche, mikrokapillaren Durchblutungsstörungen der Augen und der Ohren, Ohrensausen, Kopfschmerzen im Alter, Altersschwerhörigkeit, Bluthochdruck im Alter, als Geriatricum, bei erhöhten Blutfettwerten (Cholesterin).

Johanniskraut
Hypericum perforatum L.

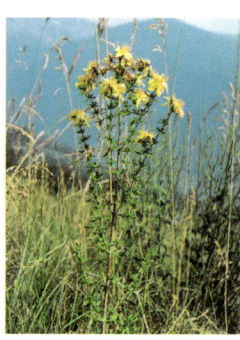

Tinktur des frischen, blühenden Krautes bei: Nervosität, Depression, nervöser Unruhe, nervöser Erschöpfung, geistiger Überanstrengung, Schlaflosigkeit, Gallenstauungen, Appetitlosigkeit, zur Blutreinigung, Bluterfrischung, bei Neuralgie, Ischias, Hexenschuss, Wechseljahrbeschwerden, Menstruationsbeschwerden, Gebärmutterschmerzen, Beschwerden bei der Menarche von Mädchen, bei psychisch bedingtem Bettnässen.

Kamille
Matricaria chamomilla L.

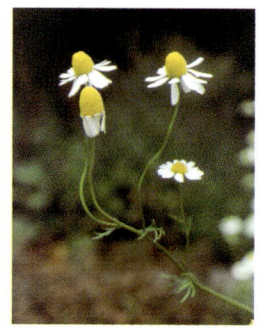

Tinktur der frischen, Blüten bei: Magenkrämpfen, Magenschleimhautkatarrh, Magenschmerzen, Koliken im Magen-Darm-Trakt, krampfartigen Unterleibsschmerzen, Blasenentzündung, Blähungen, Durchfall, Brechreiz, Entzündung der Mund- und Rachenhöhle, nach Zahnoperation, zur Wundheilung und Wunddesinfektion.

Kava-Kava
Piper methysticum G. Forst

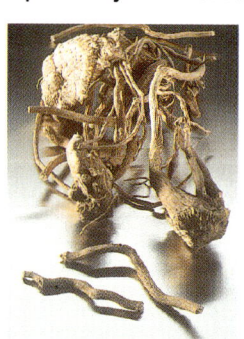

Tinktur der frischen Wurzel bei: Müdigkeit, Erschöpfung, Nervenschwäche, Schlaflosigkeit, Verstimmung, Vitalitätsmangel, Antriebsschwäche, Konzentrationsstörungen, Vergesslichkeit und Altersbeschwerden.

Königin der Nacht
Cereus grandiflorus L.

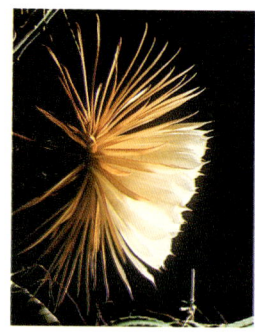

Tinktur der frischen Stengeltriebe mit Blüten bei: nervösen Herzstörungen, Rhythmusstörungen, Herzjagen, Druckgefühl am Herzen, Herzkrämpfen, Herzenge, Angina pectoris, Reizzuständen des Herzens mit Extrasystolen, Herzmuskelentzündung, Herzbeschwerden in den Wechseljahren, Krampfzuständen des Zwerchfells, Gebärmutterkrämpfen, Überfunktion der Schilddrüse, Mundbrennen und Wetterfühligkeit.

Königskerze
Verbascum phlomoides L.

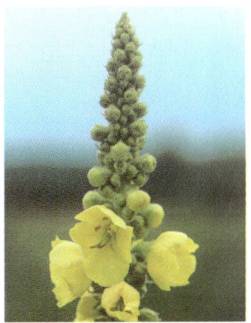

Tinktur der frischen Blüten bei: Heiserkeit, Kehlkopfkatarrh, Husten, Bronchitis, Verschleimung, Brustschmerzen, entzündlichen Erkrankungen der Luftwege, trockenem Katarrh.

Lavendel
Lavandula angustifolia Miller

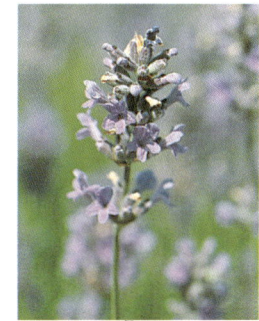

Tinktur der frischen Blüten bei: Kopfweh, Migräne, Blutandrang zum Kopf, Schwindel, Nervosität, Blähungen, Herzklopfen, Gliederzittern, Wetterempfindlichkeit, Ischias, Neuralgie, Hautjucken, zur Entspannung.

Löwenschwanz-Herzgespann
Leonurus cardiaca L.

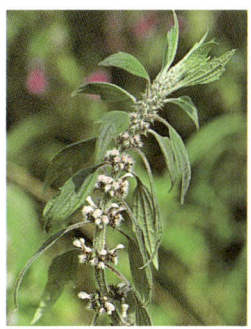

Tinktur des frischen, blühenden Krautes bei: nervösen Herzbeschwerden, Herzklopfen, Herzstechen, Unruhe, ausbleibendem Puls, Tachykardie, schwacher Herzaktion, Herzkrämpfen, Angina pectoris, Herzenge, Roemheld'schem Syndrom, Angstgefühl, Beklemmung, Atemnot, Hitzewallungen, Wechseljahrbeschwerden, Schlaflosigkeit, Schilddrüsenüberfunktion, Blähungen, Magen-Darm-Störungen, Magendrücken, Magenkrämpfen.

Löwenzahn
Taraxacum officinale Weber

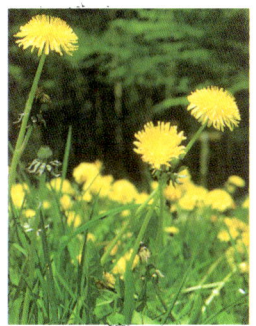

Tinktur der frischen Wurzeln bei: Stoffwechselstörungen, Störungen der Bauchspeicheldrüse und der Milz, Leber-Gallenbeschwerden, Rheuma, Gicht, Arthritis, Hautausschlag, Ekzem, Akne, zur Verhinderung von Nierensteinen, bei Wasserstauungen.

Mariendistel
Silybum marianum L.

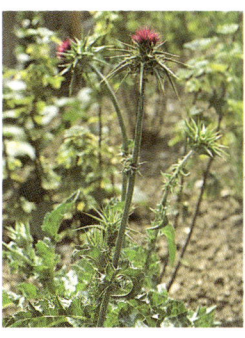

Tinktur der frischen Samen bei: Leberschäden, Leberfunktionsstörungen, Fettleber, Hepatitis, Gallenblasenentzündung, Gallensekretionsstörungen, Gallenkoliken, Druck in der Lebergegend, Seitenstechen, Übelkeit, nächtlichem Erwachen zwischen 24 und 3 Uhr, hellem, trockenem Stuhlabgang, erhöhten Bilirubinwerten im Serum, Fettunverträglichkeit, Völlegefühl, bei Milzleiden, venösen Stauungen, Krampfadern, Hämorrhoiden.

Mäusedorn
Ruscus aculeatus L.

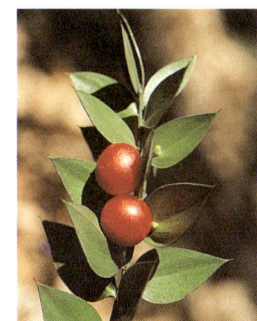

Tinktur der frischen Wurzeln bei: Couperose, Besenreiser, Krampfadern, zur Vorbeugung gegen Thrombose, bei Venenentzündung, venösen Stauungen, Krampfadergeschwüren, Krampfaderekzem, zur Regeneration erweiterter Venengefässe, bei varikösen Ödemen, Juckreiz durch venöse Durchblutungsstörungen, Hämorrhoiden, Analfissur, Zellulitis.

17

HEILPFLANZEN-SORTIMENT

Mistel
Viscum album L.

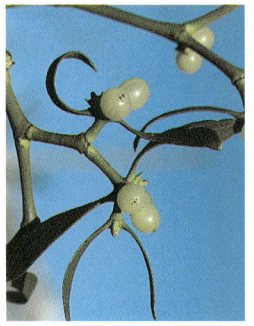

Tinktur der frischen Blätter bei: Bluthochdruck, Blutandrang zum Kopf, Schwindel, Kopfweh im Alter, Arteriosklerose, Konzentrationsstörungen, Ohrensausen, bei starken Menstruationsblutungen, Wechseljahrbeschwerden, Blutdruckschwankungen, Wallungen, zur Nachbehandlung im Wochenbett.

Pappel
Populus nigra L.

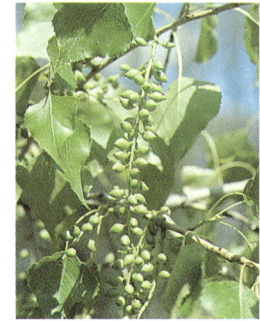

Tinktur der frischen Knospen bei: Prostatahypertrophie (Vorsteherdrüsenvergrösserung), Harnverhalten, Nierenschwäche, Blasenleiden, Gicht, Rheuma, Harnsäureüberschuss, Gewebsübersäuerung, Neuralgie, Grippe, Fieber, Brustdrüsenentzündung.

Pestwurz
Petasites hybridus L.

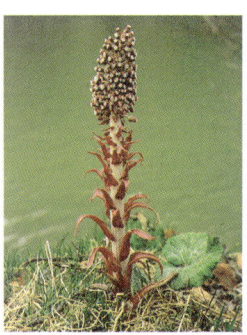

Tinktur der frischen Wurzeln bei: Husten, Bronchitis, krampfartigen Beschwerden, Magenkrämpfen, Kopfweh, Migräne, Nervenschwäche, nervösem Magen, krampfartigen Menstruationsbeschwerden, Krämpfen und Koliken der Gallenblase, zur Beruhigung und Entspannung, als pflanzlicher Tranquilizer.

Ringelblume
Calendula officinalis L.

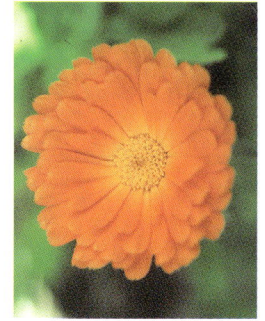

Tinktur der frischen Blüten bei: Drüsenleiden, Leberbeschwerden, Gallenabflusstörungen, Neigung zu Magengeschwüren, Darmfisteln, Dickdarmentzündung, Weissfluss, Fieber, entzündlichen Anschwellungen drüsiger Organe, zur Wundheilung und Behandlung von Geschwüren.

Rosmarin
Rosmarinus officinalis L.

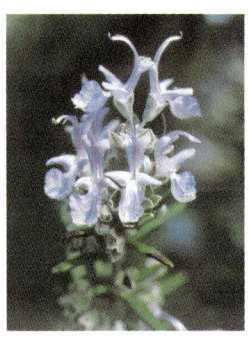

Tinktur der frischen Blätter bei: Kreislaufschwäche, niedrigem Blutdruck, Herzwassersucht, nervösen Herzbeschwerden, stockender Menstruation, Appetitlosigkeit, Erschöpfung, Schwäche, Müdigkeit, Zirkulationsstörungen.

Rosskastanie
Aesculus hippocastanum L.

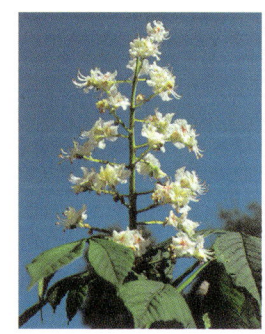

Tinktur der frischen Blüten und Samenschalen bei: Krampfadern, Venenstauungen, Venenentzündung, Hämorrhoiden, zur Festigung der Venenwände, bei Stauungsödem, Neigung zu Wadenkrämpfen, Brüchigkeit der kleinen Venengefässe (Couperose), nach Gehirnerschütterung, bei Bandscheibenschäden, wassersüchtigen Anschwellungen, Durchfall, Darmentzündung, Schwellungen nach Verletzungen.

Salbei
Salvia officinalis L.

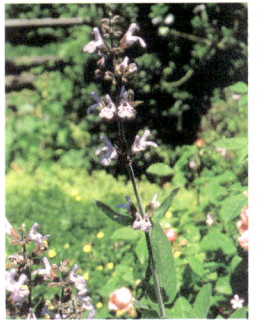

Tinktur des frischen, blühenden Krautes bei: Fieber, Grippe, Erkrankungen der Harnwege, Nachtschweiss, Schweissausbrüchen, Wechseljahrbeschwerden, zum Abstillen der Milch bei jungen Müttern, bei Menstruationsbeschwerden von Mädchen, Weissfluss, Magen- Darmbeschwerden, Gastritis = Magenschleimhautentzündung, Halsentzündung, Rachenentzündung, Zahnfleischentzündung, Angina und Mandelentzündung.

Sägepalme
Sabal serrulata Michx.

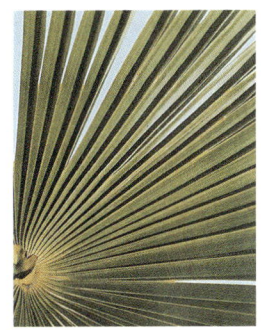

Tinktur der reifen Früchte bei: Prostatahypertrophie (Vorsteherdrüsenvergrösserung), Harnverhalten, Impotenz, Blasenentzündung, Bettnässen, Eierstockbeschwerden, Weissfluss, Unterleibsentzündung, Unterentwicklung der Mammae.

Schafgarbe
Achillea millefolium L.

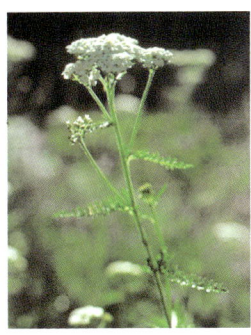

Tinktur des frischen, blühenden Krautes bei: schmerzhafter Menstruation, starker oder schwacher Menstruation, Weissfluss, Menstruationsbeschwerden, Gebärmutterkatarrh, Gebärmutterblutung (ärztliche Abklärung), Zirkulationsstörungen, Hämorrhoiden, Krampfadern, Angina pectoris, Herzenge in den Wechseljahren, Nasenbluten, Magenbeschwerden, zur Förderung der Blutgerinnung, bei Verspannungen im Becken der Frau, gegen Schwindel und Blutandrang zum Kopf.

Silberweide
Salix alba L.

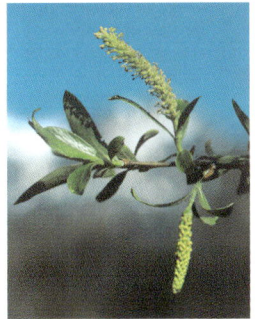

Tinktur der frischen, zweijährigen Rinde bei: Fieber, Erkältung, Grippe, Katarrh, Kopfweh, Migräne, Ischias, Rheuma, Gicht, Arthritis, Harnsäureüberschuss.

Sonnenhut
Echinacea angustifolia u. E. purpurea

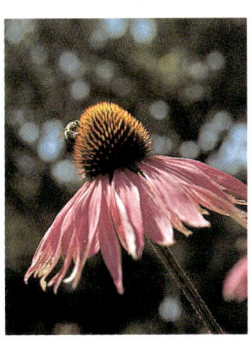

Tinktur der frischen Wurzeln bei: Immunschwäche, zur Steigerung der Abwehrkräfte, bei Grippe, Fieber, Erkältungen, Angina, chronischen Entzündungen, Reizblase, Unterleibsentzündungen, Eierstockentzündung, Prostatitis, Drüsenschwellungen, Abszessbildungen, Furunkel, Gangrän, schlecht heilenden Wunden, Venenentzündung und Insektenstichen.

Spargel
Asparagus officinalis L.

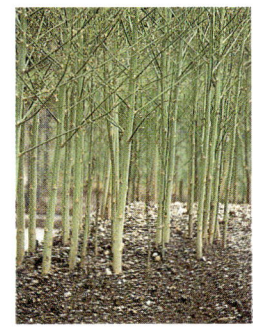

Tinktur der frischen Wurzel bei: wassersüchtigen Anschwellungen der Beine, Ödem, Wasserstauungen, Nierenfunktionsschwäche, Urin-Abgangsbeschwerden, Harnverhalten, Eiweiss im Urin, Herzwassersucht, übelriechendem Schweiss, Rheuma, Gicht, zum Abgang von kleinen Nierensteinen und Griess.

19

Spitzwegerich
Plantago lanceolata L.

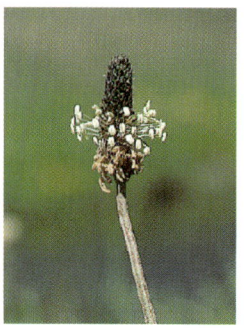

Tinktur des frischen Krautes bei: Erkrankungen der Atmungsorgane, Husten, Bronchitis, Asthma, Verschleimung, Engbrüstigkeit, Keuchhusten.

Stiefmütterchen
Viola tricolor L.

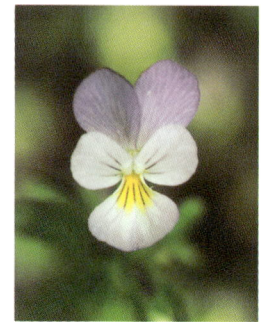

Tinktur des frischen, blühenden Krautes bei: Milchschorf, Säuglingsekzem, Hautausschlag, chronischen Hautkrankheiten, Akne, Schuppenflechten, Allergien, zur Blutreinigung und Anregung des Stoffwechsels, bei Hautjucken, Scheidenjucken.

Storchenschnabel
Geranium robertianum L.

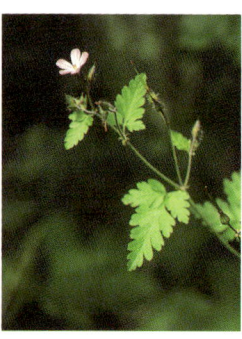

Tinktur des frischen, blühenden Krautes bei: Durchfall, Darmentzündung, Blasenentzündung, Ekzem, Juckreiz, Hautausschlag.

Taiga Wurzel
Eleutherococcus senticosus Maxim.

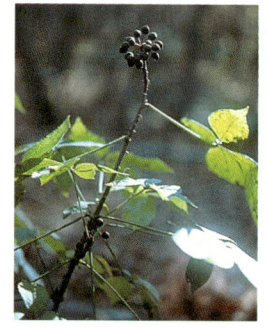

Tinktur der frischen oder getrockneten Wurzeln bei: Stress, Leistungsschwäche, Müdigkeit, Erschöpfung, Konzentrationsschwäche; zur Grippe- und Erkältungsprophylaxe, bei Schlafstörungen, Depressionen, Arbeitsunlust, Wetterfühligkeit, Übererregbarkeit, Nervosität, Hormonstörungen.

Tausendguldenkraut
Centaurium umbellatum Gilib.

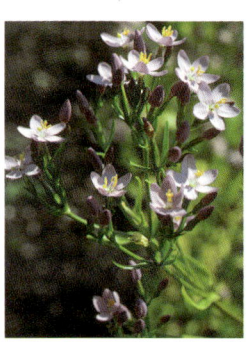

Tinktur des frischen, blühenden Krautes bei: Appetitlosigkeit, Magenverstimmung, Magenverschleimung, Gärungsprozessen im Magen, aufgetriebenem Magen, überschüssiger Magensäure, Sodbrennen, Magersucht, Bleichsucht, Blutarmut, Erschöpfung, Leber- und Gallenbeschwerden.

Thymian–Quendel
Thymus serpyllum L.

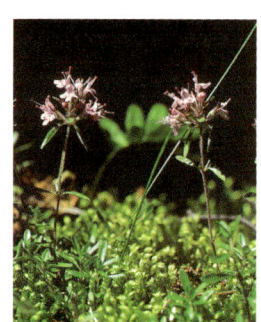

Tinktur des frischen, blühenden Krautes bei: Schnupfen, Bronchitis, Husten, Heiserkeit, Grippe, Erkältung, Asthma, als Grippeschutz, bei Blasenentzündung, Entzündungen der Harnwege, Blutarmut, Nervenschwäche.

Traubensilberkerze
Cimicifuga racemosa L.

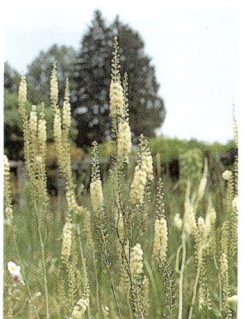

Tinktur der frischen Wurzel bei: Frauenkrankheiten, Wechseljahrbeschwerden, Hitzewallungen, Menstruationsstörungen, Periodenkrämpfen, Muskelkrämpfen, Weissfluss, Eierstocks- und Gebärmutterbeschwerden, Ohrensausen, Arteriosklerose und rheumatischen Störungen.

Wallwurz
Symphytum officinale L.

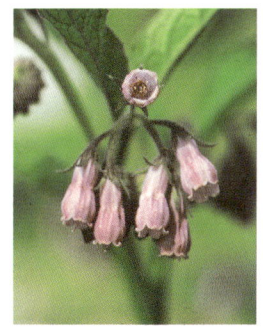

Tinktur der frischen Wurzeln bei: Darmentzündung, Darmgeschwüren, Durchfall, Verschleimung der Atemwege, zur Wundbehandlung, bei Arthrose, Gelenksbeschwerden, Sehnenentzündung, arthritischen Gelenken, Narbenschmerzen, Schnitt- und Risswunden, Blutergüssen, Quetschungen, Verstauchungen, Sport- und Unfallverletzungen Phantomschmerz, Kniegelenksbeschwerden.

Weissdorn
Crataegus oxyacantha L.

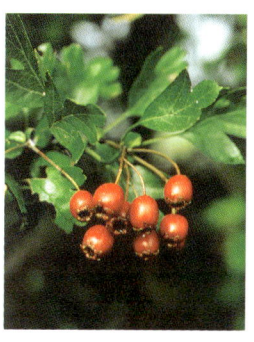

Tinktur der frischen Früchte bei: Herz- und Kreislaufstörungen, Herzinsuffizienz, Altersherz, Herzmuskelschwäche, Herzklopfen, Herzbeklemmung, Herzangst, Herzstichen, Druckgefühl am Herzen, für die Nachbehandlung des Herzinfarkts, bei unregelmässigem Puls, zu hohem oder zu niedrigem Blutdruck, Angina pectoris, Schwäche nach Infektionskrankheiten, Erschöpfung, Schwindel, Schlaflosigkeit, Stress, Wechseljahrbeschwerden.

Wermut
Artemisia absinthium L.

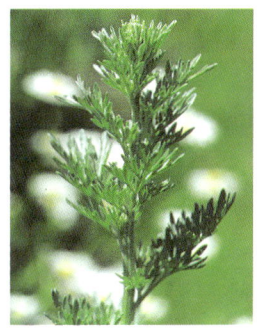

Tinktur des frischen, blühenden Krautes bei: Appetitlosigkeit, Unter- und Übersäuerung des Magens, Sodbrennen, saurem Aufstossen, Magenträgheit, Magenkrämpfen, Völle- und Druckgefühl im Magen, belegter Zunge, Mundgeruch, Bauchkolik, Verdauungsstörungen, Blähungen, Leber- und Gallenbeschwerden, Wurmkrankheiten.

Zinnkraut
Equisetum arvense L.

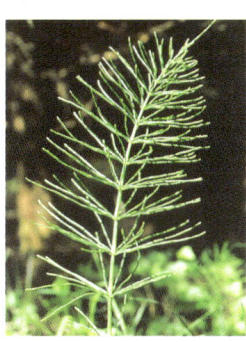

Tinktur des frischen Krautes bei: Wassersucht, mangelnder Nierentätigkeit, Blasenentzündung, Blasenschwäche, Blasenkrampf, schmerzhaftem Wasserlösen, Rheuma, Gicht, Bindegewebeschwäche, Verdichtung des Gewebes bei Lungenerkrankungen, Blutungen, Zahnfleischbluten, Zahnfleischentzündung, für die Entschlackung.

Zitronenmelisse
Melissa officinalis L.

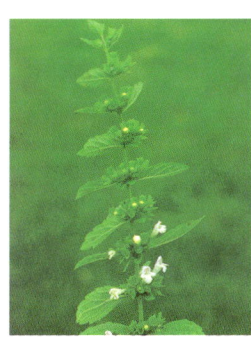

Tinktur des frischen, blühenden Krautes bei: Nervosität, Blähungen mit Herzbeschwerden (Roemheld'sches Syndrom), Herzneurosen, Herzklopfen, Schlaflosigkeit, Unruhe, nervösem Kopfweh, Krämpfen in Darm und Unterleib, Brechreiz, Übelkeit (besonders in der Schwangerschaft), nervösen Magenbeschwerden, schmerzhafter Menstruation, Darmkatarrh, Appetitlosigkeit, zur Stärkung und Erfrischung.

Die pflanzlichen Tinkturen stammen von Heilpflanzen aus Wild- und Kulturbeständen und werden nach der sorgfältigen, vorschriftsgemässen Verarbeitung auf Reinheit, Qualität und Rückstände überprüft.

Aus den 48 Frischpflanzen-Tinkturen lassen sich nach erprobten Rezepturen 200 pflanzliche Heilmittel in Tropfenform für die unterschiedlichsten Krankheiten zusammenstellen.

Achselhöhlenschweiss, hemmend
Akne – Pustelausschlag – Mitesser – Acne juvenilis
Altersbeschwerden – Geriatrika
Analfissur – Analekzem – Afterjucken
Angina pectoris – anfallsartige Herzenge
Angst und Spannungszustände
Antriebsschwäche – Unlust
Appetitlosigkeit – Anorexie
Arterienverkalkung – Arteriosklerose
Arthritis – entzündliches Gelenkrheuma
Arthrose – degenerativer Gelenksrheumatismus
Asthma – Bronchialasthma
Augenbindehautentzündung – Conjunctivitis
Bauchspeicheldrüse, mangelnde Tätigkeit – Pankreasinsuffizienz
Bettnässen – Enuresis nocturna
Blähungen – Darmgase – Meteorismus – Flatulenz
Blasenentzündung – Blasenkatarrh – Cystitis
Blasenschwäche – Blaseninkontinenz
Blutandrang im Kopf – Kopf-Plethora
Blutarmut – Bleichsucht – Anämie
Blutdruck, nieder – Hypotonie
Bluthochdruck – Hypertonie
Blutreinigung
Blutstillung – Hämorrhagie
Bronchialkatarrh – Bronchitis
Brust- und Hustenleiden
Cholesterinspiegel, senkend – Bluttfettspiegel
Couperose – geplatzte Äderchen – Besenreiser
Darmdivertikel – Divertikulitis
Darmentzündung – Enteritis – Dickdarmentzündung – Colitis
Darmfisteln
Darmgrippe – Darmkatarrh
Depressionen in den Wechseljahren – Klimakterium
Depressionen – Verstimmungen
Diabetes mellitus (Unterstützung)
Drüsenschwellung – Lymphadenitis
Drüsenvereiterung – Purulente Lymphadenitis
Durchfall – Diarrhöe
Eileiter-, Eierstockentzündung – Salpingitis – Adnexitis
Eierstöcke, Funktionsschwäche – Ovarial-Insuffizienz

Einschlafschwierigkeiten – gestörter Tiefschlaf
Eiweiss im Urin – Albuminurie
Ekzem – Eczema vulgare
Entbindungsbeschwerden, Beschwerden nach der Entbindung
Entschlackung – Entwässerung
Entzugserscheinungen: Drogen, Tabak, Alkohol
Entzündungstropfen – Antiphlogistika
Erkältungsprophylaxe – Grippeschutz – geschwächte Abwehrkraft
Erregungszustände – innere Spannung – Nervosität
Fettunverträglichkeit – Cholepathie-Hepatopathie
Fieber, senkend
Frauenleiden – Gynäcologica, Frauenkrankheiten – Prophylaxe
Frühjahrsmüdigkeit
Gallenblasenentzündung – Cholangitis
Gallenfluss, erhöht oder vermindert – Gallenfluss regulierend
Gallensekretion, anregend – Cholagoga
Gallensekretions-, Gallenfluss-Störungen – Gallenstau – Cholestase
Gallensteinneigung – Cholelithiasis
Gallentropfen
Gebärmutterkatarrh – Endometritis
Geburtsvorbereitung – Beschwerden vor der Entbindung
Gedächtnistraining – geistige Müdigkeit
Gicht – Arthritis urica
Grippe – Erkältung – Influenza
Gürtelrose – Herpes zoster
Hämorrhoiden – Erweiterung der analen Blutgefässe
Halsentzündung – Angina
Harnleiter-Entzündung – Urethritis
Harnsäure, ausscheidend – harnsaure Diathese
Harntreibende Tropfen – Diuretika
Harnverhalten – Anurie
Hautallergie – Hautentzündung – Dermatitis
Hautausschlag – Exanthem
Heiserkeit – Raucedo
Herzbeschwerden, nervöse – Herzneurose
Herzenge – Herzklemmen – Herzangst – Stenokardie
Herzjagen – Beschleunigung der Herztätigkeit – Tachykardie
Herzklopfen – Herzflattern – Herzzittern – Herz-Palpationen
Herz- und Nerventropfen
Herzrhythmusstörungen – Extrasystolen
Herzschwäche – Herzstärkung – Herzinsuffizienz
Herzstechen – Atemnot – Stenokardie
Heuschnupfen – Pollenallergie – Rhinitis allergica
Hitzewallungen
Hormonstörungen bei Frauen
Hormonersatz (Alternative) in den Wechseljahren
Husten – Tussis
Ischias – Hexenschuss – Lumbago
Juckreiz – Pruritus
Kehlkopfentzündung – Laryngitis – Rachenentzündung – Pharyngitis
Kopfschmerzen – Cephalgia
Kopfweh in den Wechseljahren – Klimakterium

Krampfadern – Varizen
Krampfadernekzem – varikoses Ekzem
Kreislauf, anregend
Leberfunktionsschwäche – Leberinsuffizienz
Leber- und Galletropfen
Leber- und Gallestörung – Druck im rechten Oberbauch
Leber-Stoffwechsel-Tropfen – Leberentgiftung
Leistungssteigerung – Vitalitätsmangel
Leistungsknick im Sport – pflanzliches Dopingmittel
Magendrücken, Stein im Magen – Völlegefühl
Magenfermentstörungen
Magengeschwür – Ulcus ventriculi –
  Zwölffingerdarmgeschwür – Ulcus duodeni
Magenkrämpfe – Gastralgien
Magensaft-(Gastrin-)Absonderungsstörung
Magenschleimhautentzündung – Gastritis
Magentropfen – Stomachica
Mandelentzündung –Tonsillitis
Menstruation anregend/zu schwach/ausbleibend –
  Amenorrhö (Emmenagoga)
Menstruationskrämpfe – Menstruationsschmerzen –
  Dysmenorrhö
Menstruation zu stark – Menorrhagie
Menstruation unregelmässig – Metrorrhagie
Menstruation verzögert – verspätete Regelblutung
Migräne – Hämialgie – anfallsweise auftretende
  Kopfschmerzen
Migräne in den Wechseljahren – Klimakterium
Migräne/Kopfweh vor, während oder nach der
  Menstruation
Milchbildungsfördernd, für stillende Mütter –
  lactationsfördernd
Milchbildungshemmend – Abstillen – lactationshemmend
Milzleiden – Seitenstechen
Mittelohrentzündung – Otitis media
Mittelohrsklerose – Otosklerose
Müdigkeit – Leistungsschwäche – Erschöpfung –
  Neurasthenie
Müdigkeit – Erschöpfung in den Wechseljahren –
  Klimakterium
Mundgeruch – Foetor
Mundschleimhautentzündung – Mundbläschen –
  Mundfäulnis – Aphthen Soor – Stomatitis
Muskelrheuma – Myalgie
Muskelkrämpfe – Spasmus in den Wechseljahren –
  Klimakterium
Muskelverspannungen – Verkrampfungen der Muskeln
Nachtschweiss – Hyperhidrosis nocturna
Nervenberuhigung – Sedativa
Nervenschwäche – Neurasthenie
Nervöse Magen- und Darmbeschwerden
Nervosität bei Frauenleiden
Neuralgie – Nervenschmerzen
Nierenfunktionsschwäche – Niereninsuffizienz
Ohrengeräusche – Ohrensausen – Tinnitus
Osteoporose – Knochenbrüchigkeit in den Wechseljahren
  – Klimakterium
Prämenstruelles Syndrom – Beschwerden vor der Periode
Prostatahypertrophie – Vorsteherdrüsenvergrösserung
Prüfungsangst – Angst zu versagen
Psoriasis – Schuppenflechte
Pubertätsstörungen bei Mädchen
Reisedurchfall – Amöbenruhr
Reizblase – Neuralgia vesicae
Resistenztropfen – Widerstandskraft steigernd

Rheumaschmerzen, Gelenke
Rheumaschmerzen, Muskeln
Rheumaschmerzen in den Wechseljahren – Klimakterium
Rheumatropfen
Roemheld-Syndrom – Aufblähung mit Herzbeschwerden
Rücken- und Nackenschmerzen in den Wechseljahren –
  Klimakterium
Sodbrennen – saures Aufstossen – zu viel Magensäure –
  Hyperacidität
Spannungsgefühl in der weiblichen Brust – Mammae
Scheidentrockenheit – Trockenheit der vaginalen
  Schleimhäute
Schilddrüsenüberfunktion – Hyperthyreose
Schlaftropfen – Schlaflosigkeit
Schlaflosigkeit in den Wechseljahren – Klimakterium
Schnupfen – Katarrh – Erkältung – Rhinitis
Schulschwierigkeiten – Schwäche im Denkvermögen
Schwangerschaftsbeschwerden – Unwohlsein –
  Nervosität – Anspannung
Schwangerschaftserbrechen – Vomitus gravidarum
Schweisstreibend, anregend – Diaphoretica
Schwindel – Vertigo
Schwitzen, übermässig – Hyperhidrosis
Stimmungsschwankungen – seelische Erschöpfung
Stimmungsschwankungen in den Wechseljahren
Stirnhöhlenkatarrh – Kieferhöhlenkatarrh – Sinusitis
Stoffwechsel, anregend
Stress – Überlastung
Übelkeit – Unwohlsein – Nausea
Überarbeitung – Überforderung
Übergewicht – Fettleibigkeit – Adipositas
Unruhe – Reizbarkeit – innere Spannungen
Unterleibskrämpfe – Gebärmutterkrämpfe –
  Parametropathia spastica
Vegetative Dystonie – Störung des vegetativen
  Nervensystems
Venenentzündung – Phlebitis
Venenleiden – venöse Stauungen –
  müde, geschwollene Beine
Verdauungsschwäche – Colon irritabile
Verdauungsstörungen – Fäulnisgärung – Dyspepsie
Vergesslichkeit – Konzentrationsschwäche –
  Kopfmüdigkeit
Verstopfung – Obstipation
Verstopfung, krampfartig – Opstipatio spastica
Vitalitätsmangel
Völlegefühl im Bauch
Völlegefühl in Magen und Darm
Wadenkrämpfe – Crampus
Wallungen – Hitzewallungen, Schweissausbrüche
  in den Wechseljahren
Wassersucht – wassersüchtige Anschwellungen – Ödeme
  – Hydrops
Wechseljahrbeschwerden – Wallungen – Klimakterium
Weissfluss – Ausfluss – Fluor
Wetterfühligkeit – Meteoropathie
Zahnfleisch-, Zahnbettentzündung – Gingivitis –
  Parodontitis zur Mundspülung
Zellulitis – Stoffwechsel, anregend, entschlackend
Zirkulation, anregend
Zwischenblutungen in den Wechseljahren – Klimakterium

Pflanzliche Salben schmieren und fetten leicht. Will man die Kleider nicht verschmutzen, muss die behandelte Stelle mit einer Kompresse versehen werden, die je nach Position bei der Arbeit sehr hinderlich sein kann.

Für diesen Ratgeber wurden deshalb pflanzliche Grundemulsionen aus Frischpflanzentinkturen für die äussere Behandlung von Krankheiten erarbeitet, die weder schmieren noch eine Kompresse brauchen. Die Anwendung ist einfach: man massiert die betroffene Stelle morgens und abends mit der Emulsion ein und lässt sie einige Minuten einwirken. Nun ist die Stelle bereits wieder trocken, so dass man sich anziehen kann. Die Emulsion wird auch von empfindlicher Haut gut vertragen.

Bei einem Vollsortiment ist jede Apotheke/ Drogerie in der Lage, die Emulsionen für die äussere Behandlung von nachfolgenden Krankheiten/Beschwerden zu mischen.

Abszess – Eiterbeule, eitrige Entzündung
Akne – Pustelausschlag – Mitesser – Hautunreinheiten
Analfissur – Analekzem – Afterjucken

Beinbeschwerden – Schweregefühl – müde Beine
Bluterguss – Hämatom
Brustwarzenentzündung – aufgesprungene Brustwarze

Couperose – Besenreiser

Drüsenschwellung – Lymphadenitis

Eiterziehende Emulsion
Ekzem

Flechten-, Schuppen- und Krustenbildung
Frostbeule – Pernio
Furunkel – Eiterbeule
Fussbeschwerden – geschwollene, müde Beine
Fuss- und Handschweiss

Gelenksrheuma – Gelenksentzündung – Arthritis
Gicht – Gichtknoten – Arthritis urica

Hämorrhoiden, äussere
Hautausschlag – Dermatitis
Hautjucken – Pruritus
Hexenschuss – Lumbago
Hüft- und Gelenksschmerzen

Insektenstich, Nachbehandlung
Ischias

Knochenbruch – Fraktur, Nachbehandlung
Knochenhautentzündung – Periostitis
Krampfaderekzem – Juckreiz – varikoses Ekzem
Krampfadern – Varizen
Kopfschmerzen – Cephalgie

Migräne
Milchschorf – Crusta lactea
Muskelkater
Muskelrheuma – Myalgie
Muskelwadenkrämpfe – krampflösend
Muskelzerrung – Muskelverletzung

Nackenschmerzen
Nervenentzündung – Neuritis
Nesselfieber – Urticaria
Neuralgie – Nervenschmerzen

Prellungen – Quetschungen – Kontusion
Psoriasis – Schuppenflechte

Rheumatische Beschwerden
Rückenschmerzen – Kreuzschmerzen

Sehnenscheidenentzündung – Tendoraginitis
Spannungsgefühl in der weiblichen Brust – Mammae
Sonnenbrand
Schleimbeutelentzündung – Bursitis

Schwangerschaftsstreifen

Tennisarm – Epicondylitis

Venenentzündung – Phlebitis
Venenleiden – venöse Stauungen – müde Beine
Verbrennung – Brandwunden – Combustio
Verletzung – Verstauchung – Trauma
Verrenkung – Luxatio
Verstauchung – Distorsion

Wadenkrämpfe – Muskelkrämpfe – Crampus
Wolf – Wundsein zwischen den Oberschenkeln – Intertrigo
Wundliegen – Dekubitus

Zellulitis – Orangenhaut – Cellulite
Zirkulationsstörungen – Kreislaufschwäche

GEMMOMAZERATE

FÜR EINE RASCHE HEILUNG

Wir leben in einer hektischen Zeit. Es fehlt uns sehr oft an Ruhe und Gelassenheit, «natürlich» krank zu sein. Bei Beschwerden und Schmerzen scheint das vordringliche Ziel zu sein, möglichst rasch wieder in den Arbeitsprozess integriert zu werden.

Die Gemmotherapie ist ein Heilungsförderer, der die pflanzlichen Arzneien in jeder Hinsicht unterstützt. Beim Gemmomazerat handelt es sich um ein glycerinhaltiges Extrakt, das aus frischen Pflanzenknospen und Ebryonalgeweben im frühen Wachstumsstadium gewonnen wird. Im Frühjahr sind diese Pflanzenteile reich an Hormonen, Auxinen und Gibbelinen.

Wir verdanken die Entdeckung der Gemmomazerate Dr. Henry Pol aus Brüssel. Er hat sich vor Jahren die Frage gestellt, ob diese Wachstumspotenz in Knospen und Sprossen nicht auch therapeutisch genutzt werden kann. Die ersten Versuche mit den Knospenmazeraten waren so eindrücklich, dass die Entdeckung weiterverfolgt wurde. Das Endprodukt ist die heutige Gemmotherapie, die sich vorallem in Frankreich grosser Beliebtheit erfreut und sogar Einzug in die französische Pharmakope hielt. Hervorzuheben ist die von Prof. Mallein vom Lehr- und Forschungsinstitut Lyon entdeckte Johannisbeerknospe (Ribes nigrum), die die Bezeichnung sanftes, pflanzliches Cortison erhielt.

Heute ist die Gemmotherapie fester, erfolgreicher Bestandteil der Pflanzenheilkunde. Sie ist in der Lage, eine Frischpflanzentropfen-Kur zu Beginn der Medikation mit einem gewaltigen Heilungsschub zu unterstützen.

Die 5 Knospen, die wir nachfolgend vorstellen, entfalten ganz unterschiedliche, medizinische Wirkungen: entzündungshemmend, antiallergisch, antirheumatisch, beruhigend, schmerz- und krampfstillend. Praktisch heisst dies, dass jedes Grundrezept der Frischpflanzentinkturen mit einem dieser 5 Gemmomazerate kombiniert werden kann (siehe einzelne Krankheiten). Die Knospenmazerate sind als Mundspray erhältlich. Bis zur Besserung werden stündlich 1–2 Stösse in den Mund gesprayt.

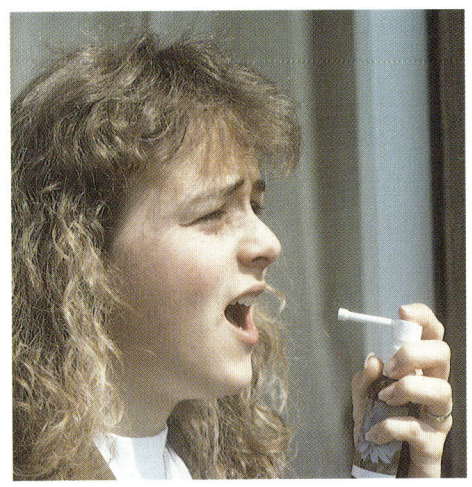

25

Bergföhrenknospe
Pinus montana

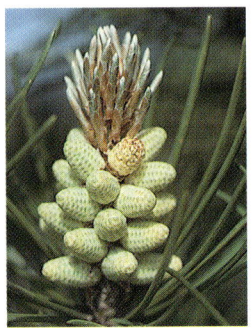

Pflanzliches Antirheumatikum bei sämtlichen rheumatischen Prozessen entzündlicher und degenerativer Art wie Rheuma, Arthrose, Arthritis, Spondylose und Abnützungserkrankungen.

Hagebuttenknospe
Rosa canina

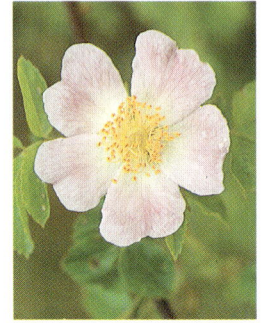

Pflanzliches Analgetika bei sämtlichen Schmerz- und Krampfzuständen wie Kopfweh, Migräne, Nervenschmerzen, Neuralgie usw.

Himbeerknospe
Rubus idaeus

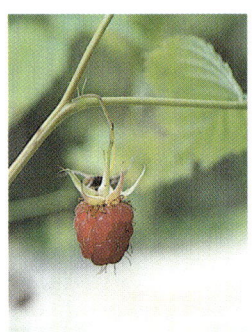

Pflanzliches Hormonmittel bei sämtlichen Frauenkrankheiten wie Menstruationsstörungen, Wechseljahrbeschwerden und hormonellen Störungen usw.

Johannisbeerknospe
Ribes nigrum

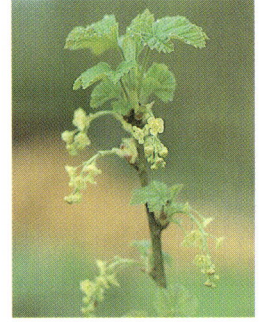

Pflanzliches Cortison für sämtliche entzündliche und allergische Prozesse, auch bei Bronchitis, Schnupfen, Heuschnupfen, Sinusitis usw.

Mammutbaumknospe
Sequoia gigantea

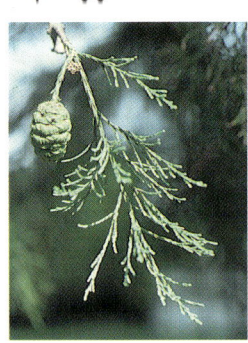

Pflanzlicher Tranquilizer bei sämtlichen nervlichen, psychischen Störungen sowie bei Schwäche- und Alterungsbeschwerden.

Olivenknospe
Olea europaea

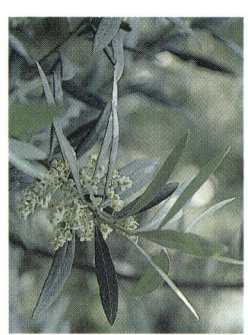

Pflanzliches Gefässmittel: bei hohem Blutdruck, Schwindel, Arterienverkalkung, Ohrensausen und Altersbeschwerden

Viele halten es nicht für möglich, dass Kräuterbäder aus ätherischen Ölen bei vielen Krankheiten die Heilung unterstützen. Wissenschaftliche Studien zeigen, dass das ätherische Öl von der Haut resorbiert und in die Blut- und Lymphbahnen geleitet wird, wo es seine spezifische Wirkung entfalten kann. Pharmakologisch schätzt man auch den Wert der eingeatmeten aromatischen Dämpfe, die direkt auf das Zentralnervensystem einwirken. Über die Lunge gelangen die Kräuterdämpfe in den Körper und wirken heilungsfördernd und stimulierend auf Atem- und Verdauungsorgane, auf Kreislauf und Nerven.

Leider ist der Anteil an ätherischen Ölen bei vielen im Handel befindlichen Kräuterbädern viel zu gering. Bei einem Gehalt von 3–4% darf man keine therapeutische Wirkung erwarten. Die in diesem Buch empfohlenen Kräuterbäder haben den hohen Anteil von 12,5% ätherischen Ölen. Badegrundlage sind Weizenkeimöl und Molkenkonzentrat.

Die Inhaltsstoffe des Weizenkeimöls verbessern die Mikrozirkulation der Haut und

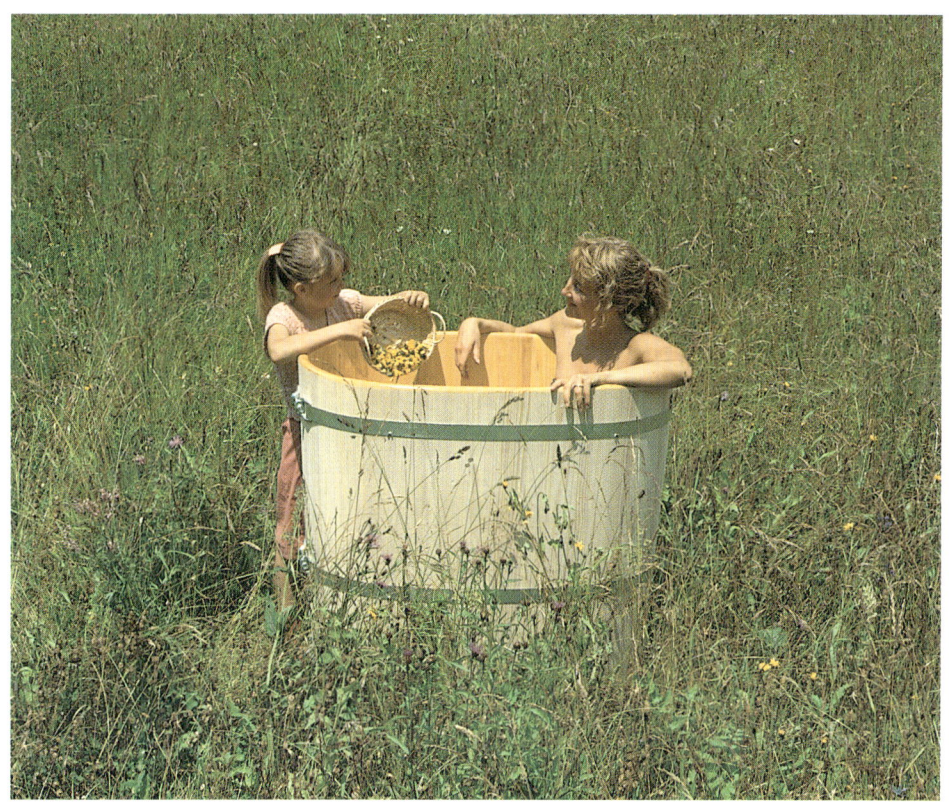

regen die Hautzellen zur Feuchtigkeitsbildung an. Das Vitamin E ist durchblutungsfördernd und aktiviert das Bindegewebe. Es unterstützt die Regeneration der Haut, macht sie geschmeidig und beugt der Faltenbildung vor. Die essentiellen Fettsäuren des Weizenkeimöls stärken das Zellgewebe der Unterhaut, erhöhen die Widerstandsfähigkeit der Haut und normalisieren die Talgdrüsenproduktion. Das Weizenkeimöl hat eine weitere wichtige Funktion: es verhindert, dass die ätherischen Öle die Haut austrocknen können.

Die Molke ist reich an Vitamin B 2, jenem Vitamin, das dem Körper Sauerstoff zuführt, damit die Zellen besser atmen können. Neuere wissenschaftliche Studien konnten in der Molke Orothsäure nachweisen, die ein ausgesprochener Hautschutzstoff ist. Auch die rechtsdrehende Milchsäure ist von grösster Bedeutung, insbesondere für den natürlichen Säuremantel der Haut. Alle diese Inhaltsstoffe schützen, pflegen und nähren die Haut, was bei einer Erkrankung doppelt wichtig ist.

Die Weizenkeimöl-Molken-Badegrundlage ist ohne Konservierungsmittel, Stabilisatoren, Emulgatoren, technische Parfums und andere chemische Zusätze hergestellt. Ihre Beschaffenheit verhindert, dass sich die ätherischen Öle abtrennen können und in der Badewanne einen Ölfilm bilden. Folgende ätherische Öle (12,5%) sind erhältlich:

Eukalyptus – Eucalyptus globulus
Unterstützt die Atmung, regeneriert das Lungengewebe, löst zähen Schleim, tötet krankmachende Keime ab; reizmildernd, entzündungshemmend, fiebersenkend und schmerzstillend.

Fichte – Picea abies
Fördert die Sauerstoffversorgung, stärkt die körpereigene Abwehr von Lunge und Bronchien, entgiftet die Haut; durchblutungsfördernd, entzündungshemmend, schmerzstillend, belebend und stärkend.

Lavendel – Lavandula angustifolia
Entspannend, beruhigend, schlaffördernd, schmerzstillend, krampflösend, blutdrucksenkend, erfrischend, desodorierend. Vorzüglich als Frauenbad oder bei nervlicher Reizung, Stress, Verkrampfungen und Nervosität.

Melisse – Melissa officinalis
Macht das Herz froh und stärkt die Lebensgeister, wirkt auf das Energiezentrum des Herzens; beruhigt, entspannt, löst Krämpfe, stärkt und senkt den Blutdruck. Der Melisse werden antivirale Eigenschaften, insbesondere gegen Herpesviren, zugesprochen.

Orange – Citrus aurantium
Die Orangenessenz vermittelt Wärme, sorgt für Heiterkeit und Unbeschwertheit und spendet Energie. Sie entspannt, beruhigt, reinigt die Haut, regt den Lymphfluss an und entstaut das Gewebe.

Rosmarin – Rosmarinus officinialis
Pflanze der Morgenmuffel. Sorgt für Power. Sie hilft bei Konzentrationsschwäche, geistiger Überarbeitung; kräftigend, durchblutungsfördernd, schmerzstillend und blutdruckerhöhend.

Heublumen-Extrakt
Die Heublumen sind reich an Cumarin und ätherischen Ölen, die die Hautatmung verbessern; schmerzstillend, beruhigend, lösen Krämpfe und fördern die Durchblutung. Bei Zugabe des Extraktes wird die Aufnahme des ätherischen Öles durch die Haut verbessert.

Aus den 7 Komponenten lassen sich nach individueller Rezeptur (siehe einzelne Krankheiten) 67 Kräuterbäder für das Wohlbefinden, bei Krankheit und Beschwerden herstellen.

Abend, zur Entspannung
Arthrose
Ausfluss
Blasenentzündung
Blutdruck, hoch
Blutdruck, niedrig
Bronchitis
Duft-Kräuterbad
Durchblutungsstörungen
Ekzem
Entschlackung/Entwässerung
Entspannung
Erfrischung
Erkältung/Katarrh
Familien-Kräuterbad
Fitness
Frauen-Kräuterbad
Frühjahrsmüdigkeit
Gelenk- und Hüftschmerzen
Gicht
Grippe
Grippe- und Erkältungsprophylaxe
Hautausschlag
Haut, belebend
Hautschutz, Sonne
Herz-Nerven/nervöse Herzbeschwerden
Husten
Kinder-Kräuterbad
Konzentrationsschwäche, Benommenheit
Kopfweh

Krampfadern
Kreislauf
Menstruation, krampfhaft, schmerzhaft
Migräne
Morgenmuffel
Muskelkater
Muskelschmerzen
Nerven/Nervosität
Neuralgie
Raucher
Regeneration
Reizblase
Rekonvaleszenz
Rheuma
Sportler
Schlaflosigkeit
Schmerzen, lindernd
Schnupfen
Schwäche, Erschöpfung, Müdigkeit
Schwitzen, übermässig
Stress
Stirn- und Kieferhöhlenkatarrh
Überreizung
Venen
Wärme
Wechseljahrbeschwerden
Wetterfühligkeit
Winter, erwärmend
Zellulitis

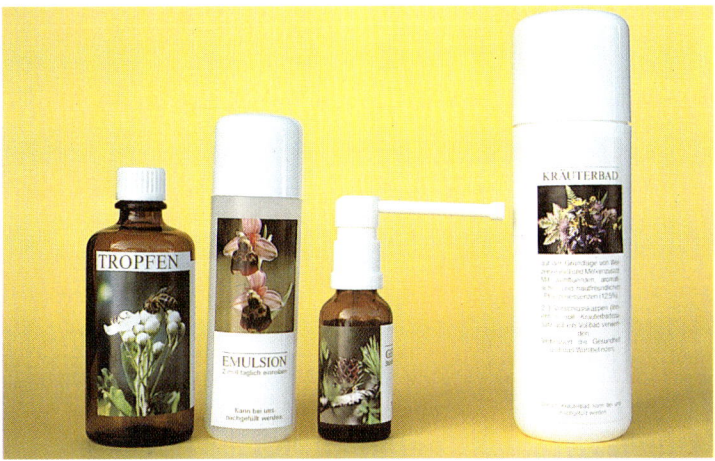

Rund 60–70% unserer Jugend ist von Akne betroffen, in einer Zeit, da der junge Mensch vermehrt auf sein Äusseres achtet. Akne vulgaris oder Akne juvenilis ist eine Erkrankung der Talgdrüsen und Haarfolli-kel während der Pubertät. Im Volksmund kennt man die Hauterkrankung auch als Pockfinnen, Hautfinnen oder Brautkrätze.

Beschwerdebild

Von Akne betroffen sein können Gesicht, Rücken, Schultern und Brust. Auslöser sind verstopfte Talgdrüsen, wobei ein tiefsitzender Bolzen den ganzen Follikelkanal ausfüllt. Es bilden sich Mitesser (Komedo-men), gräulich-weissliche Knötchen, häufig mit einem schwarzen Punkt (hat mit Schmutz nichts zu tun, sondern wird durch Pigmente gefärbt) in der Mitte. Durch bakterielle Zersetzung entzünden sich die Talgdrüsenausgänge. Es bilden sich Pusteln (Pickel), die, wenn sie reif sind, aufgehen, ihren eitrigen Inhalt absondern und normalerweise narbenlos heilen. Nur grosse, tief reichende Knötchen können im Extremfall Narben hinterlassen. Bei Mädchen verschlimmert sich die Akne während oder vor der Regelblutung.

Ursachen

Verantwortlich ist häufig eine angeborene Seborrhoe (krankhaft gesteigerte Absonderung der Talgdrüsen) mit verstärkter Verhornung der Haarfollikel. Mitbeteiligt kann auch eine Störung der Geschlechtsdrüsen sein, bedingt durch die hormonelle Umstellung während der Pubertät. In manchen Fällen liegt eine erbliche Belastung vor. Stuhlverstopfung, Ernährungsfehler, Regelstörungen, Blutarmut sowie Magen-Darm-Beschwerden und vegetative Störungen können das Leiden fördern, ebenfalls bestimmte chemische Medikamente: Kortikosteroide, Androgene, Barbiturate, Sedativa, Psychopharmaka und oft auch Ovulationshemmer (Pille).

Wichtige Regeln

1. Oberstes Gebot ist die Sauberkeit. 2mal wöchentlich ein Kräuterdampfbad nehmen (siehe erste Massnahmen).

2. Das Gesicht 2mal täglich mit einer milden, antiseptischen, neutralen Seife waschen. Waschlappen nach jedem Gebrauch wechseln.

3. Auf reizlose Ernährung umstellen (siehe erste Massnahmen).

4. Bei Akne ist regelmässiger Stuhlgang wichtig. Weizenkeime, Leinsamen, Milchzucker, Sauerkrautsaft oder Kleie helfen bei Verstopfung.

5. Mit den HAB-Frischpflanzentropfen werden der Stoffwechsel, die Entgiftung und Ausscheidung sowie die Leberfunktion aktiviert. Den Talgdrüsen wird dadurch weniger Fett zugeführt. Entzündungen werden gehemmt.

6. Lehmpackungen sind heilungsfördernd: nach einem Gesichtsdampfbad wird keimfreier Lehm (Drogerie/Apotheke) mit 1 TL Essig und Wasser zu oinom Broi gorührt und dann dünn auf das Gesicht aufgetragen. Sobald die Lehmpackung trocken ist, bröckelt sie ab und wird entfernt. Mit kaltem Wasser abwaschen und mit Hamameliswasser reinigen. Diese Lehmpackung entzieht der Haut überflüssiges Fett und reinigt sie.

7. Die Bestrahlung mit einer Höhensonne oder das direkte Einwirken der Sonne lindern und beruhigen die Haut.

Erste Massnahmen

Strikte Sauberkeit ist oberstes Gebot. Ein Herumdrücken an Pusteln ist nicht nur zwecklos, sondern auch schädlich. Die Entzündungen vertiefen sich und können sich ausbreiten. Mitesser und eitrige Pusteln nur nach einem Kräuterdampfbad (1–2mal pro Woche) behandeln: 20g Kamillenblüten, 20g Lavendel, 20g Rosmarin, 20g Huflattich, 10g Arnika, 1–2TL dieser Mischung in 1 l Wasser aufkochen; das Gesicht rund 10 Minuten bedampfen; die Hände gründlich waschen; mit 2 Fingerkuppen (nie mit den Nägeln), die mit steriler Gaze umwickelt sind, die reifen Pickel (die unreifen berührt man nicht) ausdrücken. Zum Abschluss die Haut mit Hamameliswasser (Drogerie/Apotheke) betupfen. Regeln für die tägliche Pflege (morgens und abends): scharfe Reinigungsmittel meiden; nur eine milde, antiseptische, neutrale Seife verwenden; bei Überempfindlichkeit nur mit klarem, kaltem oder warmem Wasser waschen; Waschlappen nach jedem Gebrauch wechseln; auf dekorative, deckende Kosmetika verzichten (sie verhindern den Talgabfluss); Rasierapparat regelmässig reinigen, kein Rasierwasser, sondern Hamameliswasser verwenden.

Ohne die Umstellung der Ernährung wird man die Akne schlecht los. Auf reizarme Kost umstellen: fette, saure, salzige, süsse und zu scharfe Speisen meiden, ebenso Genussmittel wie Nikotin und Alkohol. Verboten sind: Würste, Geräuchertes, Schweinefleisch, fetter Käse, Eier, Schokolade, Patisserie, Zucker, Süssigkeiten, Nüsse, Kaffee. Erlaubt sind: gegrilltes Fleisch, fettarmer Käse, entrahmte Milchprodukte, Vollwertprodukte, Vollkorn, Früchte, Salate, Gemüse, Obst. Zu empfehlen sind Rohkost, Salate und Früchte. Einer Verstopfung ist vorzubeugen (siehe Verstopfung Seite 160). Täglich zum Essen mindestens 1–2 Glas Karottensaft mit dem Hautvitamin A trinken.

Bei Akne muss der ganze Stoffwechsel in Ordnung gebracht werden, damit der Haut nicht zuviel Fett zugeführt wird. HAB-Frischpflanzentropfen (siehe Rezept), die während mehrerer Wochen eingenommen werden, helfen dabei.

HAB-Frischpflanzentropfen-Rezept

Johanniskraut-Tinktur	Hyperici tinctura	20ml	blutverbessernd
Erdrauch-Tinktur	Fumariae tinctura	20ml	gallensekretionsanregend
Löwenzahn-Tinktur	Taraxaci tinctura	20ml	stoffwechselverbessernd
Stiefmütterchen-Tinktur	Viola tricoloris tinctura	20ml	reinigend
Salbei-Tinktur	Salviae tinctura	10ml	entzündungshemmend
Rosmarin-Tinktur	Rosmarini tinctura	10ml	durchblutungsfördernd

Gebrauchsanweisung

Erwachsene 15–25 Tropfen, Schulkinder 10 Tropfen, in wenig Wasser verdünnt, 3mal täglich vor den Mahlzeiten kurz im Munde behalten und schlucken.

Gemmo-Mundspray als Heilungsförderer

Johannisbeer-Knospenmazerat (Ribes nigrum) bis zur Besserung stündlich 1–2 Stösse in den Mund sprayen.

Kräuteremulsion mit HAB-Frischpflanzentinkturen

10ml Kamillen-, 10ml Ringelblumen-, 10ml Storchenschnabel- und 10ml Hamamelistinktur werden mit 60ml Grundemulsion gemischt. Morgens und abends die betroffene(n) Stelle(n) mit dieser Mischung einreiben.

Entzündungen des Gaumens und der Mandeln (Tonsillen) werden als Angina, Entzündungen der Mandeln als Tonsillitis und Entzündungen des Rachens als Pharyngitis bezeichnet.

Die Mandeln gehören wie die Schleimhäute von Gaumen und Rachen zu den lymphatischen Organen. Sie produzieren wichtige Abwehrstoffe gegen Krankheitserreger (Bakterien, Viren), die durch Mund und Nase eindringen können. Der Mensch besitzt 4 grosse Tonsillen, die für Mund und Rachen einen Abwehrring bilden: die paarigen Gaumenmandeln, die unpaarigen Rachenmandeln, die Zungenmandeln und der Seitenstrang an der Rachenwand. Sind die Immunkräfte dieser Gewebe geschwächt, kommt es sehr leicht zu einer Angina, einer Mandel- und Rachenentzündung.

Wichtige Regeln

1. Eine Mandelentzündung oder Angina muss rasch zum Abklingen gebracht werden, um Komplikationen zu vermeiden.

2. Bei grauem, schmutzigem Belag auf den Mandeln, Kiefersperre, hohem, anhaltendem Fieber über Tage, Verschlechterung des allgemeinen Zustandes ist eine sofortige ärztliche Konsultation notwendig.

3. Als erste Massnahme mehrmals täglich Halswickel machen. Sie nehmen die Hitze, fördern die Durchblutung und lindern die Schmerzen.

4. Sofort Saftfastentage mit Fruchtsäften einschalten, um den Körper zu entlasten und ihn mit wichtigen Vitaminen und Mineralien zu versorgen.

5. Holunder- und Lindenblütentee fördert das Schwitzen. Mit Salzwasser oder Salbeitee (auch Vogelbeertee) gurgeln.

6. Bei Eiteransammlung helfen heisse Halswickel, entweder mit Leinsamen oder Bockshornklee. Stündlich ½ TL heisses Johannisöl nehmen. Harntreibenden Tee (siehe Erste Massnahmen) trinken.

7. Mit der kurmässigen Einnahme von HAB-Frischpflanzentropfen (siehe Rezept) können wir die Abwehrkräfte mobilisieren, die Entzündungsbereitschaft herabsetzen und das Leiden zum Abklingen bringen.

Beschwerdebild

Angina und Mandelentzündungen sind gekennzeichnet durch stechende Halsschmerzen mit Schluckbeschwerden, Rötung und Schwellung der Mandeln, oftmals weisse, manchmal gelbliche Auflagerungen, Rötung des Gaumens und des Halszäpfchens, Fieber von 38 °C – 40 °C, Speichelfluss, Kopfschmerzen, Abgeschlagenheit, Stiche ins Ohr, Stippchen und Pfröpfe auf den vergrösserten Mandeln, Hustenreiz, Druckempfindlichkeit der Drüsen am Hals, belegte Zunge, Mundgeruch, manchmal Schüttelfrost. Die Erreger können sich im chronischen Fall an Herzklappen (Endokarditis), Gelenken (rheumatisches Fieber) oder in den Nieren (Nephritis) ansiedeln und dort zu schweren Komplikationen führen. Deshalb sollte eine Mandelentzündung rasch zum Abklingen gebracht werden. Vorsicht ist geboten, wenn das Fieber über einige Tage anhält und eine allgemeine Verschlechterung des Zustandes zu erkennen ist. Bei einem grauen, schmutzigen Belag auf den Mandeln mit Eiterabsonderung, die süsslich schmeckt, besteht der Verdacht auf Diphterie. Auch bei Kiefersperre – der Kranke kann den Mund nicht mehr richtig öffnen – muss der Arzt konsultiert werden.

Ursachen

Häufigste Ursache ist die geschwächte Widerstandskraft der lymphatischen Gewebe in Hals und Rachen. Bei einer Übertragung durch Tröpfcheninfektion sind die Abwehrkräfte zu schwach, um die krankmachenden Eindringlinge abzuwehren. Die Entzündung wird ferner begünstigt durch Kälteeinwirkung, Durchnässung, chronisch kalte Füsse. Sie kann auch im Zusammenhang mit einer Infektion oder Erkältung stehen.

Erste Massnahmen

Bei einer Mandel- und Halsentzündung (Angina) ist eine aktive Selbstbehandlung angezeigt. Die Therapie beginnt man mit einem Halswickel, der alle 30 Minuten erneuert wird. Ein langes Tuch wird auf Halsbreite zusammengefaltet und in kaltes Wasser getaucht, abtropfen lassen und 2–3mal um den Hals wickeln. Darüber wird ein trockenes Tuch gewickelt; 10–15 Minuten einwirken lassen. Dieser Halswickel kann bis zur Besserung alle 30 Minuten erneuert werden. Er reguliert die Zirkulation im Halsbereich, nimmt die Hitze, lindert Schmerzen und wirkt ableitend.

Als zweite Massnahme macht man eine Saftfastenkur mit Fruchtsäften. Verdünntes Zitronenwasser mit Honig schafft ebenfalls Linderung. Bei Fieber ist Bettruhe notwendig. Essigsocken machen. Mit Holunder- und Lindenblütentee das Schwitzen anregen. Einer Verstopfung vorbeugen. Gurgeln mit Salzwasser oder Salbeitee. Die entzündeten Mandeln lassen sich mit Heilerde beruhigen. Bei Eiteransammlung in den Mandeln heisse Halswickel mit Leinsamen oder Bockshornklee machen. Bei Schwellung der Mandeln kann man Eis lutschen.

Pfarrer Künzle empfahl, bei einer Mandelentzündung stündlich einen halben Teelöffel heisses Johannisöl zu nehmen und harntreibenden Tee aus Schliessgras, Hauhechel, Goldruten, Zinnkraut und Wacholder zu trinken.

Mit der kurmässigen Einnahme von HAB-Frischpflanzentropfen (siehe Rezept) werden die Abwehrkräfte gestärkt und die Entzündung rasch zum Abklingen gebracht.

HAB-Frischpflanzentropfen-Rezept

Salbei-Tinktur	Salviae tinctura	20 ml	entzündungshemmend
Thymian-Tinktur	Thymi tinctura	20 ml	stärkend
Sonnenhut-Tinktur	Echinaceae tinctura	30 ml	abwehrstärkend
Arnika-Tinktur	Arnicae tinctura	10 ml	reizmildernd
Pappel-Tinktur	Populi tinctura	20 ml	antibiotisch

Gebrauchsanweisung

Erwachsene 15–25 Tropfen, Jugendliche 10 Tropfen, Kleinkinder pro Lebensjahr 1 Tropfen, in wenig Wasser verdünnt, 3mal täglich vor dem Essen kurz im Munde behalten und schlucken.

Gemmo-Mundspray als Heilungsförderer

Johannisbeer-Knospenmazerat (Ribes nigrum) bis zur Besserung stündlich 1–2 Stösse in den Mund sprayen.

Wichtige Regeln

1. Alle Risikofaktoren ausschalten: Rauchen, erhöhter Blutdruck, erhöhter Blutfettspiegel, Diabetes, Übergewicht, erhöhte Harnsäurewerte, Bewegungsmangel und Stress.

2. Spezieller Diätplan: keine grossen und schweren Mahlzeiten, besser sind leichte Speisen in kleinen Portionen, über den Tag verteilt. Fett, Kochsalz, Schweinefleisch, Würste, fette Käse, Eier, Zucker und Süssigkeiten meiden, ebenfalls alle blähenden Speisen wie Bohnen, Kohl usw. Mit Dill, Kümmel und Fenchel würzen. Eine Knoblauchkur über längere Zeit ist sehr zu empfehlen.

3. Entzündungsherde an Zahnwurzeln, auf den Mandeln, in den Nebenhöhlen, in der Gallenblase, in den Eierstöcken und Nebennieren müssen abgeklärt und allenfalls behandelt werden.

4. Zur Verbesserung des Blutflusses kann mehrmals im Jahr eine Kur mit Fischölkapseln (Lachsöl – Drogerie/Apotheke) gemacht werden. Das Herz wird durch eine Magnesiumkur entspannt (Drogerie/Apotheke).

5. Für das Gefässtraining und zur besseren Blutversorgung des Herzens ist tägliche Bewegung notwendig: Jogging, Radfahren, Gymnastik, Wandern im zügigen Schritt.

6. Mit den HAB-Frischpflanzentropfen, die kurmässig über längere Zeit eingenommen werden, wird das Herz besser durchblutet, entspannt und gestärkt. Bei einem Angina pectoris-Anfall hilft das Zergehenlassen einiger Kügelchen (Globuli) des homöopathischen Mittels Strophantin D4 (Apotheke/Drogerie) oder Strodival Kapseln (Apotheke).

7. Ruhe, Entspannung und positive Lebensgestaltung führen zum inneren Gleichgewicht. Es ist für die Linderung des Leidens unbedingt erforderlich.

Unter Angina pectoris versteht man eine sehr ernstzunehmende Form der koronaren Herzkrankheit. Es handelt sich um eine Erkrankung der Herzkranzgefässe, die den Herzmuskel mit Blut und Sauerstoff versorgen. Aufgrund von arteriosklerotischen Wandveränderungen (chronisch degenerativer Prozess) kommt es zu einer Einengung der Herzkranzgefässe (Koronararterien). Diese führt zu einer ungenügenden Blutversorgung des Herzmuskels, vor allem bei Belastung, wenn der Sauerstoffbedarf des Herzens erhöht ist. Es besteht akuter Sauerstoffmangel.

Beschwerdebild

Angina pectoris äussert sich in der Regel in einem bedrohlichen Druck- und Engegefühl über der Brust, meistens hinter dem Brustbein. Der Schmerz kann aber auch zwischen den Schulterblättern sein. In der Regel dauert der Anfall nur 2–3 Minuten. Je ausgeprägter die arteriosklerotischen Veränderungen der Herzkranzgefässe sind, umso kleinere Belastungen führen zum Ausbruch von Angina pectoris. Auslösende Faktoren sind körperliche Belastung, Treppensteigen, Kälte, grössere Mahlzeiten, Rauchen, aber auch seelische Einflüsse.
Die koronare Herzkrankheit birgt die Gefahr, dass sich die Herzkranzgefässe so stark verengen, dass es an einer Stelle plötzlich zu einem Verschluss kommt. Dies ist der gefürchtete Herzinfarkt. Der Patient verspürt plötzlich einen «vernichtenden», erdrückenden, mit unmittelbarer Todesangst verbundenen Schmerz über der Brust, der in den linken Arm, aber auch in den Rücken ausstrahlen kann. Im Gegensatz zum Angina pectoris-Anfall halten die Schmerzen nicht nur Minuten, sondern

unter Umständen Stunden an – der Patient gehört raschmöglichst ins Spital. Angina pectoris ist also ein wichtiges Warnsignal. Deshalb ist in jedem Falle eine ärztliche Konsultation notwendig.

Ursachen

Wir kennen einige Einflüsse, die Angina pectoris eindeutig fördern. Man bezeichnet sie als «Risikofaktoren». Je mehr Risikofaktoren ein Patient auf sich vereint, desto mehr ist er gefährdet. Vordringlich müssen die Risiken ausgeschaltet werden: Rauchen von Zigaretten, hoher Blutdruck, erhöhter Blutfettspiegel (Cholesterin), Diabetes (Zuckerkrankheit), Übergewicht, mangelnde Bewegung, erhöhter Harnsäurespiegel im Blut, Stress. Dies gilt nicht nur für die Erkrankten. Viel wichtiger ist die Prophylaxe und die Sensibilisierung für einen gesunden Lebensstil: in den hochentwickelten Ländern ist die koronare Herzkrankheit die häufigste Todesursache.

Erste Massnahmen

Bei Angina pectoris unbedingt den Arzt konsultieren. Abklären, welche Risikofaktoren vorliegen: pausenlose Hast, nervöse Überreizung, Übermüdung, Genussgifte und Überernährung. Mitverantwortlich sind auch chronische Entzündungsherde an Mandeln, an den Zahnwurzeln, in den Nebenhöhlen, in der Gallenblase, in den Eierstöcken und in den Nebennieren, ferner Fettsucht und Arterienverkalkung. Nicht zu grosse und schwer verdauliche Mahlzeiten einnehmen. Gegen Verstopfung vorbeugen. Gewürze wie Kümmel, Fenchel und Dill verhindern Blähungen. Bei Fettsucht ist das Herz durch eine Reduktionskost zu entlasten. Das Rauchen ist aufzugeben. Zuviel Kochsalz ist schädlich, besser sind Gewürzpulver ohne Kochsalz. Fastenkuren oder Rohkosttage mit Gemüse, Salaten, Säften, und Früchten senken den Fettspiegel im Blut. Auch bei grosser Abneigung gegen Knoblauch sollte man die Knolle über längere Zeit kurmässig essen. Heilpflanzen dienen der Entspannung, der Erweiterung der Gefässe, der Verbesserung des Blutflusses und der Stärkung des Herzens. Das Frischpflanzentropfen-Präparat (siehe Rezept) sollte über längere Zeit kurmässig, in Ergänzung zu den ärztlichen Bemühungen, eingenommen werden.

HAB-Frischpflanzentropfen-Rezept

Weissdorn-Tinktur	Crataegi tinctura	20 ml	herzstärkend
Melissen-Tinktur	Melissae tinctura	10 ml	entspannend
Rosmarin-Tinktur	Rosmarini tinctura	10 ml	kreislauffördernd
Arnika-Tinktur	Arnicae tinctura	20 ml	gefässerweiternd
Herzgespann-Tinktur	Leonuri tinctura	20 ml	krampflösend
Königin der Nacht-Tinktur	Cacti grandiflori tinctura	20 ml	beruhigend

Gebrauchsanweisung

Erwachsene 15–25 Tropfen, in wenig Wasser verdünnt, 3mal täglich vor den Mahlzeiten kurz im Munde behalten und schlucken.

Gemmo-Mundspray als Heilungsförderer

Mammutbaum-Knospenmazerat (Sequoia gigantea) bis zur Besserung stündlich 1–2 Stösse in den Mund sprayen.

Appetit heisst Lust auf Essen, die durch den Hunger ausgelöst wird. Durch den Appetit wird die Aufnahme der Nahrung natürlich gelenkt. Damit verbunden ist das Fliessen der Verdauungssäfte in Magen und Darm. Die Absonderung des Magensaftes wird durch mannigfaltige Nervenreflexe ausgelöst, die auf das Kauen und den Reiz der Speisen im Magen zurückzuführen sind. Besteht Appetitlosigkeit, hat dies oft mit einem Mangel an Magensaft zu tun.

Anorexie ist keine selbständige Krankheit, sondern das Zeichen einer gesundheitlichen Störung leichter oder ernstzunehmender Natur. Oft ist die Appetitlosigkeit eine Selbsthilfemassnahme des Organismus während einer Krankheit, um den Körper vor Überbelastung zu schützen. Wer sich also krank fühlt und nicht essen mag, sollte sich nicht zum Essen zwingen; der Hunger stellt sich von selbst wieder ein. Bleibt aber die Appetitlosigkeit über längere Zeit bestehen, so muss man das Beschwerdebild gut beobachten – es könnte eine ernstzunehmende Krankheit vorliegen.

Wichtige Regeln

1. Bei andauernder Appetitlosigkeit sollte man nach den möglichen Ursachen und Grundleiden suchen und diese ausschalten.

2. Sind trotz längerer Appetitlosigkeit (3–5 Tage) keine Störungen und Krankheiten feststellbar, muss man das Beschwerdebild unbedingt ärztlich abklären lassen.

3. Appetitlosigkeit einfacher Natur, ohne ernstzunehmende Grundkrankheit, darf man auf eigene Faust behandeln.

4. Zu Beginn der Therapie sind Rohkosttage, Kuren mit Fruchtsäften einzuschalten. Die 3 Hauptmahlzeiten durch 5 kleinere Mahlzeiten ersetzen. Kartoffelsaft ist ein gutes diätetisches Getränk.

5. Auf Alkohol, Nikotin, Süssigkeiten, grosse Mengen Fleisch, Eier und Milchprodukte ist zu verzichten.

6. Die Speisen sind gefällig zu servieren und gut zu würzen – die Atmosphäre bei Tisch sollte entspannt und positiv sein.

7. Mit HAB-Frischpflanzentropfen (siehe Rezept) kann man die Magensäfte anregen und den Appetit fördern.

Beschwerdebild

Die Anorexie ist gekennzeichnet durch Essunlust, oft sogar Ekel vor der Nahrung, vor allem bei schweren, üppigen Speisen. Selbst leichte Nahrung wie Obst, Früchte, Salate oder Gemüse wird nur mit Widerwillen aufgenommen. Wenn dieser Zustand längere Zeit dauert, muss man die Ursachen abklären und eventuell einen Arzt aufsuchen.

Ursachen

Die Appetitlosigkeit kann verschiedene Ursachen haben: mangelnde Magensaftbildung, Fieberzustände, Infektionskrankheiten (Erkältung, Grippe), Blutarmut, nervöse und seelische Belastung, Überarbeitung, Stress, Kummer und Sorgen, Ernährungsfehler, eintönige Kost, Verdauungsstörungen bei ungenügender Tätigkeit der Verdauungsdrüsen, zuviel Süssigkeiten, verdorbener Magen; starker Alkohol- und Nikotingenuss, nach Schlankheitskuren, magenbelastende Medikamente. Die Ursache muss sorgfältig abgeklärt werden, da auch andere Krankheiten von gleichen Symptomen begleitet werden: Leberzirrhose, Magenkarzinom, Magenschleimhautentzündung, Magensenkung, Nierenentzündungen, Drüsentuberkulose, Mandelvereiterung, Darmkatarrh sowie Vergiftungen.

Sind die Störungen einfacher Natur, kann man sich mit natürlichen Mitteln problemlos selbst behandeln.

Erste Massnahmen

Appetitschwache sollten die 3 Hauptmahlzeiten durch 5 kleinere Mahlzeiten ersetzen. Stellt sich die Esslust trotzdem nicht ein, während 1–3 Tagen eine Obstsaft-, Fruchtsaft- oder Rohkostkur machen. Der Appetit sollte sich alsdann wieder einstellen. Zwischendurch kann man Zwieback oder Knäckebrot mit wenig Butter essen. Die Mahlzeiten regelmässig einnehmen. Auf Süssigkeiten wie auch auf Alkohol und Nikotin verzichten. Ein Übermass an Fleisch, Eiern, Käse und Milchprodukten ist zu vermeiden, da diese zu lange im Magen verbleiben. Ein gutes Kauen und Einspeicheln der Speisen ist unbedingt notwendig. Als diätetisches Getränk zu den Mahlzeiten eignet sich ein Glas Kartoffelsaft. Eine gut gewürzte, abwechslungsreiche Vollwertkost, die schmackhaft und appetitlich zubereitet wird, ist nach dem Abklingen der ersten Symptome sehr sinnvoll.

Zum Würzen der Speisen eignen sich besonders: Dost, Basilikum, Estragon, Beifuss, Wermut, Eberraute, Kümmel, Fenchel, Dill und Bohnenkraut. Wichtig ist, dass das Auge bei den Mahlzeiten mitisst, d. h. man sollte für eine gemütliche, entspannte Atmosphäre mit blumengeschmücktem Tisch und Kerzenlicht sorgen und während des Essens nur positive, aufbauende Gespräche führen.

Nach Kneipp fördern feuchtwarme Leibwickel, Trockenbürsten der Magengegend, Taulaufen oder Wassertreten den Appetit. Viel Bewegung in frischer Luft, Gymnastik und Atemübungen sind ebenfalls sehr empfehlenswert. Seelische Störungen und Überforderungen sind zu eliminieren.

Mit speziell ausgewählten Heilpflanzen kann man den Appetit ausgezeichnet fördern. Die Zahl der Heilpflanzen, die dank ihrem Bittergehalt die Magensaftsekretion anregen und den Appetit fördern, ist gross. Aus der Praxis seien HAB-Frischpflanzentropfen empfohlen (siehe Rezept).

HAB-Frischpflanzentropfen-Rezept

Tausendguldenkraut-Tinktur	Centaurii tinctura	20 ml	appetitanregend
Fenchel-Tinktur	Foeniculi tinctura	20 ml	beruhigend
Johanniskraut-Tinktur	Hyperici tinctura	20 ml	stärkend
Artischocken-Tinktur	Cynarae tinctura	20 ml	magensaftanregend
Wermut-Tinktur	Absinthii tinctura	20 ml	magenstärkend

Gebrauchsanweisung

Erwachsene 15–25 Tropfen, Schulkinder 10 Tropfen, Kleinkinder pro Lebensjahr 1 Tropfen, in wenig Wasser verdünnt, 3mal täglich vor den Mahlzeiten kurz im Munde behalten und schlucken.

Gemmo-Mundspray als Heilungsförderer

Mammutbaum-Knospenmazerat (Sequoia gigantea): bis zur Besserung stündlich 1–2 Stösse in den Mund sprayen.

Wichtige Regeln

1. Die Arterienverkalkung erfordert ein Umkrempeln der Lebensgewohnheiten: Überernährung abbauen, mehr Bewegung, Stress abbauen, schädliche Gewohnheiten wie Rauchen und Alkohol aufgeben.

2. In der Ernährung sind wichtige Vorschriften einzuhalten: weniger Fleisch, fettlos, nur Öl mit ungesättigten Fettsäuren, vorwiegend pflanzliche Kost, salzlos, nicht über den Hunger essen, gut kauen, viel Flüssigkeit trinken, auf Vollwertnahrung achten.

3. Bei grosser Gefahr von Arterienverkalkung ist eine Saftfastenkur angezeigt, damit sich der Organismus regenerieren kann.

4. Die Cholesterinwerte, der Blutdruck, Diabetes, Harnsäure-Diathese sind ärztlich kontrollieren zu lassen.

5. Knoblauchkuren sind wärmstens zu empfehlen. Das gleiche gilt für Fischöl (Lachsöl – Drogerie/Apotheke).

6. Tägliche Bewegung und Entspannung in der freien Natur sollte zur Pflicht werden. Kneippkuren fördern die Durchblutung.

7. Mit der kurmässigen Einnahme von Frischpflanzentropfen kann man die Belastungen abbauen oder der Arterienverkalkung vorbeugen.

Arterienverkalkung ist das häufigste aller Gefässleiden. Kalk und Cholesterin werden an den Wänden der Blutgefässe abgelagert. Die Arterienverkalkung galt früher als Leiden im höheren Alter. Heute aber, in der zivilisierten Welt, kann sie schon in jüngeren Jahren auftreten. Je kultivierter die Menschen sind, je verfeinerter die Lebensweise, desto grösser ist heute die Gefahr der Aderverkalkung. Bei Naturvölkern, wo der Pulsschlag des Lebens langsamer, der Druck der Sorgen nicht so gross, die Ernährung noch natürlich ist, trifft man die Krankheit sehr selten an. Altersbedingte Veränderungen der Gefässe können bei uns schon ab dem 40. oder 50. Lebensjahr festgestellt werden. Bei Männern kommen sie häufiger vor als bei Frauen. Man spricht erst dann von «Arteriosklerose», wenn die Gefässe erheblich belastet sind und dadurch verschiedene Körperfunktionen beeinträchtigt werden.

Beschwerdebild

Die Arterienverkalkung lässt sich mit einem Gartenschlauch vergleichen. Im neuen Zustand ist dieser elastisch, das Wasser fliesst ungehindert durch. Mit dem Alter verliert er an Elastizität. Durch die Kalkablagerungen wird der Schlauch steif. An exponierten Stellen bricht er. Ähnliches passiert bei der Arterienverkalkung. Mit zunehmender Verkalkung werden die Blutgefässe starr und brüchig, die Öffnungen der Gefässe immer kleiner. Das Herz muss immer mehr leisten. Normalerweise befällt die Arterienverkalkung nicht das ganze Schlagadersystem, sondern nur gewisse Gefässprovinzen. «Hirnbasisarterien»: im Vordergrund stehen psychische Symptome, abnorme Ermüdbarkeit, Antriebsarmut, zunehmendes Desinteresse, Schwindel, Gleichgewichtsstörungen, Desorientierung, Konzentrationsschwäche. «Herzkranzgefässe»: Angina pectoris, Brustschmerzen, Brustklemmen. «Periphere Gefässe»: Schaufenster-Krankheit, Beinschmerzen, Wadenkrämpfe bei Anstrengung, Durchblutungsstörungen, Gefühlslosigkeit. «Nierenarterien»: erhöhter Blutdruck, Niereninsuffizienz mit verminderter Ausscheidung harnpflichtiger Substanzen.

Ursachen

Die Arteriosklerose ist auf Überlastung in irgendeiner Form während längerer Zeit zurückzuführen. Sie wird durch den modernen Lebensstil begünstigt: Rauchen, Überernährung, Alkohol, Bewegungsmangel, Stress. Die Folge sind: hoher Blutdruck, erhöhte Cholesterinwerte im Blut, Diabetes, Gicht, Übergewicht, Stoffwechselerkrankungen. Alle diese Einflüsse fördern die Arterienverkalkung.

Erste Massnahmen

Die Prophylaxe muss ab dem 40. Lebensjahr einsetzen. Man braucht nicht Vegetarier zu werden. Aber tierisches Fett (die Abbaustoffe vom Fleisch werden in Harnsäure umgewandelt = Belastung für die Gefässe), Kochsalz, starke Gewürze, üppiges Essen ist zu meiden und durch Rohkost, Gemüse, Salate, Obst und Früchte zu ersetzen. Nicht über den Appetit essen. Genussgifte gelten als Gefahr Nr. 1 für Gefässerkrankungen, vorab das Rauchen. Auch Stress, Überforderung und Hast sind abzubauen. Ein neuer Lebensstil ist für die Prophylaxe unbedingt notwendig. Um den Körper zu entlasten, ist es ratsam, eine ein- bis zweiwöchige Saftfastenkur (geeignet sind Grapefruitsaft, Selleriesaft, Sauerkraut- und Rettichsaft) in entspannter Atmosphäre zu machen. Schädliche Gewohnheiten lassen sich so ausmerzen. Bei Hungergefühl ist eine Haferschleimsuppe erlaubt.

Nach der Kur mehrmals wöchentlich Buchweizengerichte (Drogerie/Reformhaus) in den Menuplan einbauen. Das im Buchweizen enthaltene Rutin stabilisiert die arteriosklerotisch veränderten Gefässe. Hilfreich sind auch Kuren mit Fischöl (Lachsöl) oder Knoblauch (Drogerie/Apotheke). Es stehen uns viele natürliche, biologische Wirkstoffe und verschiedene Heilpflanzen zur Verfügung, die die Arterienverkalkung hemmen. Die Frischpflanzentropfen (siehe Rezept) sollten zur Gefässentlastung über längere Zeit eingenommen werden.

HAB-Frischpflanzentropfen-Rezept

Weissdorn-Tinktur	Crataegi tinctura	20 ml	herzstärkend
Immergrün-Tinktur	Vincae minoris tinctura	20 ml	gefässreinigend
Mistel-Tinktur	Visci tinctura	20 ml	blutdruckregulierend
Traubensilberkerzen-Tinktur	Cimicifugae tinctura	20 ml	stoffwechselverbessernd
Ginkgo-Tinktur	Ginkgo bilobae tinctura	20 ml	durchblutungsfördernd

Gebrauchsanweisung

Erwachsene 15–25 Tropfen, in wenig Wasser verdünnt, 3mal täglich vor den Mahlzeiten kurz im Munde behalten und schlucken.

Gemmo-Mundspray als Heilungsförderer

Oliven-Knospenmazerat (Olea europaea): 3mal täglich nach dem Essen bis zur Besserung 1–2 Stösse in den Mund sprayen.

Arthritis ist eine Erkrankung, die zum rheumatischen Formenkreis gehört. Die Gelenke entzünden sich. Betroffen sind in erster Linie die Synovialmembranen, die Gelenkhaut, später auch Teile der Gelenkkapsel. Die Blutkappilaren erweitern sich, das Gewebe quillt auf, und Zellen wandern in diese Gebiete ein. Langsam bildet sich Granulationsgewebe, das die unangenehme Eigenschaft hat, den Knorpelüberzug und den Knochen anzugreifen und das Gelenk zu zerstören. Die Gelenkkapsel verdickt sich, in den Gelenkkammern bildet sich ein Erguss, und die Beweglichkeit des Gelenks wird eingeschränkt.

Wichtige Regeln

1. Kälteeinflüsse vermeiden. Abklären, ob die Erkrankung durch geopathische Einflüsse (Erdstrahlen) begünstigt wird.

2. Mandeln, Nebenhöhlen, Zahnwurzeln, Gallenblase, Eierstöcke und Nierenbecken auf chronische Entzündungen untersuchen lassen. Wenn ja, unbedingt behandeln.

3. Alle säurenden Nahrungsmittel meiden – pflanzliche Rohkost ist sehr zu empfehlen. Täglich zu den Mahlzeiten 1–2 Glas Selleriesaft trinken.

4. Der Harnsäureüberschuss muss mit Kräutertee, Teufelskrallen-Tabletten und Mineralsalzpulver (Raminal – Drogerie/Apotheke) ausgeschieden werden.

5. Man sorge für täglichen Stuhlgang. Bei Verstopfung Leinsamen, Kleie, Feigen, Milchzucker oder Faulbaumtropfen (siehe «Verstopfung» Seite 160) nehmen, damit keine Darmgifte ins Blut übergehen.

6. Rheumabäder mit aetherischen Ölen (Lavendel, Fichtennadel, Rosmarin, Heublumen) bringen Linderung. Sie können täglich oder 2–3mal wöchentlich genommen werden.

7. Eine mehrwöchige Kur mit HAB-Frischpflanzentropfen (siehe Rezept) unterstützt Entgiftung, Entschlackung und Regeneration des ganzen Organismus. Betroffene Gelenke morgens und abends mit der Kräuteremulsion (siehe Rezept) einreiben.

Beschwerdebild

Bei Entzündung eines Gelenkes spricht man von einer Monoarthritis, bei mehreren Gelenken von einer Polyarthritis. Die «akute» Arthritis beginnt oft mit Fieber zwischen 38° und 40°C und entzündlichen Schwellungen an den Gelenken. Die Entzündung hat die Eigenart, von Gelenk zu Gelenk zu springen. Oft ist das Herz erregt und der Puls beschleunigt. Nach Tagen oder Wochen kann die Erkrankung plötzlich abklingen, wobei von Zeit zu Zeit die Entzündung neu aufflackert. Die Erregergifte belasten nicht nur die Gelenke von Hüften, Knien, Schultern, Ellbogen und Händen, sondern können auch das Herz, die Nieren und die Haut angreifen. Dem Herz ist grosse Beachtung zu schenken: Herzmuskelentzündung, Herzbeutelentzündung.

Bei der «chronischen» Arthritis handelt es sich um eine schleichende Entzündung an einem oder mehreren Gelenken. Erste Anzeichen sind Müdigkeit, Gewichtsabnahme, Durchblutungsstörungen mit Kribbeln und Ameisenlaufen in Fingern und Zehen, grosse Empfindlichkeit auf Kälte, morgendliche Steifheit der betroffenen Gelenke. Meist erst später tritt das typisch chronische Gelenkrheuma auf. Diagnostiziert werden kann die Krankheit durch Blutuntersuch, Röntgenbild oder durch Bestimmung des Rheumafaktors.

40

Ursachen

Die Hauptursache der rheumatoiden Arthritis ist immer noch unbekannt. Doch kann der chronische Gelenkrheumatismus durch ständige Kälteeinflüsse, feuchte Wohnung, Erdstrahleneinflüsse, Arbeit in nasskalter Umgebung begünstigt werden. Auch Entzündungsherde an Mandeln, an Zahnwurzeln, in der Gallenblase, in den Eierstöcken, in den Nierenbecken können Auslöser sein. Fehlernährung (Harnsäureüberschuss) sowie chronische Verstopfung (Darmgifte) können ebenfalls verantwortlich sein.

Erste Massnahmen

Eine gesunde Lebensweise ist ein guter Rheumaschutz. Alle säurenden Nahrungsmittel müssen gemieden werden: Fleisch, Würste, Geräuchertes, Käse, Eier, Weissmehl, Zucker, Salz, Süssigkeiten und Kaffee. Man esse Vollwertprodukte und pflanzliche Frischkost (Rohkost, Gemüse, Salate, Früchte, Obst), Kartoffeln, entrahmte Milch, Quark, Vollkornbrot, Gewürzpulver statt Kochsalz, viel Sauerkraut, Rettich und Sellerie. Damit beugt man einer Übersättigung mit schädlichen Stoffen (Harnsäure, Schlackenstoffe) vor.

Zur Entgiftung und Harnsäureausscheidung verwende man einen entsprechenden Tee (Drogerie/Apotheke) und zerkaue 3mal täglich nach den Mahlzeiten 2–3 Teufelskrallen-Tabletten. Auch Mineralsalz (Raminal) ist empfehlenswert. Eine Stuhlverstopfung ist unbedingt zu behandeln (siehe «Verstopfung» Seite 160). In der Naturheilkunde wird der ganze Organismus in die Behandlung miteinbezogen: Entgiftung, Stoffwechselverbesserung, Regeneration. Eine mehrwöchige Kur mit Frischpflanzentropfen (siehe Rezept) unterstützt diesen Prozess. Die kranken Gelenke sind mit der Kräuteremulsion (siehe Rezept) täglich morgens und abends einzureiben.

HAB-Frischpflanzentropfen-Rezept

Löwenzahn-Tinktur	Taraxaci tinctura	40 ml	stoffwechselanregend
Weidenrinden-Tinktur	Salicis tinctura	20 ml	schmerzstillend
Traubensilberkerzen-Tinktur	Cimicifugae tinctura	20 ml	entzündungshemmend
Pappel-Tinktur	Populi tinctura	20 ml	antirheumatisch

Gebrauchsanweisung

Erwachsene 15–25 Tropfen, Jugendliche 10 Tropfen, in wenig Wasser verdünnt, 3mal täglich vor den Mahlzeiten kurz im Munde behalten und schlucken.

Gemmo-Mundspray als Heilungsförderer

Bergföhren-Knospenmazerat (Pinus montana): bis zur Besserung stündlich 1–2 Stösse in den Mund sprayen.

Kräuteremulsion mit HAB-Frischpflanzentinkturen

10 ml Thymian-, 10 ml Arnika- und 20 ml Wallwurztinktur mit 60 ml Grundemulsion verrühren. Morgens und abends die betroffene(n) Stelle(n) mit der Emulsion einreiben.

Kräuterbad mit 12,5% ätherischen Ölen

2–3mal wöchentlich ein Kräuterbad nehmen: 10 ml Lavendel-, 10 ml Fichtennadel-, 10 ml Rosmarinöl und 10 ml Heublumenextrakt mit 200 ml Weizenkeimöl-Molken-Badegrundlage mischen. Für ein Vollbad reichen 20–30 ml dieses Badezusatzes. Badedauer 15–20 Minuten.

Die Arthrose ist eine Abnützungskrankheit (Arthropathie) der Gelenke, von der viele über 50jährige betroffen sind. Es kommt zu einer Degeneration des Gelenkknorpels, der die Enden der Knochen überzieht und

---

Wichtige Regeln

1. Bei einer Gelenkarthrose muss nach den Ursachen gesucht und dieselben behoben werden. Jede Nachlässigkeit verschlimmert das Leiden.

2. Das geschädigte Gelenk braucht für den Wiederaufbau genügend Mineralstoffe. Diese werden in erster Linie durch die Ernährung (Wurzelgemüse/Rohkost) und Mineralsalzpulver (Raminal) dem Körper zugeführt.

3. Überschüssige Harnsäure wird durch das Kauen von Teufelskrallen-Tabletten ausgeschieden, ferner nimmt man zur Verbesserung der Gelenksschmiere Gelatinepulver ein.

4. Täglich, mindestens aber 2–3mal wöchentlich zur Stärkung der Gelenke ein Thymianbad nehmen.

5. Um die Mineralisation des betroffenen Gelenks zu aktivieren, lässt man im Wechsel vor den Mahlzeiten folgende Schüssler Salze im Munde zergehen: morgens Calcium phosphoricum D 6, mittags Calcium fluoratum D 6 und abends Silicea D 6 Tabletten.

6. Mit einer HAB-Frischpflanzentropfen-Kur und durch das Einreiben der Kräuteremulsion werden Schmerzen gelindert, Entzündungen eingedämmt, Muskeln entspannt und das betroffene Gelenk wieder aufgebaut.

7. Damit das Gelenk beweglich bleibt, unbedingt regelmässig Gymnastikübungen machen, auch bei anfänglichen Schmerzen. Es sollen lockernde, entspannende Pendelübungen sein. Je öfter die Übungen gemacht werden, um so grösser die Heilungschancen.

---

der Gelenkfläche ihre Festigkeit gibt. Von der Abnützung können sowohl die Gelenke der Hüfte (Coxarthrose) wie auch der Knie (Gonarthrose), Füsse, Arme oder der Wirbelsäule (Spondylose) betroffen sein. Beim krankhaften Abbauprozess (Verschleiss – Degeneration) verliert der Gelenkknorpel an Elastizität, wird spröde und reisst an den Enden ein. Die schützende Knorpelschicht wird dadurch verletzt, womit es zu einer unregelmässigen Wucherung kommen kann.

Beschwerdebild

Die Arthrose ist ein langsam fortschreitendes, chronisch verlaufendes Leiden, wobei Fieber oder stärkere Entzündungen (Zeichen einer Erkrankung) für gewöhnlich nicht auftreten. Im Anfangsstadium sind die Symptome und Beschwerden klein. Wenn sich Bewegungseinschränkungen, Anlaufschmerzen, Knarren und Knirschen der Gelenke einstellen, ist die Arthrose bereits fortgeschritten. Hier besteht die Gefahr, dass die Degeneration nicht nur die Knorpelschicht, sondern auch das Knochengewebe angreift. Wird die Krankheit während Jahren vernachlässigt, kann dies schlimme Folgen (Operation – künstliches Gelenk) haben. Eine röntgenologische Untersuchung zeigt, wie weit die Krankheit fortgeschritten ist.

Ursachen

Die Degeneration der Gelenke kann durch mannigfache Einflüsse begünstigt werden. Es sind dies: starke Beanspruchung des betroffenen Gelenks, Gelenküberlastung (Übergewicht), Fehlstatik der Wirbelsäule (z.B. ein kürzeres Bein), schlecht verheilte Knochenbrüche oder eine Knochenververschiebung, Wachstumsstörungen, O- oder X-Beine, die Folge einer Gelenkserkrankung, feucht-kalte Böden in Wohn- und Arbeitsräumen, Erdstrahleneinflüsse, angeborene Bindegewebeschwäche, hormonelle Einflüsse (Wechseljahre), Stoffwechselstörungen, Ernährungsstörungen (Harnsäureüberschuss), chronische Vergiftung durch Infektionskrankheiten, Entzündungsherde an Mandeln, in Nebenhöhlen, in Zahnwurzeln, in den Eierstöcken, in der Gallenblase oder in den Nebennieren.

Erste Massnahmen

Nach eindeutigem Befund muss die abgenützte Knorpelschicht wieder aufgebaut werden. Der Organismus braucht Mineralstoffe: Wurzelgemüse und Rohkost sind optimale Lieferanten. Auch eine Mineralsalzkur (Raminal) unterstützt den Aufbau: 3mal täglich nach dem Essen, in Wasser gelöst, trinken (Drogerie/Apotheke). Auf alle säurebildenden Nahrungsmittel verzichten: Würste, Schweinefleisch, Geräuchertes, Eier, Käse, Salz, Kaffee, Süssigkeiten, Patisserie. Gerstensuppe mit Kalbsknochen sind sehr zu empfehlen, mindestens 1–2mal wöchentlich. Zu den Mahlzeiten 1 TL Gelatine-Pulver (Drogerie/Apotheke) einnehmen. Überschüssige Harnsäure scheidet der Körper so aus: man nimmt um 9 und 16 Uhr 2–3 Teufelskrallen-Tabletten (Drogerie/Apotheke). Täglich, mindestens aber 2–3mal wöchentlich nimmt man ein Thymianbad (1 Handvoll Thymiankraut in 1 l Wasser aufkochen, 5 Minuten ziehen lassen, abseihen und dem Badewasser beigeben, 20 Minuten baden). Das abgenützte Gelenk benötigt für den Aufbau Calcium und Silicium: siehe «Wichtige Regeln» Punkt 5. Die Frischpflanzentropfen und die Kräuteremulsion lindern die Schmerzen, dämmen Entzündungen ein, entspannen die Muskeln und fördern die Durchblutung und den Aufbau des Gelenkknorpels.

HAB-Frischpflanzentropfen-Rezept

Löwenzahn-Tinktur	Taraxaci tinctura	40 ml	stoffwechselverbessernd
Wallwurz-Tinktur	Consolidae tinctura	20 ml	zellgewebefördernd
Brennessel-Tinktur	Urticae tinctura	20 ml	reinigend
Weidenrinden-Tinktur	Salicis tinctura	20 ml	schmerzstillend

Gebrauchsanweisung

Erwachsene 15–25 Tropfen, in wenig Wasser verdünnt, 3mal täglich vor den Mahlzeiten kurz im Munde behalten und schlucken.

Gemmo-Mundspray als Heilungsförderer

Bergföhren-Knospenmazerat (Pinus montana) bis zur Besserung stündlich 1–2 Stösse in den Mund sprayen.

Kräuteremulsion mit HAB-Frischpflanzentinkturen

25 ml Wallwurz-, 10 ml Johanniskraut- und 5 ml Arnikatinktur mit 60 ml Grundemulsion mischen. Morgens und abends die betroffene(n) Stelle(n) mit der Emulsion einreiben.

Kräuterbad mit 12,5% aetherischen Ölen

2–3mal wöchentlich ein Kräuterbad nehmen: 15 ml Fichtennadel-, 15 ml Rosmarinöl und 20 ml Heublumenextrakt mit 200 ml Weizenkeimöl-Molken-Badegrundlage mischen. Für ein Vollbad reichen 20–30 ml dieses Badezusatzes. Badedauer 15–20 Minuten.

Wichtige Regeln

1. Bei Bindehautentzündung ist Zugluft, Wind, Staub sowie intensives Sonnenlicht zu meiden – alle möglichen Ursachen müssen ausgeschaltet werden.

2. Wenn die Conjunctivitis stark eitrig ist, begleitet von Schmerzen und Sehstörungen, und wenn es nach 2–3 Tagen konsequenter Selbstbehandlung nicht zur Heilung kommt, ist eine ärztliche Konsultation notwendig.

3. Im Freien sollte man eine Sonnenbrille tragen, bis die Beschwerden abgeklungen sind.

4. Das Augenreiben ist unbedingt zu unterlassen.

5. Täglich ein Augenbad mit Augentrost, Fenchel und Kamille nehmen (siehe Erste Massnahmen).

6. Karotten- und Sanddornsaft kräftigen, ebenso die kurmässige Einnahme von Weizenkeimöl- und Lebertrankapseln.

7. Mit HAB-Frischpflanzentropfen (siehe Rezept), die man kurmässig einnimmt, können die Entzündungen gehemmt, das Auge besser durchblutet und die Heilung gefördert werden.

Die Bindehaut des Auges ist eine Schleimhaut, ähnlich der Mund- oder Nasenschleimhaut, nur wesentlich feiner. Sie wird durch die Tränendrüsen stets feucht gehalten. Wenn ihre oberflächlichen, gut sichtbaren Blutgefässe gereizt werden, schwellen die Augen wie nach längerem Weinen an und röten sich, was man als Bindehautentzündung bezeichnet. Es ist dies eine der häufigsten Augenerkrankungen, wobei man die akute und die chronische Conjunctivitis unterscheidet. Bei der akuten Bindehautentzündung ist der Krankheitsverlauf stürmischer als bei der chronischen.

Beschwerdebild

Erste Anzeichen einer Bindehautentzündung sind: Gefühl von Trockenheit und eines Fremdkörpers im Auge, Tränenfluss und Lichtempfindlichkeit, Juckreiz, brennende Augen, morgens verklebte Augen, Druck und Rauheitsgefühl, Beeinträchtigung des Sehvermögens; wässrige, leicht rotgelbe, in schweren Fällen eitrige Absonderungen. Wenn Bakterien an der Bindehautentzündung mitbeteiligt sind, können sie auch die Tränensäcke entzünden, wobei die Lidränder und Wimpern oft eitrig verkleben und die Augen schmerzen.

Ursachen

Eine Entzündung der Bindehaut kann durch verschiedene Ursachen ausgelöst werden: Zugluft, Wind, Kälte, Rauch, Staub oder intensives Sonnenlicht, ferner durch Fremdkörper im Auge: Gras- oder Getreidegrannen, Russ, Kohle, die in die Bindehaut gestäubt werden; Verletzungen; chemische Reize, z.B. beim Baden in chlorhaltigem Wasser; Schnupfen, wobei über den Tränenkanal das Auge mitbeteiligt ist,

Allergie bei Heu- und Nesselfieber; falsche Brillengläser; Verstopfung des Tränenkanals; Wimpernhaare, die durch eine falsche Richtung das Auge beeinträchtigen; Überempfindlichkeit auf Kosmetika, mangelnde Hygiene, Kontakt mit schmutzigen Fingern; Erkrankung der Nebenhöhlen. Bei dicken, eitrigen Sekreten mit Augenschmerzen und Sehstörungen muss der Arzt aufgesucht werden.

Erste Massnahmen

In den meisten Fällen klingt die Bindehautentzündung schon nach 2–3 Tagen ab, insbesondere bei richtigem Verhalten und natürlichen Heilmitteln. Als erstes sollte man eine Sonnenbrille tragen, um die Augen vor intensiver Lichteinwirkung zu schützen. Das Augenreiben ist unbedingt zu unterlassen. Mögliche Ursachen sind abzuklären und zu beheben. Der Aufenthalt in rauchiger, staubiger und kalter Luft ist zu vermeiden. Mögliche Fremdkörper im Auge sind zu entfernen, sofern sie nicht durch die Tränenflüssigkeit ausgesondert werden. Das betroffene Lid anheben. Der Blick des Patienten richtet sich nach unten. Alsdann wird mit ruhiger, desinfizierter Hand mittels einem Augenstäbchen (kein Zündholz) der Fremdkörper herausgeleitet, indem man die Augenwimpern nach vorne zieht. Für die äusserliche Behandlung 1–2mal täglich ein Augenbad nehmen:

1 TL Kräutermischung aus Augentrostkraut, Fenchel und Kamille zu gleichen Teilen (Drogerie/Apotheke) in einer Tasse mit kochend heissem Wasser überbrühen, 3 Minuten ziehen lassen. 1 Messerspitze Meersalz dazugeben. Durch einen Papierfilter giessen. Die noch lauwarme Flüssigkeit wird in ein Augenglas gefüllt (Drogerie/Apotheke). Die geöffneten Augen am Morgen und am Abend für 2–3 Minuten baden. So lange Augenbäder nehmen, bis man keine Beschwerden mehr hat. Es ist zu beachten, dass bei akuter wie chronischer Conjunctivitis keine Reiznahrung mit zuviel Kaffee, Alkohol, Salz, Schweinefleisch und Geräuchertem genommen wird. Als Pressaft eignet sich am besten Karottensaft, ein Glas zu den Mahlzeiten. Ebenfalls empfehlenswert ist Sanddornsaft. Heilungsfördernd sind Weizenkeimöl- und Lebertrankapseln, die man während drei Wochen zu den Mahlzeiten einnimmt. Zwischendurch können Sonnenblumenkerne (Drogerie/Reformhaus) geknabbert werden.

Mit HAB-Frischpflanzentropfen (siehe Rezept), die man kurmässig einnimmt, werden die Augen gestärkt, die kapillare Durchblutung gefördert und Entzündungen gehemmt.

HAB-Frischpflanzentropfen-Rezept

Sonnenhut-Tinktur	Echinaceae tinctura	30 ml	entzündungshemmend
Thymian-Tinktur	Thymi tinctura	20 ml	abwehrstärkend
Kamillen-Tinktur	Matricariae tinctura	20 ml	beruhigend
Ginkgo-Tinktur	Ginkgo bilobae tinctura	30 ml	durchblutungsfördernd

Gebrauchsanweisung

Erwachsene 15–25 Tropfen, Schulkinder 10 Tropfen, Kleinkinder pro Lebensjahr 1 Tropfen, in wenig Wasser verdünnt, 3mal täglich vor den Mahlzeiten kurz im Munde behalten und schlucken.

Gemmo-Mundspray als Heilungsförderer

Johannisbeer-Knospenmazerat (Ribes nigrum) bis zur Besserung stündlich 1–2 Stösse in den Mund sprayen.

Als Ausfluss – Weissfluss oder Fluor albus bezeichnet man einen übermässigen und lang andauernden Fluss (Absonderung einer Flüssigkeit) aus der Vagina der Frau. Reine Blutungen oder Zwischenblutungen werden nicht dazugerechnet. Eine gewisse Feuchtigkeit im Intimbereich der Frau ist ganz natürlich. Zum Schutz gegen aufsteigende Entzündungen ist die Vagina mit Milchsäurebakterien besiedelt und scheidet daher ein gesundes Scheidensekret aus, das leicht säuerlich und weisslich ist – ein normaler Selbstreinigungsmechanismus.

Beschwerdebild

Bei Ansiedlung von Kolibakterien, Staphylokokken, Streptokokken und anderen Bakterien in der vaginalen Schleimhaut kommt es zu einer Entzündung mit reichlichem, wässrigem, weissem bis gelbem Wundsekret. Man spricht von Weissfluss, denn die Absonderungen haben das normale, gesunde Mass überstiegen. Zum Beschwerdebild zählen: Gefühl von Nässe, verstärkte Flüssigkeitsabsonderung aus der Scheide über längere Zeit (während der Schwangerschaft oder vor oder nach der Periode ist der Ausfluss nicht als Fluor zu bezeichnen), zeitweise Juckreiz, Brennen oder Schmerzen in der Schamgegend. Auch das Wohlbefinden kann gestört sein: Mattigkeit, krankes Aussehen, Blässe, Kreuzschmerzen; bei starkem Juckreiz besteht der Verdacht einer Pilzinfektion – Trichomonaden oder Soor. Bei Analjukken, vorwiegend nachts, muss auf Wurmeier im Stuhl (Oxuren), besonders bei Mädchen, geachtet werden. Beachtung schenken und klinisch abklären muss man blutiggelben oder rosafarbenen Ausfluss. Bei längerer Dauer kann er ein Hinweis für Schleimhautgeschwülste (Polypen, Myome oder Krebs) sein.

Ursachen

Dem weissgelben Ausfluss können ganz verschiedene Ursachen zugrunde liegen, wobei nicht immer eine ernsthafte Krankheit vorliegen muss. Vielfach wird die grössere Absonderung durch chronisch kalte Füsse, seelische Erregung, Stress, körperliche Überanstrengung, Grippe und

---

Wichtige Regeln

1. Ein verstärkter weissgelber Ausfluss muss gründlich abgeklärt werden. Eine ärztliche Konsultation ist unbedingt erforderlich, wenn der Ausfluss über längere Zeit rötlich gefärbt ist.

2. Kälteeinflüsse, kalte Füsse, das Sitzen auf kalten Steinen, falsche Bekleidung müssen vermieden werden. Es ist auf Reinlichkeit im Intimbereich zu achten.

3. Stuhlverstopfung sowie Zirkulationsstörungen sind bei Ausfluss unbedingt zu behandeln.

4. Während der Menstruation sollten keine Tampons verwendet werden – besser sind sterile Binden.

5. Bei Blutarmut ist eine Kur mit Brennesselsaft zu machen. Ausserdem ist es wichtig, dass man viel Flüssigkeit zu sich nimmt, am besten Kräutertee (siehe Rezept).

6. Kräuterbäder mit Zusatz von aetherischen Ölen (Eukalyptus, Lavendel, Heublumenextrakt) sind sehr hilfreich.

7. Frischpflanzentropfen, die über längere Zeit eingenommen werden, hemmen Entzündungen, fördern die Durchblutung und reinigen die Schleimhautsekretion.

Erkältungen, falsche Bekleidung, Sitzen auf kalten Steinen, Baden im kalten Wasser und durch Störungen des Blutkreislaufes begünstigt. Dasselbe gilt für eine längere Stuhlverstopfung. Mangelnde Hygiene, Ansteckung im Schwimmbassin, Regelstörungen und empfängnisverhütende Mittel sind weitere Gründe; dazu zählen auch Tampons, die während der Regel zu wenig häufig gewechselt werden. Innersekretorische Drüsenstörungen sowie eine Unterfunktion der Eierstöcke, Blutarmut oder Diabetes können ebenfalls Auslöser sein. Ausfluss ist ferner eine Begleiterscheinung eines Scheiden- oder Gebärmutterkatarrhs, einer Eileiterentzündung. Häufig treten die Beschwerden durch Ansteckung beim Intimverkehr (Tripper – Syphillis – Trichomonaden) auf. Der Weissfluss kann im Zusammenhang mit Medikamenten (Sulfonamide, Penicillin) oder einer Veränderung im Hormonhaushalt (Antibabypille oder Östrogen im Klimakterium) stehen.

Erste Massnahmen

Nachdem feststeht, dass es sich um einfachen Weissfluss handelt, darf man sich selbst behandeln. Die Umstellung auf eine natürliche Lebensweise soll der erste Schritt sein. Die Wäsche täglich wechseln. Sauberkeit im Intimbereich ist sehr wichtig. Während der Menstruation keine Tampons verwenden, da diese Reizfaktor sein können – besser sind sterile Binden.

Bei Verdacht auf Blutarmut wird 3mal täglich nach den Mahlzeiten 1 TL Brennesselsaft (Drogerie/Apotheke), in Wasser verdünnt, eingenommen. Viel Flüssigkeit trinken, am besten Kräutertee: 10 g Taubnesselblüten, 20 g Zinnkraut, 20 g Kamillenblüten, 20 g Rosmarin, 20 g Massliebchenblüten, 3mal täglich 1 TL mit Wasser überbrühen, 5 Minuten ziehen lassen. Heilungsfördernd sind auch Trinkmolke, Gemüsesaft. Bei nervlicher Anspannung hilft eine Vitamin B-Komplexkur (Drogerie/Apotheke). Eine Verstopfung behandeln (siehe «Verstopfung» Seite 160).

2–3mal wöchentlich ein Kräuterbad (siehe Rezept) nehmen. Die HAB-Frischpflanzentropfen bauen Entzündungen ab, die Schleimhautsekretion wird gereinigt, die Durchblutung der Unterleibsorgane gefördert, neues Blut gebildet und der ganze Organismus gestärkt.

HAB-Frischpflanzentropfen-Rezept

Traubensilberkerzen-Tinktur	Cimicifugae tinctura	20 ml	sekretionsreinigend
Salbei-Tinktur	Salviae tinctura	20 ml	entzündungshemmend
Thymian-Tinktur	Thymi tinctura	20 ml	stärkend
Schafgarben-Tinktur	Millefolii tinctura	20 ml	durchblutungsfördernd
Brennessel-Tinktur	Urticae tinctura	20 ml	blutbildend

Gebrauchsanweisung

Erwachsene 15–25 Tropfen, Jugendliche 10 Tropfen, in wenig Wasser verdünnt, 3mal täglich vor den Mahlzeiten kurz im Munde behalten und schlucken.

Gemmo-Mundspray als Heilungsförderer

Himbeer-Knospenmazerat (Rubus idaeus): bis zur Besserung stündlich 1–2 Stösse in den Mund sprayen. Kräuterbad mit 12,5% ätherischen Ölen 2–3mal wöchentlich: 15 ml Eukalyptus-, 10 ml Lavendelöl und 20 ml Heublumenextrakt mit 200 ml Weizenkeimöl-Molken-Badegrundlage mischen. Für ein Vollbad reicht 20–30 ml dieses Badezusatzes. Badedauer 15–20 Minuten.

Bettnässen gehört zu den häufigsten Kinderkrankheiten ab dem 3. Lebensjahr. Man spricht vom nächtlichen Nässen oder von Enuresis nocturna. Das Nässen am Tage wird als Enuresis diurna bezeichnet.

Wichtige Regeln

1. Mögliche Ursachen für das Bettnässen müssen vor jeder Behandlung abgeklärt werden: psychische Störungen, organische Beschwerden oder geopathische Einflüsse.

2. Besonders am Abend für eine entspannte Atmosphäre sorgen. Fernsehen vor dem Schlafengehen ist für das nässende Kind wie für Kinder überhaupt belastend.

3. Mit liebevoller Zuneigung sollte das Kind tagsüber regelmässig, immer zu gleichen Zeiten, zum Wasserlösen angehalten werden.

4. Das Kind sollte warme Unterwäsche tragen. Kalte Füsse sind zu vermeiden. Wenn nötig, eine Bettflasche an die Füsse legen.

5. Das Kind sollte wenn möglich auf der Seite schlafen und nicht auf dem Rücken. Ein Handtuch, das man um den Körper legt und am Rücken knotet, zwingt das Kind, seitlich zu schlafen.

6. Mit einer HAB-Frischpflanzentropfen-Kur lässt sich die Schwäche des Blasenschliessmuskels auf natürliche, sanfte Weise behandeln. Unterstützt wird die Behandlung durch 2–3 homöopathische Kügelchen (Globuli) Plantage D2 (Drogerie/Apotheke), die man abends vor dem Schlafengehen im Munde zergehen lässt.

7. Wenn der Erfolg am Anfang ausbleibt, das Kind keinesfalls bestrafen oder überfordern. Geduld und Liebe sind wichtig, denn es ist noch kein «Meister vom Himmel gefallen».

Beschwerdebild

Spätestens mit 4 Jahren sollte ein Kind auch nachts trocken sein. Doch rund 10% der Kinder schaffen dies nicht. Etwa $\frac{2}{3}$ der Bettnässer sind Knaben, nur $\frac{1}{3}$ Mädchen. Beruhigend ist aber, dass ab dem 5. Lebensjahr jährlich 15% trocken werden. Die Hälfte der Kinder überwindet die Enuresis bis zur Schulzeit. Nach der Pubertät sind nur noch wenige davon betroffen. Der Bettnässer braucht sehr viel Liebe, Verständnis und Geborgenheit, ist er doch oft von Ängsten gequält. Wenn sich Erwachsene falsch verhalten, kommt es zu Alpträumen, Wutausbrüchen, übersteigerten Ängsten, Daumenlutschen und Nagelbeissen.

Ursachen

Besorgte Eltern fragen sich immer wieder, was wohl die Ursache des Bettnässens sei? Denn beim gesunden Kind wie auch beim Erwachsenen ist der Schliessmuskel der Harnblase so kräftig entwickelt, dass man ihn auch nachts unter Kontrolle hat. Bei Bettnässern öffnet sich der Schliessmuskel zu leicht, da er zu schwach ist. Es gibt aber noch andere Gründe, z. B. Vererbung. Eine Statistik sagt aus, dass bei rund 50% der Kinder ein oder beide Elternteile in ihrer Jugend Bettnässer waren. 70% der Fälle sind auf psychische Ursachen zurückzuführen. Da der Harndrang nicht allein von der Flüssigkeitsmenge, sondern auch vom Tonus der Blasenwand abhängt, können nervliche Anspannung, Aufregung und Ängste die Enuresis begünstigen. Das Kind «weint dann über die Blase». Manchmal bringt ein Kind mit dem Bettnässen unbewusst zum Ausdruck, dass es noch einmal klein, behütet und gewickelt werden möchte, ganz besonders, wenn die Familie Zuwachs bekommen hat. Aber auch nervliche Anspannung, familiäre Konflikte, Stressituationen im häuslichen Umkreis, Schulängste, falsche Erziehung, Verwöhnen oder Vernachlässigen kann beim heranwachsenden Kind zu Störungen führen. Es gibt aber auch labile Kinder, die sich ans Nässen gewöhnt haben. 30% der Bettnässer haben gesundheitliche Probleme: Missbildung der Harnwege, chronische Blasenentzündung, verengte Vorhaut der Knaben, Scheidenentzündung bei Mädchen, Wurmerkrankungen und Verstopfung. Manchmal ist die Ursache auch in den Erdstrahlen im Schlafstellenbereich zu suchen. Wenn auch tagsüber vermehrter Harnabgang, verbunden mit Durst, besteht, könnte Diabetes (Arzt) vorliegen.

Erste Massnahmen

Ursachen abklären. Viele Eltern sind der Auffassung, dass die Flüssigkeitsmenge drastisch eingeschränkt werden muss. Doch schon ein Fingerhut Flüssigkeit kann zur Harnentleerung führen, d. h. die Einschränkung der Flüssigkeit führt meistens nicht zum Erfolg. Sinnvoll ist jedoch, dem Kind ab 16.00 Uhr nicht mehr zuviel Flüssigkeit zu geben. Ebenfalls ist nicht zu empfehlen, das Kind zu bestimmten Zeiten in der Nacht zu wecken, damit es die Blase entleeren kann. Das Bett mag zwar trocken bleiben, aber das Kind lernt dadurch nicht, den Blasenschliessmuskel zu beherrschen. Wichtig ist vor allem eine echte, natürliche, entspannte Zuneigung mit viel Liebe und Geduld. Besonders am Abend beim Schlafengehen sollte ein Elternteil eine gewisse Zeit beim Kind verweilen und mit ruhigen, zuversichtlichen Worten bei völliger Entspannung während dem Einschlafen folgende Worte flüstern: «Ich werde bis zum Morgen gut und tief schlafen und erst dann aufwachen, wenn ich ein «Bächlein» machen muss. Das Kind ist für trockene Nächte zu loben und zu belohnen. Wenn der Erfolg ausbleibt, darf es nicht zu Vorwürfen kommen. Das Kind soll spüren, dass man es trotzdem lieb hat. «Wir werden es schon schaffen.»

Heilpflanzen sind für die natürliche Behandlung der Enuresis besonders empfehlenswert. Sie beruhigen, entspannen, stärken den Blasenschliessmuskel und steigern das körperliche Wohlbefinden. Zusätzlich zu den Frischpflanzentropfen kann man die Bauchdecke täglich jeweils abends mit Johannisöl einreiben, was die Blasenmuskulatur stärkt.

HAB-Frischpflanzentropfen-Rezept

Kamillen-Tinktur	Matricariae tinctura	10 ml	krampflösend
Melissen-Tinktur	Melissae tinctura	10 ml	beruhigend
Johanniskraut-Tinktur	Hyperici tinctura	10 ml	nervenstärkend
Hopfen-Tinktur	Lupuli tinctura	10 ml	schlaffördernd
Pestwurz-Tinktur	Petasitidis tinctura	20 ml	entspannend
Zwergpalmen-Tinktur	Sabalis tinctura	40 ml	blasenstärkend

Gebrauchsanweisung

Schulkinder 10 Tropfen, Kleinkinder pro Lebensjahr 1 Tropfen, in wenig Wasser verdünnt, 3mal täglich vor dem Essen kurz im Munde behalten und schlucken.

Gemmo-Mundspray als Heilungsförderer

Mammutbaum-Knospenmazerat (Sequoia gigantea) bis zur Besserung 3mal täglich nach dem Essen 1 Stoss in den Mund sprayen.

Wichtige Regeln

1. Bei Blähungsbeschwerden versuchen, die möglichen Ursachen herauszufinden und zu beheben.

2. Nahrungsmittel, auf die man erfahrungsgemäss mit Blähungen reagiert, sollten reduziert oder ganz weggelassen werden.

3. Die Speisen gut kauen. Während dem Essen auf intensive Gespräche verzichten und für eine entspannte Atmosphäre sorgen.

4. Zu ein und derselben Mahlzeit nie Knoblauch und Zwiebeln oder Gemüse und Rohkost (Salate) zusammen essen, insbesondere wenn man zu Blähungen neigt.

5. Sind für die Blähungsbeschwerden Antibiotika verantwortlich, ist der Darm mit künstlichen Bakterien auf Milchzuckerbasis (Apotheke/Drogerie erhältlich) zu behandeln.

6. Heilungsfördernd ist eine pflanzliche Kur mit HAB-Frischpflanzentropfen (siehe Rezept).

7. Bei starken Blähungsbeschwerden sollte wöchentlich ein Fasttag eingeschaltet werden. Die Speisen mit Kümmel, Dill, Fenchel, Melisse, Bohnenkraut würzen.

Rund ¾ der Frauen und ⅔ der Männer in unserer zivilisierten Gesellschaft klagen über Blähungsbeschwerden. Medizinisch werden diese gesundheitlichen Störungen im Verdauungstrakt als Meteorismus oder als Flatulenz bezeichnet.

Beschwerdebild

Normalerweise entstehen während der Verdauung der Nahrung im Dickdarm durch Gärungs- und Fäulnisvorgänge gewisse Gase, die mit dem Stuhlgang abgehen. Wenn sich aber zuviel Gas im Magen und Darm sammelt, verbunden mit Völlegefühl, aufgetriebenem Bauch, Windabgang und Aufstossen, spricht man von einer Blähsucht. Das gefangene Gas begünstigt ein Völlegefühl und einen Druck im Leib, was nicht selten zu schmerzhaften Darmkrämpfen führt. Häufig sind die Blähungen auch mit Schlaflosigkeit, Schwitzen, Hitzewallungen, Kopfdruck, Missstimmungen, Appetitmangel, Übelkeit, Mundgeruch, belegter Zunge und Leibschmerzen verbunden.

Wenn sich wegen dem Gas Magen und Dickdarmschlingen über das Zwerchfell ausdehnen, wird nicht selten das Herz bedrängt. Es kommt zu ähnlichen Beschwerden wie bei Angina pectoris. Diese können so stark sein, dass der Patient über Atembehinderung, Herzbeklommenheit, Herzflattern und nächtlichen Alpdruck klagt. Man spricht dann vom Rhoemheld'schen Syndrom (Behandlung siehe Seite 146).

Ursachen

Verursacht werden Blähungen vor allem durch eine Nahrungsmittel-Unverträglichkeit: z.B. Milchprodukte, Fett, Zwiebeln, Knoblauch, Bohnen, Blattgemüse, Rohkost, Sellerie, Blumenkohl, Pflaumen, Süssigkeiten, Schokolade, Gebäck usw. Es kann aber auch eine Funktionsstörung von Leber und Galle (geringer Gallenfluss), des Magens (Salzsäuremangel oder Übersäuerung) oder der Bauchspeicheldrüse (Fermentstörungen), eine Entzündung im Darm vorliegen. Zu Blähungen führt auch übermässiges Schlucken von Luft während der Mahlzeit (Aerophagie). Hier hilft: langsames Kauen, gutes Einspeicheln der Speisen und während dem Essen nicht zuviel sprechen. Für die Beschwerden muss auch eine Veränderung der Darmbakterien in Betracht gezogen werden, häufig eine Folge von Antibiotika. In diesem Fall ist der Darm mit künstlichen Darmbakterien auf Milchzuckerbasis (Drogerie/Apotheke) zu behandeln.

Erste Massnahmen

Bei Blähungsbeschwerden muss nach dem Grundleiden gesucht werden. Jene Nahrungsmittel reduzieren, die die Gasbildung begünstigen. Auf gewisse Nahrungsmittelkombinationen in ein und derselben Mahlzeit ist zu verzichten: Zwiebeln und Knoblauch, Gemüse und Rohkost (Salate). Sie führen bei empfindlichen Leuten zu Blähungen. Süssigkeiten, auch kohlen-

säurehaltige Süsswassergetränke, sind bei Blähungen drastisch einzuschränken.

Oft verschwinden die Blähungen bei der Einnahme von zwei Lebertranölkapseln pro Tag, jeweils nach dem Essen. Auch Moortrinkkuren oder Heilerdekuren sind sehr empfehlenswert. Für Kinder eignen sich frisch gepresster Orangensaft oder Fencheltee vorzüglich. Zum Würzen der Speisen verwende man Kümmel, Anis, Fenchel und Koriander.

Natürliche pflanzliche Produkte eignen sich ausgezeichnet für die Behandlung von Blähungen. Siehe Rezept mit HAB-Frischpflanzentropfen.

HAB-Frischpflanzentropfen-Rezept

Kamillen-Tinktur	Matricariae tinctura	20 ml	beruhigend
Erdrauch-Tinktur	Fumariae tinctura	20 ml	gallenanregend
Fenchel-Tinktur	Foeniculi tinctura	20 ml	blähungshemmend
Artischocken-Tinktur	Cynarae tinctura	20 ml	entspannend
Tausendguldenkraut-Tinktur	Centaurii tinctura	10 ml	verdauungsfördernd
Wermut-Tinktur	Absinthii tinctura	10 ml	magenstärkend

Gebrauchsanweisung

Erwachsene 15–25 Tropfen, Schulkinder 10 Tropfen, in wenig Wasser verdünnt, 3mal täglich vor den Mahlzeiten kurz im Munde behalten und schlucken.

Gemmo-Mundspray als Heilungsförderer

Johannisbeer-Knospenmazerat (Ribes nigrum): bis zur Besserung stündlich 1–2 Stösse in den Mund sprayen.

BLASENENTZÜNDUNG

Wichtige Regeln

1. Alle Einflüsse, die eine Blasenentzündung zur Folge haben, sind auszuschliessen: nasskalte Füsse, Zugluft, unvernünftige Kleidung, zuviel Kaffee usw.

2. Bei der Blasenentzündung darf es zu keiner Stuhlverstopfung kommen, nötigenfalls ist sie zu behandeln mit Weizenkeimen, Kleie, Feigensirup, Milchzucker oder Faulbaumrindentropfen (s.Verstopfung S. 160).

3. Bei einer Blasenentzündung sollte viel Flüssigkeit getrunken werden, am besten Kräutertee nach besprochenem Rezept. Der abgehende Urin sollte dabei alkalisch sein. Kontrolle: Lakmuspapier = blaue Färbung, ansonsten muss eine Natronbicarbonat-Tablette eingenommen werden. Das Arbutin aus der Bärentraube wird nur bei alkalischem, nicht saurem Urin zur Heilung freigesetzt.

4. Hartnäckige Fälle von Blasenentzündungen, die immer wieder chronisch auftreten, können mit einer Wechseldiät kuriert werden. Im täglichen Wechsel werden dabei basische Speisen wie Salat, Gemüse und Früchte und anderntags säurende Speisen wie Käse, Fisch, Eier usw. eingenommen. Durch das ständig wechselnde Milieu der Blasenflüssigkeit gehen krankmachende Bakterien rasch zugrunde.

5. Ist Blut im Urin vorhanden oder besteht Fieber mit Schüttelfrost, ist unbedingt eine ärztliche Konsultation notwendig.

6. Eine Blasenentzündung darf nicht über längere Zeit andauern, ansonsten die Gefahr einer Schrumpfblase entsteht.

7. Mit HAB-Frischpflanzentropfen, Kräutertee und Heublumenauflagen kann das Leiden rasch kuriert werden.

Die Harnblase ist ein Hohlorgan aus Muskelfasern, tapeziert mit einer Schleimhaut. Bei normaler Funktion kann sie ca. $\frac{3}{4}$ l Flüssigkeit aufnehmen. Da die Faserzellen elastisch sind, können sie sich ohne Bedenken ausdehnen. Je nach Menge des Inhalts entsteht ein Spannungszustand in der Wandmuskulatur, der letztlich zum Harndrang und zum Abgang führt. Täglich sollte bei normaler Funktion 1 bis 1½ l Flüssigkeit ausgeschieden werden. Nachts ist der Harndrang stillgelegt.

Wenn Bakterien in die Blase eindringen, kann sich die Schleimhaut entzünden; es entsteht eine Blasenentzündung – Cystitis. Das Leiden kommt bei Frauen häufiger vor als bei Männern, da durch den kürzeren Harnröhrenabschnitt leichter Bakterien in die Blase gelangen können. Entzündliche Prozesse können zu einem reflektorischen Zusammenziehen der Blasenwand führen, wodurch ein starker Harndrang entsteht, auch bei leerer Blase.

Beschwerdebild

Die Blasenentzündung zeigt sich in häufigem Harndrang, Schmerzen und Brennen beim Wasserlösen, wundem Schmerzgefühl am Ende der Entleerung, bei Kindern durch plötzliches Auftreten von Bettnässen. Bei schweren Entzündungen treten Fieber und ein allgemeines Krankheitsgefühl auf. Im Bodensatz des Urins werden häufig zahlreiche Eiterkörperchen gefunden, die in schweren Fällen den Harn trüben. Der Urin kann sogar durch den Blutgehalt rötlich bis braun gefärbt werden.

Ursachen

Auslöser einer Blasenentzündung sind oft Erkältungen, nasskalte Füsse, Sitzen auf kalten Steinen, zu dünne Unterwäsche, Zugluft, eine geschwächte Widerstandskraft, übermässiger Koffeingenuss durch Kaffee und Schwarztee, reichliche Zufuhr von kalten, alkoholischen Getränken und stark gewürzten, gesalzenen Speisen; eine Infektion, verursacht durch eine Harnstauung (örtliche Reize durch Fremdkörper und Entzündung benachbarter Organe: Scheide, Harnröhre, Gebärmuttersenkung), schlechtes Reinigen des Afters, besonders bei Frauen; ein Nervenleiden, bei dem die Blasenmuskulatur gelähmt wird. Bei Prostatahypertrophie (Vorsteherdrüsenvergrösserung der Männer) kann durch den gestauten Harn ebenfalls eine Blasenentzündung entstehen.

Erste Massnahmen

Bei richtigem Verhalten sowie einer konsequenten Therapie ist der Verlauf einer Blasenentzündung harmlos. Wenn notwendig, ist Bettruhe einzuschalten. Wärmeflaschen oder noch besser warme Heusäcke auflegen: 1–2 Handvoll getrocknete Heublumen werden auf ein Gazetuch gelegt und anschliessend mit 4 Wäscheklammern auf eine Pfanne (1 l Wasser einfüllen) aufgespannt. Wasser 10 Min. kochen lassen. Durch den aufsteigenden Dampf werden die Heublumen befeuchtet. Das Tuch wird entfernt und zu einer Packung geschlagen, die noch warm auf der Blasengegend aufgelegt wird. Mit Wärmeflasche und Frottiertuch überdecken und 10 bis 20 Min. einwirken lassen – die Blasenschmerzen klingen rasch ab. Zusätzlich trinkt man viel Kräutertee: 30 g Bärentraubenblätter, 20 g Kamillenblüten, 20 g Gundelrebenkraut, 20 g Pestwurzeln, 20 g Goldrutenkraut (pro Tasse 1 TL, 5 Min. anbrühen). Bei Harndrang Urin nicht anhalten, auch wenn man mehrmals zur Toilette gehen muss. Eine salzarme Kost mit schwachen Gewürzen ist einzuschalten.

Heilungsfördernd ist auch der Bockshornkleesamen. Man nimmt dreimal täglich einen gestrichenen TL Pulver (Apotheke/Drogerie) mit wenig Wasser ein. Kürbiskerne zum Knabbern sind bei Blasenkatarrh sehr empfehlenswert. Mit speziellen Heilpflanzentinkturen können wir die Entzündungen und Harnabflussbeschwerden sehr rasch zum Abklingen bringen.

HAB-Frischpflanzentropfen-Rezept

Kamillen-Tinktur	Matricariae tinctura	20 ml	krampflösend
Zinnkraut-Tinktur	Equiseti tinctura	20 ml	harntreibend
Storchenschnabel-Tinktur	Geranii tinctura	20 ml	entzündungshemmend
Sonnenhut-Tinktur	Echinaceae tinctura	20 ml	abwehrkräftigend
Pappel-Tinktur	Populi tinctura	20 ml	antibiotisch

Gebrauchsanweisung

Erwachsene 15–25 Tropfen, Schulkinder 10 Tropfen, Kleinkinder pro Lebensjahr 1 Tropfen, in wenig Wasser verdünnt, 3mal täglich vor dem Essen kurz im Munde behalten und schlucken.

Gemmo-Mundspray als Heilungsförderer

Johannisbeer-Knospenmazerat (Ribes nigrum) bis zur Besserung stündlich 1–2 Stösse in den Mund sprayen.

Kräuterbad mit 12,5 % aetherischen Ölen

2–3mal wöchentlich ein Kräuterbad nehmen: 15 ml Fichtennadel- und 15 ml Lavendelöl sowie 20 ml Heublumenextrakt mit 200 ml Weizenkeimöl-Molken-Badegrundlage mischen. Für ein Vollbad reichen 20–30 ml dieses Badezusatzes. Badedauer 15–20 Minuten.

Blutarmut und Eisenmangel ist in unserer modernen Wohlstandsgesellschaft eine nicht seltene Mangelkrankheit. Nahezu jede zweite Frau ab dem 50. Lebensjahr leidet daran. Aber auch Jugendliche und ältere Leute können davon betroffen sein. Manche Menschen erfahren durch Zufall, dass sie blutarm sind, z.B. bei einer ärztlichen Untersuchung. In der Regel ist nicht die Blutmenge (Oligaemie) zurückgegangen, sondern die Zahl der roten Blutkörperchen oder der Farbstoffgehalt der einzelnen Blutzellen. Man spricht von Blutarmut (Anaemie), wenn die Zahl der roten Blutkörperchen (Erythrozyten) unter 4,5 Mio. bei Männern und unter 4 Mio. bei Frauen oder der Blutfarbstoff (Haemoglobin) unter 70–80% bei Frauen und 80–90% bei Männern gesunken ist, wobei 16 g Haemoglobin 100% gleichkommen. Anaemie entsteht durch Blutverlust, durch Eisenmangel, durch Vitamin B_{12}-Mangel und durch Zerstörung der roten Blutkörperchen.

Die Hauptaufgabe der roten Blutkörperchen ist der Transport des Sauerstoffes. Der Blutstoff Haemoglobin, der dem Plasma die rote Farbe gibt, ist eisenhaltig und eigentlicher Träger des Sauerstoffes. Das Blut kann nur dann ausreichend Sauerstoff aufnehmen und transportieren, wenn es genügend Haemoglobin besitzt, ansonsten Störungen auftreten. Normalerweise wird nach jedem Blutverlust das Knochenmark angeregt, um neue rote Blutkörperchen zu bilden. Damit dieser Prozess in Gang gesetzt werden kann, muss genügend Eisen im Blut vorhanden sein. Zuwenig Eisen heisst auch zu wenig rote Blutkörperchen = Blutarmut.

Beschwerdebild

Sobald der Haushalt der roten Blutkörperchen und des Blutfarbstoffes gestört ist, können unterschiedliche Symptome auftreten. Auffälligstes Merkmal einer Blutarmut ist die Blässe von Haut, Schleimhaut,

---

Wichtige Regeln

1. Bei Müdigkeit, Blässe und Kraftlosigkeit sollte man das Blut ärztlich untersuchen lassen.

2. Bei Blutarmut nach den Ursachen suchen und diese ausschliessen.

3. Als erste Massnahme macht man eine dreiwöchige Kur mit Brennesselsaft. Zur Unterstützung der Therapie empfehlen sich natürliche Vitamin B_{12}-Präparate. Während mindestens 3 Wochen kurmässig Eisenzucker, in Rotwein gelöst, trinken.

4. Gute Hausmittel: Eisenangereicherte Äpfel (siehe Erste Massnahmen), Naturhonig (morgens nüchtern 1 TL), Blütenpollen oder Bienenbrot. Als diätetisches Getränk eignen sich Randen- und Traubensaft zu den Mahlzeiten.

5. Eine ausgewogene, vitamin- und mineralstoffreiche Vollwerternährung ist zwingend.

6. Blutarme Patienten sollten sich viel an der frischen Luft und in der Sonne aufhalten.

7. Mit HAB-Frischpflanzentropfen regt man die Blutbildung an und verbessert die Magensäfte.

Gesichtsfarbe, Lippen und Zahnfleisch. Aber nicht jede Blässe ist auf Blutarmut zurückzuführen.

Weitere Symptome sind: weisse Innenfläche der Augen, Frostgefühl, kalte Hände, Risse an Mundwinkeln, Zungenbrennen und -entzündung, Magensäuremangel, Müdigkeit, Kraftlosigkeit, Schwindel, Ohnmachtsneigung, Augenflimmern, Schlaflosigkeit, Herzklopfen, Kurzatmigkeit, Brustenge, Kribbeln, Einschlafen der Glieder, Reizbarkeit, Rillen an Fingernägeln und Ausbleiben der Periode.

Ursachen

Viele Ursachen können die Blutarmut begünstigen: Blutverlust, Unfall, Operation, Verletzung, starke Menstruationsblutungen, Schwangerschaft, Magen-Darmentzündung, Geschwüre, Tumore, Nierenentzündung, Leberfunktionsschwäche, Gelbsucht, Erkrankung der Nebenniere, Darmgifte, falsche Ernährung, blutende Hämorrhoiden, Würmer, Vitaminmangel, Eisenmangel, Sauerstoffmangel, Bewegungsmangel, Missbrauch von Arzneimitteln, Hemmung des Knochenmarks.

Erste Massnahmen

Ein wirksames Mittel bei Blutarmut ist der Brennesselsaft (Drogerie/Apotheke). Er hat einen grossen Eisengehalt und regt die Bildung der roten Blutkörperchen an: 3mal täglich 1 EL, mit Wasser verdünnt, nach dem Essen einnehmen. Als diätetisches Getränk eignet sich Randensaft: zu den Mahlzeiten 1 Glas trinken. Für die Blutbildung braucht es Vitamin B_{12}, es regt die Funktion des Knochenmarks an. Natürliche Vitamin B_{12}-Komplexe (Drogerie/Apotheke) werden kurmässig eingenommen. Zur Blutbildung während 3 Wochen kurmässig Eisenzucker (Ferri oxidum saccharum) einnehmen (Drogerie/Apotheke), und zwar wird 100 g in 1 l Rotwein aufgelöst; morgens und abends nach dem Essen 1 Likörglas voll trinken.

Auch Naturhonig ist aufgrund seines Eisengehaltes zu empfehlen: am Morgen 1 TL nüchtern einnehmen. Ein altes Hausmittel: Äpfel mit Nagelschmuck. Einen Apfel mit einem Dutzend Eisennägeln tief bestecken; über Nacht «einwirken» lassen. Nägel entfernen, den eisenhaltigen Apfel mit viel Lust essen. Anaemie-Patienten sollten sich vitamin- und mineralstoffreich, vollwertig und ausgewogen ernähren: viel Rohkost, Spinat, Randen, Rettich, Zwiebeln, Erdbeeren, Heidelbeeren, gedörrte Birnen, Johannisbeeren, Sanddornsaft, Weizenkeime, Hefe, Kalbs- und Rindsleber. Eine HAB-Frischpflanzentropfen-Kur (siehe Rezept) unterstützt die Therapie, ist blutbildend und verbessert die Magensäfte.

HAB-Frischpflanzentropfen-Rezept

Brennessel-Tinktur	Urticae tinctura	30 ml	blutbildend
Johanniskraut-Tinktur	Hyperici tinctura	30 ml	verbessert die Blutfeinheit
Tausendguldenkraut-Tinktur	Centaurii tinctura	20 ml	magenstärkend
Spitzwegerich-Tinktur	Plantaginis tinctura	20 ml	magenfermentbildend

Gebrauchsanweisung

Erwachsene 15–25 Tropfen, Schulkinder 10 Tropfen, Kleinkinder pro Lebensjahr 1 Tropfen, in wenig Wasser verdünnt, 3mal täglich vor den Mahlzeiten kurz im Munde behalten und schlucken.

Gemmo-Mundspray als Heilungsförderer

Mammutbaum-Knospenmazerat (Sequoia gigantea): bis zur Besserung des Wohlbefindens mehrmals täglich 1–2 Stösse in den Mund sprayen.

Für viele lebenswichtige Vorgänge braucht unser Körper Cholesterin: Aufbau von Hormonen und Vitamin D, zur Verwertung der Fette. Es ist ein Stoff, den der Körper selbst bildet oder mit der Nahrung auf-nimmt. Cholesterin ist im menschlichen Organismus etwas Nützliches, – nur ein Zuviel ist schädlich. Unser Stoffwechsel hält einen gewissen Cholesterinspiegel im Blut aufrecht: wenn mit der Nahrung zuviel Cholesterin aufgenommen wird, versucht der Körper auszugleichen, indem er selbst weniger produziert und mehr ausscheidet. Versagt der Stoffwechsel, kann es zu einem erhöhten Cholesterinspiegel kommen, wobei nicht immer die Nahrung dafür ver-antwortlich ist. Deshalb hat es keinen Sinn, wie es in der Medizin üblich ist, nur die überschüssigen Blutfettwerte abzubauen. Dies ist eine einseitige Behandlung. Der geschwächte Organismus muss in die The-rapie miteinbezogen werden.

Beschwerdebild

Die durch den Arzt durchgeführten Blut-fett-Untersuchungen geben über die Cho-lesterinwerte Aufschluss. Auch bei krank-haft erhöhten Werten müssen in der Regel keine Symptome vorhanden sein. Blut-untersuchungen sind erforderlich bei Beschwerden infolge eines hohen Blut-drucks, bei Herzkrankheiten, Arterien-verkalkung und Durchblutungsstörungen. Je nach Alter liegt der Cholesterinspiegel bei einem gesunden Menschen zwischen 120–200 mg pro 100 ml Blutserum. Kritisch ist es, wenn die Werte über 200 mg/% oder über den Wert 6 steigen.

Ursachen

Wer einen erhöhten Blutfettwert besitzt, muss sich zuerst über seine Lebensgewohn-heiten Gedanken machen und diese allen-falls ändern. Allein die medikamentöse Behandlung führt zu keinem Langzeit-erfolg. Der grösste Risikofaktor ist ein

Wichtige Regeln

1. Eindeutiger Aufschluss über die Blutfettwerte gibt die vom Arzt durchgeführte Blutuntersuchung. Werte über 200 mg/% oder über 6 sind zu hoch.

2. Wer glaubt, allein mit Pillenschlucken das Cho-lesterin senken zu können, ist im Irrtum. Viel wichti-ger ist die Änderung der Lebensgewohnheiten: sie soll der Natur des Menschen angepasst sein.

3. Alle Risikofaktoren müssen ausgeschaltet wer-den: Überernährung, falsche Ernährung, Rauchen, Alkohol, Stress, Bewegungsmangel usw.

4. Als erste Massnahme beginnt man mit einer 3tä-gigen Saftkur (Grapefruit- und Orangensaft). 3mal täglich eine Tasse leberfunktionsstärkenden Tee (siehe Erste Massnahmen) trinken. Anschliessend geht man bei gleicher Kur auf eine fettarme Diät über.

5. Mit den HAB-Frischpflanzentropfen (siehe Rezept) lässt sich der Cholesterinwert senken und die körpereigene Funktion verbessern.

6. Obstessig mit Honig ist ein gutes Hausmittel; Täglich 1 TL, in Wasser verdünnt, einnehmen. Auch Kuren mit Fischölkapseln oder Guarmehl sind sehr zu empfehlen.

7. Nachdem der Cholesterinwert wieder in Ordnung ist, halte man sich strikte an die Ratschläge für die Prophylaxe.

Übermass von allem: Überernährung, Dauerstress, Bewegungsmangel, Alkohol, Nikotin. Unser Schlaraffenland hat also seine Tücken. Unser Körper kann mit der Zeit mit der Überbelastung nicht mehr fertig werden, wichtige Funktionen erlahmen, Krankheitssymptome machen sich bemerkbar. Es kommt zu Ablagerungen in den Gefässen. Wen wundert es, wenn heute jeder zweite an einem Herz- oder Kreislaufversagen stirbt, weil seine Blutbahnen verstopft sind (Blutfett, Kalk usw.). Wir müssen erkennen, dass die erhöhten Blutfettwerte eine hausgemachte Krankheit sind und dass nur ein «Zurück» zu richtiger, vernünftiger Lebensweise die Gefahr mildern kann.

Erste Massnahmen

Die Naturheilkunde will Patienten mit erhöhten Blutfettwerten zu einem natürlicheren Leben zurückführen. Ein Fehlverhalten wird korrigiert. Die Nahrung soll fettarm, fleischarm, salzarm, mengenreduziert, vorwiegend pflanzlich und frei von Genussgiften wie Alkohol und Nikotin sowie Süssigkeiten sein. Auch der Ausgleich zwischen Ruhe und Bewegung, d.h. Entspannung, Stressentlastung und körperliches Training müssen in die richtigen, natürlichen Bahnen gelenkt werden. Ebenso gilt es, wichtige Organfunktionen wieder in Ordnung zu bringen: Leber, Galle, Darm, Nieren und Bauchspeicheldrüse. Übergewicht muss unbedingt abgebaut werden. Gewisse diätetische Richtlinien sind unbedingt zu befolgen: Butter, Eier, Käse, Schweinefleisch, Geräuchertes und Innereien sind verboten. Sehr geeignet sind entrahmte Milch, wenig hochungesättigte Öle (Distelöl), viel Gemüse, Salate, Rohkost, Frucht- und Gemüsesäfte. Vitamin C in biologischem Orangen- oder Grapefruitsaft ist für die Blutfettsenkung ideal. Das Pektin aus dem Apfel hilft ebenfalls, den Cholesterinspiegel zu senken. Er gehört auf den täglichen Speiseplan. Ein weiteres biologisches Heilmittel ist der biologische Obstessig mit Honig: täglich 1 TL, in Wasser verdünnt, einnehmen. Auch Kuren mit Fischölkapseln oder Guarmehl (Drogerie/Apotheke) sind wertvoll. Zu den Mahlzeiten 1 EL Artischockensaft (Drogerie/Apotheke), in Wasser verdünnt, nehmen.

Um den Cholesterinspiegel zu senken, halte man sich an nachfolgende Empfehlungen. Für 3 Tage eine Saftkur einschalten. Viel Grapefruit- und Orangensaft, 2 l pro Tag, trinken. Bei Hunger Haferflockensuppe mit Zwiebeln einnehmen. 3mal täglich eine Tasse Kräutertee trinken: Artischockenblätter, Ehrenpreis und Minzen, zu gleichen Teilen. Vor den Mahlzeiten Frischpflanzentropfen (siehe Rezept) einnehmen. Nach 3 Tagen auf eine cholesterinreduzierte Diät übergehen, wobei man mit der Frischpflanzentropfen-Kur fortfährt. Nach 3 Wochen ist eine weitere Cholesterin-Kontrolle fällig.

HAB-Frischpflanzentropfen-Rezept

Artischocken-Tinktur	Cynarae tinctura	60 ml	cholesterinsenkend
Erdrauch-Tinktur	Fumariae tinctura	20 ml	gallensekretionsfördernd
Mariendistel-Tinktur	Silybum marianum tinctura	20 ml	leberstärkend

Gebrauchsanweisung

Erwachsene 15–25 Tropfen, in wenig Wasser verdünnt, 3mal täglich vor den Mahlzeiten kurz im Munde behalten und schlucken.

Gemmo-Mundspray als Heilungsförderer

Oliven-Knospenmazerat (Olea europaea): 3mal täglich nach dem Essen 1–2 Stösse in den Mund sprayen.

Asthma ist so alt wie die Menschheit; es wird bereits in den ältesten Schriften erwähnt. Hippokrates (450–377 v. Chr.) schuf den Begriff Asthma; er kommt aus dem griechischen Wort «astmaois» = keuchen. Die heute noch gültige Bezeichnung beschreibt die rückbildungsfähige Verengung (Obstruktion) der Atemwege mit typischem Anfallcharakter und beschwerdefreien Zeiten. Der Asthmatiker produziert in der Schleimhautschicht der Bronchien zuviel zähes Sekret, das die Lichtungen einengt oder verschliesst. Durch die Verschleimung erlahmen die in der Schleimhauttapete befindlichen Flimmerhärchen (Zylinderepithel), welche bei richtiger Funktion den Selbstreinigungsmechanismus des Atemsystems wahrnehmen. Der zähe Schleim senkt auch die Abwehrkraft des Bronchial- und Lungensystems.

Beschwerdebild

Rund 1% der Bevölkerung leidet unter Asthma. Es ist eine launische Krankheit, d. h. sie kann anfallsartig auftreten und dann wieder abklingen. Meistens treten die Anfälle nachts auf zwischen 1–2 oder 4–5 Uhr, nicht selten aber auch am Tag, besonders bei Allergie, Kälteeinfluss oder Überanstrengung. Beim Anfall wird der Patient durch verstärkten Reizhusten gequält, welcher dann in die typische Verkrampfung der Bronchien übergeht. In den Bronchien hört man ein Pfeiffen «Giemen». Der an der Bronchialwand haftende, zähe Schleim gerät in Schwingung und erzeugt eine bunte Geräuschpalette. Es kommt zu Angst- und Erstickungsgefühlen. Lippen, Gesicht und Extremitäten können sich bläulich verfärben.

Ursachen

Oft ist die Ursache des Asthmas schwer festzustellen. Asthma kann im Anschluss an eine lang andauernde Bronchitis, eine Lungenentzündung, eine Grippe oder einen Heuschnupfen entstehen. Eiterherde an Zähnen, auf Mandeln, in Nebenhöhlen, ebenfalls Polypen und Schwellungen in der Nase können Auslöser sein. Vielfach besteht eine Störung der inneren Drüsen: Nebenniere, Hypophyse. Vererbungen, fehlende

---

Wichtige Regeln

1. Alle negativen Einflüsse sind zu eliminieren: Verstopfung, Nierenfunktionsschwäche, zu wenig Flüssigkeit, Immunschwäche, chronische Entzündungsherde auf Mandeln, an Zahnwurzeln, in Nebenhöhlen; Kälteeinflüsse, Überanstrengung und nervliche Anspannung.

2. In einer Basistherapie wird der Organismus entgiftet und die Abwehrkraft gestärkt: 3wöchige Kur mit Lebertropfen, Nierentee und anregenden Darmmitteln.

3. Bei einem Anfall eine Senfmehlpackung machen (siehe «Erste Massnahmen»).

4. Der zähe Schleim wird mit Meerrettichsirup (Drogerie/Apotheke) behandelt.

5. Die Atmung wird durch Inhalation mit Fenchel- und Eukalyptusöl-Dampfbäder gefördert.

6. An beschwerdefreien Tagen sind Atemübungen nach therapeutischer Anleitung regelmässig durchzuführen.

7. Mit Frischpflanzentropfen (siehe Rezept) werden die Atemwege über längere Zeit kurmässig gereinigt, entlastet, entspannt und in der Abwehrkraft gestärkt.

Abwehrkraft, chronische Verstopfung, schlechte Nierenfunktion, nervliche Verkrampfungen sind weitere Ursachen. Auch Allergien Pollen, Staub, Milben, Gase können verantwortlich sein.

Erste Massnahmen

Aufgrund von Erfahrungen wird in der Naturheilkunde als erste Massnahme im beschwerdefreien Zustand eine Basistherapie durchgeführt, um den belasteten Organismus völlig zu entgiften und die Abwehrkräfte zu stärken. Basisbehandlung heisst: auf reizlose, überwiegend pflanzliche Ernährung umstellen, 3mal täglich vor dem Essen Lebertropfen (siehe «Leberfunktionsstörung» Seite 108) und nach dem Essen Nierentee aus 20 g Brennesseln, 20 g Birkenblättern, 20 g Zinnkraut, 20 g Goldruten, 20 g Wacholder einnehmen. Pro Tasse 1–2 TL anbrühen. Die tägliche Darmentleerung ist wichtig. Bei Verstopfung Weizenkeime, Kleie, Leinsamen, Faulbaumrindentropfen (siehe «Verstopfung» Seite 160) einnehmen. Diese Basistherapie dauert 3 Wochen.

Bei einem Asthmaanfall helfen Senfwickel: 15 g Senfmehl (Drogerie/Apotheke) mit 1 l warmem Wasser anrühren; ein Leinentüchlein in die Lösung tauchen, abtropfen lassen, zusammenfalten und auf die Brust legen; mit einem Frottier- und Wolltuch zudecken; 30 Minuten einwirken lassen (bis die Haut rot ist). Die Brust mit warmem Johannisöl einreiben.

Der Verschleimung der Atemwege beugt Meerrettichsirup (Drogerie/Apotheke) vor: 3mal täglich nach den Mahlzeiten 1 EL einnehmen. In attackenfreiem Zustand inhalieren: je 2 Tropfen Eukalyptus- und Fenchelöl in 1 l kochend heisses Wasser geben. Den aufsteigenden Dampf ca. 10 Minuten inhalieren, wobei man den Kopf zeltförmig mit einem Frottiertuch bedeckt. In beschwerdefreien Tagen täglich mehrmals Atemübungen durchführen (am besten nach Anleitung eines Atemtherapeuten).

Neben der Basistherapie empfehlen sich HAB-Frischpflanzentropfen (siehe Rezept) zur kurmässigen Einnahme über längere Zeit. Der zähe Schleim löst sich, die Flimmerhärchen werden gereinigt, die Verkrampfung wird gelöst und die Abwehrbereitschaft gestärkt.

HAB-Frischpflanzentropfen-Rezept

Fenchel-Tinktur	Foeniculi tinctura	20 ml	stimuliert Flimmerhaar-Epithel
Spitzwegerich-Tinktur	Plantaginis tinctura	20 ml	auswurffördernd
Thymian-Tinktur	Thymi tinctura	20 ml	stärkend
Pestwurz-Tinktur	Petasitidis tinctura	40 ml	krampflösend

Gebrauchsanweisung

Erwachsene 15–25 Tropfen, Jugendliche 10 Tropfen, Kleinkinder pro Lebensjahr 1 Tropfen, in wenig Wasser verdünnt, 3mal täglich vor dem Essen kurz im Munde behalten und schlucken.

Gemmo-Mundspray als Heilungsförderer

Johannisbeer-Knospenmazerat (Ribes nigrum): bis zur Besserung stündlich 1–2 Stösse in den Mund sprayen.

Kräuterbad mit 12,5% ätherischen Ölen

2–3mal wöchentlich in attackenfreiem Zustand ein Kräuterbad nehmen: 15 ml Eukalyptus-, 15 ml Fichtennadelöl mit 220 ml Weizenkeimöl-Molken-Badegrundlage verrühren. Für ein Vollbad reichen 20–30 ml dieses Badezusatzes. Badedauer 15–25 Minuten.

Bronchitis ist eine Erkrankung der Bronchialschleimhaut. Sie entzündet sich und sondert vermehrt Schleim ab. Der Husten ist eine Begleiterscheinung. Die Krankheit kann akut und chronisch auftreten. Oft ist sie die Folge einer Infektion der oberen Luftwege in der kalten Jahreszeit. Bei älteren Menschen, die unter Herzschwäche leiden, kommt es leicht zu akuter Bronchitis, weil das Lungen- und Bronchialgewebe nicht mehr genügend mit Blut versorgt wird. Vielfach besteht die Gefahr einer Lungenentzündung. Wenn das Lungenfell vom Entzündungsherd befallen wird, kann es zu stechenden Brustschmerzen und Atembehinderung führen. Die Pulszahl erhöht sich auf 80–130 Schläge/Min., die Atmung wird rascher, und die Nasenflügel erweitern sich beim Einatmen. Bei solchen Symptomen besteht der Verdacht auf Lungenentzündung – ärztliche Konsultation ist hier unbedingt notwendig.

Beschwerdebild

Die Bronchitis zeigt sich mit Husten und weissem oder gelbem Auswurf. Man hustet oft unter grösster Anstrengung, mit gerötetem Gesicht. Ein sogenannter Reizhusten gibt das Gefühl von Wundsein auf der Brust. Oft sind auch die Schleimhaut von Rachen und Nase entzündet. Das Fieber klettert selten über 38 °C. Begleiterscheinungen sind Kopfschmerzen, Müdigkeit, Heiserkeit und Beeinträchtigung des Wohlbefindens.

Ursachen

Auslöser kann eine Unterkühlung oder Erkältung sein, aber auch reizende Gase, Dämpfe, Rauch. Patienten, die chronische Infektionsherde in den Neben- und Stirnhöhlen haben, entwickeln oft Bronchitiden. Auch Allergiker neigen oft zu Bronchitis. Des weiteren wird die Bronchialschleimhaut belastet, wenn der Darm in seiner Ausscheidungstätigkeit versagt. Die Fäulnisvorgänge führen zur Vergiftung. Die Folge sind Reizungen der Schleimhäute der Atemwege (siehe Verstopfung Seite 160).

Erste Massnahmen

Honig in heisser Milch gelöst, zuweilen auch mit Zwiebeln, schafft Erleichterung. Auch Rettichsaft mit gelöstem Kandiszucker

---

Wichtige Regeln

1. Bei Bronchitis mit hohem Fieber, Atembehinderungen und erhöhter Pulsfrequenz ist der Arzt zu konsultieren (Lungenentzündung). Wenn die Bronchitis bei Säuglingen auftritt, ist ebenfalls ärztliche Kontrolle notwendig (Gefahr von kapillarer Bronchitis).

2. Infektionsquellen in Neben- und Stirnhöhlen sowie in den Mandeln sind völlig auszuheilen.

3. Milch mit Honig und Zwiebelwickel (auf die Brust) sind die ersten Massnahmen. Mit Eukalyptusöl inhalieren.

4. Ältere Patienten bedürfen einer sorgfältigen Behandlung, unter Berücksichtigung der Herztherapie.

5. Wichtig ist das richtige Abhusten: nicht mit Gewalt loshusten.

6. Bei Bronchitis darf keine Verstopfung vorliegen. Keine üppigen Nahrungsmittel einnehmen. Würzen der Speisen mit Meerrettich, Fenchel, Anis und Thymian ist empfehlenswert. Sanddornsaft steigert die Abwehrkräfte.

7. Mit einer kurmässigen Behandlung mit Heilpflanzen (Kräutertee und HAB-Frischpflanzentropfen, (siehe Rezept), werden die Beschwerden gelindert und die Krankheit völlig ausgeheilt.

lindert. Es ist zu beachten, dass man nicht durch den Mund, sondern durch die Nase atmet. Vorzüglich sind Inhalationen mit Eukalyptusöl: In 1 l kochendheisses Wasser werden 3–5 Tropfen Eukalyptusöl gegeben. Den aufsteigenden Dampf während 10 Minuten einatmen, wobei der Kopf zeltförmig mit einem Frottiertuch bedeckt wird. Bei Fieber ist Bettruhe notwendig. Die Zimmerluft sollte feucht und mit aetherischen Ölen (Eukalyptus, Kiefer, Minze) angereichert sein. Bei Wundgefühl auf der Brust heisse Auflagen mit Olivenöl machen. Bei hartnäckigem Husten hilft ein heisser Zwiebelwickel auf der Brust: zerkleinerte Zwiebeln leicht dünsten. Auf ein Gazetüchlein verteilen, einschlagen und auf die Brust legen. Mit einem Frottier- und Wolltuch zudecken und ca. 20 Minuten (bis sich die Haut rötet) einwirken lassen.

Heisse Getränke mit Zitronensaft sind heilungsfördernd. Zudem trinkt man viel Kräutertee nach folgendem Rezept: 20 g Spitzwegerich, 20 g Huflattichblüten, 20 g Fenchelsamen, 20 g Bibernellwurzeln, 20 g Pestwurzwurzeln, 20 g Schlüsselblumenblüten (pro Tasse 1 TL, 5 Min. anbrühen).

Bei der Erkrankung muss man das Abhusten richtig lernen. Es ist völlig falsch, mit Gewalt loszuhusten – Lungenbläschen könnten dabei platzen. Man darf sich nicht mit Luft vollpumpen, sondern muss ruhig ausatmen und dann mit leichtem Hauch ohne grosse Anstrengung husten. Bei akuter Bronchitis ist darauf zu achten, dass sie mit entsprechender Behandlung völlig auskuriert wird, um einem chronischen Leiden vorzubeugen. Während der Erkrankung sollte der Patient keine üppigen Mahlzeiten einnehmen, nur leichte Kost (Gemüse, Salate, Suppen, Früchte, Obst mit Meerrettich gewürzt). Zur Stärkung der Widerstandskraft häufig Sanddornsaft einnehmen. Bei Verstopfung helfen Leinsamen, Kleie, Feigensirup oder Faulbaumrindentropfen (siehe «Verstopfung» Seite 160).

Heilpflanzen helfen, die bronchiale Entzündung abzubauen, den Schleim zu lösen und auszuwerfen und den geschwächten Organismus zu stärken. Neben dem Kräutertee werden kurmässig über längere Zeit HAB-Frischpflanzentropfen (siehe Rezept) eingenommen.

HAB-Frischpflanzentropfen-Rezept

Fenchel-Tinktur	Foeniculi tinctura	20 ml	stimuliert Flimmerhaar-Epithel
Pestwurz-Tinktur	Petasitidis tinctura	20 ml	krampflösend
Thymian-Tinktur	Thymi tinctura	20 ml	entzündungshemmend
Königskerzen-Tinktur	Verbasci tinctura	20 ml	reizmildernd
Spitzwegerich-Tinktur	Plantaginis tinctura	20 ml	auswurffördernd

Gebrauchsanweisung

Erwachsene 15–25 Tropfen, Jugendliche 10 Tropfen, Kleinkinder pro Lebensjahr 1 Tropfen, in wenig Wasser verdünnt, 3mal täglich vor dem Essen kurz im Munde behalten und schlucken.

Gemmo-Mundspray als Heilungsförderer

Johannisbeer-Knospenmazerat (Ribes nigrum): bis zur Besserung stündlich 1–2 Stösse in den Mund sprayen.

Kräuterbad mit 12,5% ätherischen Ölen

2–3mal wöchentlich ein Kräuterbad nehmen: 15 ml Eukalyptus-, 15 ml Fichtennadelöl und 20 ml Heublumenextrakt mit 200 ml Weizenkeimöl-Molken-Badegrundlage verrühren. Für ein Vollbad reichen 20–30 ml dieses Badezusatzes. Badedauer 15–20 Minuten.

Die Haut besteht aus drei unterschiedlichen Schichten: Oberhaut (Epidermis), Lederhaut (Cutis) und Unterhautgewebe (Subcutis). Die Oberhaut ist der sichtbare Teil der Haut. Die Lederhaut beherbergt die Nervenenden, die uns den Tastsinn geben. Das Unterhautgewebe besteht hauptsächlich aus lockerem Binde- und Fettgewebe. Es isoliert das Körperinnere und gleicht Schwankungen der Aussentemperatur aus. Ausserdem enthält es zahlreiche Nervenenden, Haarwurzeln, Talg- und Haarbalgdrüsen. In der Unterhaut verlaufen feinste Blutgefässe. Mit dem Älterwerden erschlaffen diese feinen Blutkapillaren. Sie erweitern sich, werden grösser und dringen in die obersten Hautschichten. Sichtbar werden blaurot durchscheinende Äderchen, verbunden mit roten Flecken. Für den Mediziner ist die Couperose harmlos, nicht aber für den Naturheilkundigen.

Beschwerdebild

Als Couperose, geplatzte Äderchen, Akne rosacea, Kupferfinnen oder Besenreiser bezeichnet man unschöne, rote Flecken, blau oder rot durchscheinende Äderchen im Gesicht, am Hals und Décolleté. Die volkstümliche Bezeichnung «geplatzte Äderchen» ist falsch. Die Äderchen sind nicht geplatzt, sondern einfach schlaff geworden, wobei sie sich erweitern und vergrössern. Sie sind nicht schmerzhaft, für viele jedoch unästhetisch. Ebenfalls unschön sind die Besenreiser, die als netzartige Erweiterung kleinster Hautnerven an der Rück- und Aussenseite der Ober- und Unterschenkel auftreten können. Personen jeden Alters und beiden Geschlechts können davon betroffen sein.

Ursachen

Couperose ist im allgemeinen das Resultat komplexer Einwirkungen. Es kann eine angeborene, vererbte Schwäche der Blutgefässe und kleinen Äderchen (Kapillaren) vorliegen. Auch übermässige Sonneneinwirkung und Hitze begünstigen die Cou-

---

Wichtige Regeln

1. Couperose wird durch zu langes Sonnenbaden begünstigt.

2. Im Winter braucht unsere Gesichtshaut einen zusätzlichen Schutz (natürliche Cremen), damit sie nicht austrocknet und Schaden nimmt.

3. Wer zu Couperose neigt, sollte die Haut mit natürlicher Pflege immer feucht halten und sie vor Umweltgiften schützen.

4. Die tägliche Wechseldusche am Morgen trainiert das Kappillargebiet der Haut und schützt vor Erschlaffung der Blutgefässe.

5. Üppige Mahlzeiten, Salz, Kaffee, Nikotin, Alkohol und Fettkonsum müssen gemieden werden. Man halte sich an eine natürliche, vollwertige, vorwiegend pflanzliche Ernährung.

6. Die Couperose wird durch die Mäusedorn-Wirkstoffe, die in den HAB-Frischpflanzentropfen enthalten sind, von innen behandelt. Es empfiehlt sich eine längere Kur.

7. Mit der Kräuteremulsion (siehe Rezept) werden die erschlafften und erweiterten Äderchen therapiert, bis sie sich wieder in die tieferen Gewebeschichten zurückziehen.

---

perose; ebenso die Kälte, wenn man sich ihr ohne Schutz aussetzt (Gesicht). Trockenheit und mangelnde Hautfeuchtigkeit kann, muss aber nicht zu geplatzten Äderchen führen. Üppige Mahlzeiten, zuviel Alkohol, Nikotin, Kaffee und Salz sind Reizauslöser für Besenreiser. Cortisonsalben, die oft bei rheumatischen Schmerzen und Hauterkrankungen eingerieben werden, begünstigen die Couperose. Nicht zuletzt sind dafür auch Umweltgifte verantwortlich.

Erste Massnahmen

Üppige Mahlzeiten, zuviel Salz, Kaffee, Süssigkeiten, Nikotin, Alkohol und Fettprodukte meiden. Auf vollwertige, vorwiegend pflanzliche Ernährung ohne chemische Zusatzstoffe (Konservierungsmittel, Emulgatoren, Farbkorrigens usw.) umstellen. Nicht zu lange in der Sonne liegen; sich mit einer Sonnencreme schützen. Unsere Haut braucht auch im Winter eine Schutzcreme, damit sie nicht austrocknet und Schaden nimmt. Die Gesichtshaut braucht täglich Feuchtigkeit (Packungen, Cremen, Lotionen natürlicher Art.) Täglich, jeweils morgens, eine Wechseldusche nehmen: zuerst warm duschen, dann kalt, 4–5mal wiederholen, mit kaltem Wasser abschliessen, frottieren. Wechselduschen beugen auch Stress und chronischer Verstopfung vor.

Nach neuesten Forschungen der Pflanzenheilkunde hat der Mäusedorn Wirkstoffe, die auf die krankhaft erweiterten Haargefässe einen günstigen Einfluss haben: die Heilstoffe aus der Wurzel verbessern die Funktion und die Elastizität der feinsten Blutkapillaren und stimulieren die Durchblutung. Ferner ziehen die Pflanzenstoffe die Äderchen zusammen, sodass sie wieder unsichtbar werden. Die HAB-Frischpflanzentropfen (siehe Rezept) werden zu diesem Zwecke kurmässig eingenommen. Sie heilen auch von innen. Die betroffenen Hautstellen mit der Kräuteremulsion (siehe Rezept) behandeln. Die Kräuteremulsion gibt den erschlafften und erweiterten Äderchen ihre Elastizität zurück. Empfehlenswert für die Regeneration der Haut sind auch Kräuterbäder (siehe Rezept).

HAB-Frischpflanzentropfen-Rezept

Mäusedorn-Tinktur	Rusci aculeati tinctura	30 ml	gefässverengend
Rosskastanien-Tinktur	Hippocastani tinctura	20 ml	regenerierend
Hamamelis-Tinktur	Hamamelidis tinctura	10 ml	durchblutungsfördernd
Schafgarben-Tinktur	Millefolii tinctura	20 ml	zirkulationsfördernd
Ginkgo-Tinktur	Ginkgo bilobae tinctura	20 ml	kreislauffördernd

Gebrauchsanweisung

Erwachsene 15–25 Tropfen, Jugendliche 10 Tropfen, in wenig Wasser verdünnt, 3mal täglich vor den Mahlzeiten kurz im Munde behalten und schlucken.

Kräuteremulsion mit HAB-Frischpflanzentinkturen

20 ml Mäusedorn-, 10 ml Hamamelis- und 10 ml Ringelblumen-Tinktur mit 60 ml Grundemulsion mischen. Morgens und abends die betroffene(n) Hautstelle(n) mit der Emulsion einreiben.

Kräuterbad mit 12,5% aetherischen Ölen

2–3mal täglich ein Venen-Kräuterbad nehmen: 15 ml Rosmarin-, 15 ml Lavendelöl und 20 ml Heublumenextrakt mit 200 ml Weizenkeimöl-Molken-Badegrundlage mischen. Für ein Vollbad reichen 20–30 ml dieses Badezusatzes. Badedauer 15–20 Minuten.

DARMDIVERTIKEL

Unter «Darmdivertikel» versteht man die Ausstülpung der Darmwand. Eine gesunde Darmwand ist aussen fast spiegelglatt. Bei der Divertikelerkrankung findet man stattdessen eine feine, bläschenartige Wölbung an der äusseren Darmoberfläche. Sehr häufig befindet sie sich im Sigma (linken Unterbauch) des s-förmigen Teils des unteren Dickdarmes. Divertikel sind in der heutigen Gesellschaft ein sehr häufiges Leiden, oftmals werden sie aber in der heute üblichen Kurzanamnese der Medizin nicht richtig erkannt. Sie treten besonders an schwachen Stellen der Darmmuskelschicht (an den Durchtrittstellen von Gefässen) auf; ihr Durchmesser beträgt 5–30 mm. Rund 40% der Menschen über sechzig sind davon betroffen. 80% der Divertikelträger haben aber keine Beschwerden. Bei etwa 20% kommt es im Laufe des Lebens zu Komplikationen. Da die Ausstülpungen kein eigenes Muskelgewebe besitzen, können sie sich nicht durch Muskelkontraktion entleeren. Der Inhalt verhärtet sich und kann die Mündung der Ausstülpung verstopfen, was eine bakterielle Entzündung (Divertikulitis) zur Folge hat. Vor allem, wenn mehrere Divertikel entzündet sind, hat der Patient grosse Beschwerden.

Beschwerdebild

Wenn ein Mensch über längere Zeit krampfartige Bauchschmerzen und Blut im Stuhl hat, ist eine ärztliche Untersuchung zwingend. Die Divertikel können im Röntgenbild dank Verwendung eines Kontrastmittels gesehen werden, manchmal ist jedoch auch eine Dickdarmspiegelung notwendig. Die Untersuchungen sind umso notwendiger, als bei Dickdarmkrebs ebenfalls Blut im Stuhl sein kann und ähnliche Beschwerden auftreten, wie etwa der Wechsel von Durchfall zu Verstopfung.

Ursachen

Die eigentliche Ursache der Divertikulose ist in der Medizin weitgehend unbekannt. Jedoch weiss man, dass infektiöse Darmerkrankungen, plötzliche Muskelkontrak-

---

Wichtige Regeln

1. Wenn Schmerzen im linken Unterbauch über längere Zeit auftreten, ist eine ärztliche Kontrolle notwendig.

2. Bei Divertiklen ist sofort auf eine ballaststoffreiche Ernährung umzusteigen: viel Gemüse, Salate, Rohkost, Kartoffeln, Blumenkohl, Rosenkohl, Gurken, Mais, Orangen und Grapefruits. Alle stopfenden und blähenden Speisen sind zu meiden.

3. Kochsalz und scharfe Gewürze sind einzuschränken. Stattdessen mit Dill, Kümmel, Fenchel, Oregano und Majoran würzen.

4. Viel Flüssigkeit trinken, mindestens 2–3 Liter pro Tag: Fruchtsäfte, kohlensäurearmes Mineralwasser, Kräutertee, Leinsamen- oder Kamillentee.

5. Eingeweichte Zwetschgen sind mehrmals am Tag zu essen. Starke Abführmittel meiden. Durch Milchzucker, Feigensirup, Weizenkeime oder Kleie mit viel Wasser ersetzen.

6. Bei Durchfall zerkaut man getrocknete Heidelbeeren und trinkt Blutwurztee.

7. Mit den HAB-Frischpflanzentropfen wird eine Entzündung des Darms gehemmt, die Durchgangszeit des Inhaltes verkürzt und mögliche Krampfzustände gelöst.

---

tionen, Spannungszustände und chronische Verstopfung das Leiden begünstigen. Die Divertikelkrankheit kann auch als Zivilisationskrankheit bezeichnet werden. Begünstigt wird sie vor allem von der ballaststoffarmen Ernährung. Ballaststoffarme Kost mit viel Fett, Zucker und Fleisch verlängert die intestinale Passagezeit des Darminhaltes. Sie braucht nämlich für die Darmpassage erheblich mehr Zeit und einen wesentlich stärkeren Innendruck als die voluminöse pflanzliche Nahrung. Dies begünstigt Ausstülpungen des Darmes, insbesondere, wenn man sich über Jahre falsch ernährt. Aber auch das Zurückhalten des Stuhlgangs kann zu Divertikeln im Dickdarm führen, genauso wie falsche Diäten bei Abmagerungskuren.

Erste Massnahmen

Bei Divertikeln mit Schmerzen im linken Unterbauch, die ärztlich nachgewiesen sind, ist es wichtig, dass eine ballaststoffreiche Ernährung mit viel Gemüse, Salat, Kartoffeln, Rohkost, Früchten und Obst eingehalten wird. Eingeweichte Zwetschgen sind mehrmals am Tag zu essen. Auch die Flüssigkeitszufuhr muss erhöht werden: Fruchtsäfte, kohlensäurearmes Mineralwasser, Kräutertee, z. B. Leinsamentee: 3mal täglich nach dem Essen 1 TL zerquetschte Samen in einer Tasse fünf Minuten anbrühen. Bei Bauchschmerzen legt man warme Heublumensäcke oder eine Wärmeflasche auf. Bei starker Verstopfung sind Klistiere mit Kamillentee notwendig. Strikte zu meiden sind starke Abführmittel wie Phenophtalein, Sennesblätter oder Schwedentrunk, da sie zu schmerzhaften Darmkrämpfen und entzündlichen Prozessen führen können. Besser sind Feigensirup, Milchzucker, Weizenkeime, Kleie, eingeweichte Zwetschgen usw. Bei Durchfall kann man getrocknete Heidelbeeren essen oder Blutwurztee trinken. Besonders empfehlenswert sind eine Apfel-Reis-Diät, Apfelmus, Kartoffeln, Mais, Joghurt. Ferner sind all jene Nahrungsmittel zu bevorzugen, die im Darm stark quellen: Blumenkohl, Rosenkohl, Gurken, Karotten, Vollkornbrot, Orangen, Grapefruits. Kochsalz und scharfe Gewürze sind einzuschränken. Empfehlenswerte Gewürze sind: Fenchelsamen, Dill, Oregano, Kümmel und Majoran. Auf blähende Speisen verzichten. Mit gezielt ausgewählten Heilpflanzen können wir eine Entzündung des Darmes hemmen, die Durchgangszeit des Inhalts verkürzen und mögliche Krämpfe und Schmerzen lösen. Eine Kur mit Frischpflanzentropfen sollte über längere Zeit gemacht werden (siehe Rezept).

HAB-Frischpflanzentropfen-Rezept

Fenchel-Tinktur	Foeniculi tinctura	20 ml	entblähend
Kamillen-Tinktur	Matricariae tinctura	20 ml	entkrampfend
Ringelblumen-Tinktur	Calendulae tinctura	20 ml	entzündungshemmend
Artischocken-Tinktur	Cynarae tinctura	20 ml	passagefördernd
Faulbaum-Tinktur	Frangulae tinctura	20 ml	verdauungsanregend

Gebrauchsanweisung

Erwachsene 15–25 Tropfen, Jugendliche 10 Tropfen, Kleinkinder pro Lebensjahr 1 Tropfen, in wenig Wasser verdünnt, 3mal täglich vor den Mahlzeiten kurz im Munde behalten und schlucken.

Gemmo-Mundspray als Heilungsförderer

Hagebutten-Knospenmazerat (Rosa canina): bis zur Besserung stündlich 1–2 Stösse in den Mund sprayen.

Wichtige Regeln

1. Wenn der Durchfall nach 2–3 Tagen natürlicher Therapie nicht abklingt, ist eine ärztliche Konsultation notwendig, ebenfalls bei Blut, Eiter und Schleim im Stuhl sowie bei Fieber.

2. Alle möglichen Ursachen des Durchfalls müssen abgeklärt und behoben werden.

3. Bei Beginn der Therapie nimmt man 1 EL Rizinusöl mit Zitronensaft ein, um den Verdauungstrakt gänzlich zu entlasten und Krankheitsstoffe auszuscheiden.

4. Bei einem Fasttag trinkt man ungesüssten Schwarztee mit etwas Muskatnusspulver.

5. Es muss viel Flüssigkeit getrunken werden, am besten Kräutertee nach besprochenem Rezept und viel Kamillentee.

6. Verschiedene Hausmittel wie Limonade mit Kochsalz, getrocknete Heidelbeerfrüchte, Moortrinkkuren oder Lactoferment-Tabletten beruhigen.

7. Mit HAB-Frischpflanzentropfen beruhigt man den gestörten Darm, stoppt die Entzündungsbereitschaft und fördert die Entgiftung. Kurmässig werden die empfohlenen Tropfen eingenommen, bis der Durchfall abgeklungen ist.

Bei Durchfall sollte man daran denken, dass sich der Körper durch diesen Vorgang entgiftet. Es wäre deshalb falsch, die Störung allein mit stopfenden Mitteln zu behandeln; dies gleicht eher einer Feuerwehrübung. Wir müssen uns fragen, weshalb es zu Durchfall gekommen ist. Sind die Ursachen beseitigt, wird die Krankheit bald abklingen.

Beschwerdebild

Man spricht von Durchfall (Diarrhoe), wenn in kurzen Abständen dünner, ungeformter, dünnflüssiger Stuhl abgeht, der meist gelb bis grünlich gefärbt ist und sauer bis faul riecht. Die Störung wird von einem Rumoren im Leib begleitet. Krampfartige, blähungsähnliche Schmerzen können dabei schubartig auftreten. Das Allgemeinbefinden ist beeinträchtigt, und man fühlt sich übel und matt. Gelegentlich muss der Patient auch erbrechen. Bei chronischer Entzündung des Darmes ist der Stuhl schleimig. Wenn sich trotz befolgten Ratschlägen innerhalb von 2 bis 3 Tagen keine Besserung einstellt, muss unbedingt der Arzt aufgesucht werden. Dies ist umso zwingender, wenn sich im Stuhl Blut, Eiter und Schleim zeigen und man Fieber hat.

Ursachen

Durchfall ist eigentlich keine eigenständige Krankheit, sondern lediglich ein Symptom, das anzeigt, dass eine gesundheitliche Störung vorliegt. Wir unterscheiden zwei Formen von Durchfall, den akuten und den chronischen. Bei chronischem Durchfall, der über längere Zeit anhält, besteht die Gefahr eines Eiweissverlustes und eines Natrium- und Kaliumverlustes, die zur Schwächung der Darmmuskulatur (Darmperistaltik) führen können. Deshalb ist es wichtig zu wissen, dass der chronische Durchfall mit seinem Salz- und Wasserverlust die Kreislauf- und Nierenfunktion stark belastet. Es muss für reichlich Flüssigkeitszufuhr und Salzersatz gesorgt werden.

Als mögliche Ursachen des akuten wie chronischen Durchfalls kommen folgende Gründe in Betracht: kalte Getränke bei sommerlicher Hitze, Diätfehler, Vitaminmangel (insbesondere Vitamin B$_2$), fehlende Magensäure, Abführmittel, Nebenwirkungen von Antibiotika, hastiges Essen, Würmer, Medikamentenmissbrauch, Nervosität und Angst, Amöbenbefall (siehe «Reisedurchfall» Seite 144), Stoffwechselstörungen, Entzündungen im Darm, Darmgeschwüre und Geschwülste, Infektionen (Typhus, Cholera, Ruhr), Erkrankungen der Leber, der Galle, des Magens oder der Bauchspeicheldrüse, eine Überfunktion der Schilddrüse.

Erste Massnahmen

Vor jeder therapeutischen Behandlung soll die mögliche Ursache gesucht und behoben werden. Zu Beginn der Therapie müssen die im Darm befindlichen Stoffe ausgeschieden werden. Dazu nimmt man 1 EL Rizinusöl mit Zitronensaft ein, wodurch der ganze Verdauungstrakt von Krankheitserregern, Fäulnis- und Gärungsstoffen befreit wird.

Alsdann kann man ungesüssten Schwarztee mit etwas Muskatnusspulver trinken. Zur Absorption 1–2 TL Heilerde mit wenig Wasser einnehmen. Am ersten Fasttag empfehlen sich bei Hungergefühl rohe, geschälte, geriebene Äpfel, ab dem zweiten Tag Zwieback, Knäckebrot, Haferschleimsuppe, Bananen. Aus volksheilkundlicher Erfahrung haben sich bei Durchfall folgende Hausmittel bewährt: Trinken von zuckerhaltiger Limonade mit einer Prise Kochsalz vermischt, rohe Hagebutten- oder getrocknete Heidelbeerfrüchte zerkauen, Moortrinkkur, Lactoferment-Tabletten (Apotheke/Drogerie), viel Flüssigkeit trinken, am besten Kräutertee (40 g Tormentillwurzeln, 20 g Brombeerblätter, 20 g Anserinenkraut, 20 g Kamillenblüten), 3mal täglich nach den Mahlzeiten 1 TL in einer Tasse fünf Minuten anbrühen.

Mit HAB-Frischpflanzentropfen kann man den gestörten Darm beruhigen, entgiften und in der Entzündungsbereitschaft hemmen. Die Tropfen werden bis zum Abklingen des Durchfalls kurmässig eingenommen.

HAB-Frischpflanzentropfen-Rezept

Storchenschnabel-Tinktur	Geranii tinctura	30 ml	entzündungshemmend
Rosskastanien-Tinktur	Hippocastani tinctura	30 ml	stopfend
Schafgarben-Tinktur	Millefolii tinctura	20 ml	Magen-Darm-stärkend
Kamillen-Tinktur	Matricariae tinctura	20 ml	beruhigend

Gebrauchsanweisung
Erwachsene 15–25 Tropfen, Schulkinder 10 Tropfen, Kleinkinder pro Lebensjahr 1 Tropfen, in wenig Wasser verdünnt, 3mal täglich vor den Mahlzeiten kurz im Munde behalten und schlucken.

Gemmo-Mundspray als Heilungsförderer
Hagebutten-Knospenmazerat (Rosa canina) bis zur Besserung stündlich 1–2 Stösse in den Mund sprayen.

Wichtige Regeln

1. Es ist wichtig zu wissen, dass die Eierstock- und Eileiterentzündung eine ernstzunehmende Erkrankung ist, die bei unsachgemässem Verhalten zu Komplikationen führen kann: Ausbreiten der Infektion, Unfruchtbarkeit, Verwachsungen, Abszess, Geschwulstbildung.

2. Die Beschwerden müssen ärztlich abgeklärt werden. Bei einer Blinddarmentzündung sind Schmerz und Symptome ähnlich.

3. Unvernünftige Kleidung, chronisch kalte Füsse, Durchnässung, mangelnde Menstruationshygiene sind oft Auslöser der Entzündung.

4. Eine Verstopfung muss behandelt werden.

5. Im chronischen Stadium wirken Moorbäder, Kräuterbäder, Fangopackungen lindernd, im akuten Stadium Eisbeutel und kalte Wickel.

6. Als diätetisches Getränk eignet sich Selleriesaft sowie Kräutertee (siehe Rezept).

7. HAB-Frischpflanzentropfen (siehe Rezept) wirken entzündungshemmend und stärken die körpereigene Abwehrkraft.

Viele Frauen klagen vor und nach der Monatsblutung über Eierstock- und Eileiterbeschwerden mit entzündlichem Ausgang. Es handelt sich hierbei um eine ernstzunehmende Erkrankung, die bei unsachgemässem Verhalten zu Komplikationen führen kann. Bei chronischer Entzündung besteht die Gefahr der Verdickung, von einem Abszess, von Verwachsungen oder einer Geschwulstbildung im Eierstock, was oft zu einem operativen Eingriff führt. Eine unbehandelte Entzündung kann sich ins kleine Becken oder in die Bauchhöhle ausbreiten. Deshalb sollte man schon bei den ersten Anzeichen eine fachgerechte Therapie durchführen.

Beschwerdebild

Eine Eileiter- und Eierstockentzündung ist durch heftige, einseitige, auch beidseitige, wehenartige, ziehende Schmerzen gekennzeichnet, die vor allem während der Periode von der Leiste zur Blase, ins Kreuz oder in die Oberschenkel ausstrahlen können. Es kommt zu Regelstörungen mit starkem Blutabgang und Ausfluss, ferner zu Zwischenblutungen aus der Gebärmutter, zu Druckgefühl im Unterleib, zu Übelkeit und Erbrechen. Im akuten Stadium tritt hohes Fieber, Schüttelfrost und Pulsbeschleunigung auf. Die Krankheit begünstigt die Migräne, Gemütsverstimmungen, Mattigkeit, Appetitlosigkeit, manchmal Übelkeit, Durchfall, Blähungen, Harndrang und Miktionsbeschwerden der Blase.

Ursachen

Verschiedene Einflüsse können für die Entzündung verantwortlich sein: Krankheitserreger aus den Nachbarorganen (Scheide, Gebärmutter), die in den Eierstock oder in die Eileiter gelangen können; unvernünftige Kleidung, kalte Füsse, Durchnässung, mangelnde Menstruationshygiene. Auslöser kann auch die Tripperkrankheit sein. Eine Unterfunktion der Eierstöcke (zu wenig Follikelbildung) kommt für die Entzündung ebenfalls infrage. Sind die Ursachen bekannt, müssen sie selbstverständlich sofort behoben werden.

Erste Massnahmen

Bestehen Anzeichen für eine Eierstockoder Eileiterentzündung, müssen diese ärztlich abgeklärt werden, um spätere Komplikationen (Ausbreitung der Infektion, Unfruchtbarkeit, Abszess, Verwachsungen oder Geschwulstbildung) zu vermeiden. Im akuten Stadium ist Bettruhe notwendig. Zur Schmerzlinderung werden Eisbeutel lokal aufgelegt.

Die Stuhlregulierung (Verstopfung) ist zu fördern, und die Ernährung muss auf vorwiegend pflanzliche, reizlose Kost umgestellt werden. Im akuten Stadium sind sogar Fastenkuren oder Rohkosttage angezeigt. Würzen der Speisen mit Salbei und Meerrettich ist empfehlenswert. Zwischendurch kann man ungekochtes biologisches Sauerkraut essen. Als diätetisches Getränk eignet sich Selleriesaft. Zudem ist es wichtig, viel Flüssigkeit zu trinken: Kräutertee aus Wasserdost, Thymian, Hirtentäschlikraut, Frauenmänteli, Kamillenblüten- und Schafgarbenblüten, zu gleichen Teilen.

Auf Intimbeziehungen ist während der Krankheit zu verzichten. Bei chronischer Entzündung werden täglich ansteigende Sitzbäder mit Kamillenzusatz genommen. Badedauer 10–15 Min. Es eignen sich auch warme Moorbäder oder Fangopackungen. Der Behandlung einer Eileiter- oder Eierstockentzündung ist grösste Aufmerksamkeit zu schenken. Eine natürliche Lebensweise ist heilungsfördernd. Die Heilung der Entzündung wird durch die HAB-Frischpflanzentropfen (siehe Rezept) optimal unterstützt.

HAB-Frischpflanzentropfen-Rezept

Sonnenhut-Tinktur	Echinaceae tinctura	30 ml	abwehrkräftigend
Traubensilberkerzen-Tinktur	Cimicifugae tinctura	30 ml	stärkend
Kamillen-Tinktur	Matricariae tinctura	10 ml	beruhigend
Rosmarin-Tinktur	Rosmarini tinctura	10 ml	regulierend
Sägepalmen-Tinktur	Sebalis serrulatae tinctura	20 ml	entzündungshemmend

Gebrauchsanweisung

Erwachsene 15–25 Tropfen, Jugendliche 10 Tropfen, in wenig Wasser verdünnt, 3mal täglich vor den Mahlzeiten kurz im Munde behalten und schlucken.

Gemmo-Mundspray als Heilungsförderer

Himbeer-Knospenmazerat (Rubus idaeus): bis zur Besserung stündlich 1–2 Stösse in den Mund sprayen.

Kräuterbad mit 12,5% ätherischen Ölen

2–3mal wöchentlich ein Kräuterbad nehmen: 10 ml Eukalyptus-, 10 ml Lavendel- und 10 ml Melissenöl, 20 ml Heublumenextrakt mit 200 ml Weizenkeimöl-Molken-Badegrundlage verrühren. Für ein Vollbad reichen 20–30 ml dieses Badezusatzes. Badedauer 15–20 Minuten.

Rund 700000 Mal pro Jahr werden die Ärzte in der Schweiz mit Ekzemerkrankungen konfrontiert. Bei der üblichen medizinischen Behandlung werden Salben und Pasten eingerieben, die zwar zu Beginn eine Linderung bringen, doch auf die Dauer keinen grossen Erfolg haben. Die Naturheilkunde jedoch bringt die Chance, die Hauterkrankung an der Wurzel zu behandeln. Bei konsequenter Befolgung der Ratschläge verschwindet das Ekzem ganz.

Wichtige Regeln

1. Jede naturheilkundliche Ekzembehandlung muss konsequent und pflichtbewusst durchgeführt werden, ansonsten der Erfolg ausbleibt.

2. Die mannigfachen Ursachen müssen abgeklärt und behoben werden.

3. Der Körper ist bei Ekzem vorrangig zu entgiften und zu entschlacken. Die Nieren-, Darm- und Leberfunktion müssen mobilisiert werden: Kräutertee, Darmreinigungsmittel.

4. Ein Enzymmangel muss mit Enzymtabletten kuriert werden. Auch die Einnahme von Vitamin A- und E-Kapseln (Lebertran, Borretschöl, Weizenkeimöl) ist empfehlenswert.

5. Die tägliche Ernährung muss vollwertig, biologisch, vorwiegend pflanzlich, salzlos, zuckerlos sein.

6. Gegen die Beschwerden helfen die Juckreizemulsion, Kräuterbäder, Arnikaumschläge, Essigwasser, Johannis- oder Mandelöl, je nach Ekzemart.

7. Durch die HAB-Frischpflanzentropfen (siehe Rezept) wird der Organismus in seiner Eigenreaktion angeregt und die Selbstheilungskräfte gestärkt.

Beschwerdebild

Das Krankheitsbild ist ausserordentlich vielschichtig, sowohl beim Jugendlichen wie beim Erwachsenen. Erkennungszeichen: je nach Fall brennende oder juckende, nässende oder trockene, schuppende oder rötende Bläschen, Schrunden, Pusteln, Knötchen, Risse oder Krusten. Der Befall kann örtlich begrenzt oder grossflächig sein; am ganzen Körper oder nur auf der Kopfhaut, in den Ohren, am After, in der Schamgegend, an den Ellenbogen, in den Kniekehlen, in den Achselhöhlen, an den Händen und Füssen, am Hals, auf der Brust oder auf dem Rücken. Der Verlauf kann stürmisch, schubweise oder chronisch sein.

Ursachen

Mannigfache Ursachen können für das Ekzem verantwortlich sein. Sie sind entweder im Organismus zu suchen oder auf äussere Einflüsse zurückzuführen. Meistens sind Stoffwechsel, Entgiftung, Entschlackung und Verdauung gestört und mitbeteiligt. Auch vegetative und psychische Belastungen müssen in Betracht gezogen werden. Dasselbe gilt für Schwächen im Magen-Darm-Trakt, in der Nierenfunktion, in der Leber und in den Drüsen sowie bei harnsaurer Diathese. Ferner kann ein Mangel an Enzymen und Fermenten eine Rolle spielen, oder es können Ernährungsfehler die Hauterkrankung auslösen. Einen wesentlichen Faktor spielt der Missbrauch von chemischen Medikamenten. Letztlich kann das Ekzem allergischer Natur sein; infolge Überempfindlichkeit auf bestimmte körperfremde Stoffe wie Mehl, Zement, Staub, Holz, Kleidung, Wohngifte usw. In diesem Fall spricht man von Berufsekzem (Maurer, Bäcker, Maler).

Erste Massnahmen

Vor jeder therapeutischen Behandlung müssen die Ursachen abgeklärt werden. Die Naturheilkunde versucht, das Ekzem von innen zu heilen. Eine wirksame Behandlung basiert auf einer Umstellung der Lebensgewohnheiten. Die entgiftenden Organe wie Nieren, Leber und Darm, aber auch die Haut, müssen funktionstüchtig und robust sein. Korrekturen in der Ernährung, begleitet von Fast- oder Rohkosttagen, sind zwingend. Das tägliche Essen soll vollwertig, biologisch, naturbelassen, vitamin- und mineralstoffreich sein; viel Gemüse, Salat, Rohkost, Früchte, Obst, wenig oder kein Fleisch, salzlos, Abbau von Zucker. Süssigkeiten und Schleckereien sind gänzlich zu streichen. Eine Verstopfung muss unbedingt behandelt werden (siehe «Verstopfung» Seite 160). Die Reserven an Vitamin A und E werden aufgebaut durch die Einnahme von Weizenkeimöl- und Lebertrankapseln im täglichen Wechsel: 3mal täglich zu den Mahlzeiten. Auch eine Kur mit Borretschöl-Kapseln (Drogerie/Apotheke) ist empfehlenswert. Vor jedem Essen 1 Glas Karottensaft trinken. Mit Voll- oder Teilbädern, unter Beigabe von Heublumen, Molke und aetherischen Ölen, kann man die Hautatmung stärken und die Haut reinigen, wodurch lästige Beschwerden wie Jucken oder Brennen verschwinden. Bei nässendem Ekzem lindern und kühlen Quarkwickel oder Heilerdeauflagen. Ein trockenes Ekzem kann mit Johannis- oder Mandelöl behandelt werden. Auch Bestrahlungen mit der Höhensonne oder die Einwirkung von Sonnenlicht sind in manchen Fällen empfehlenswert. Bei starkem Jucken hilft verdünnter Zitronensaft oder verdünntes Essigwasser, ferner eine Kräuteremulsion (siehe unten).

Sind die Hautstellen stark entzündet, hilft ein Arnikaumschlag (1 TL Arnika in einer Tasse anbrühen, kleines Leinentüchlein eintauchen und anschliessend auflegen). Bei Enzymmangel sind während 3 Wochen Enzympräparate (Drogerie/Apotheke) kurmässig einzunehmen. Der Kräutertee unterstützt die Entgiftung: Stiefmütterchenkraut, Storchenschnabel, Löwenzahnwurzeln, Goldruten, zu gleichen Teilen. Mit HAB-Frischpflanzentropfen (siehe Rezept) wird der Körper in seiner Eigenreaktion umgestimmt und mobilisiert.

HAB-Frischpflanzentropfen-Rezept

Löwenzahn-Tinktur	Taraxaci tinctura	30 ml	stoffwechselanregend
Erdrauch-Tinktur	Fumariae tinctura	20 ml	gallensekretionsfördernd
Stiefmütterchen-Tinktur	Viola tric tinctura	30 ml	reinigend
Storchenschnabel-Tinktur	Geranii tinctura	10 ml	entzündungshemmend
Wassernabel-Tinktur	Centellae asiaticae tinctura	10 ml	entgiftend

Gebrauchsanweisung

Erwachsene 15–25 Tropfen, Schulkinder 10 Tropfen, Kleinkinder pro Lebensjahr 1 Tropfen, in wenig Wasser verdünnt, 3mal täglich vor den Mahlzeiten kurz im Munde behalten und schlucken.

Gemmo-Mundspray als Heilungsförderer

Johannisbeer-Knospenmazerat (Ribes nigrum) bis zur Besserung stündlich 1–2 Stösse in den Mund sprayen.

Kräuteremulsion mit HAB-Frischpflanzentinkturen

10 ml Kamillen-, 10 ml Hamamelis-, 10 ml Salbei- und 10 ml Storchenschnabeltinktur werden mit 60 ml Grundemulsion gemischt.

Die Erkältung ist ein katarrhalischer Infekt der oberen Luftwege, der vorwiegend in der kälteren Jahreszeit auftritt. Der Mensch wird dauernd von Viren und Bakterien umschwärmt. Nur eine funktionstüchtige, körpereigene Abwehrkraft hindert die Krankheitserreger, sich in unserem Körper einzunisten und zu vermehren. Erfahrungsgemäss erkrankt nicht jeder an einer Erkältung oder Grippe, der mit den Viren in Kontakt kommt.

Beschwerdebild

Das Beschwerdebild kann je nach Schwächung der körpereigenen Abwehrkraft sehr unterschiedlich sein. Ist sie noch einigermassen funktionstüchtig, kommt es lediglich zu einem Schnupfen. Ist aber das Immunsystem ernsthaft geschwächt, kann sich der Schnupfen zu einer Schleimhautentzündung weiterentwickeln: Stirn- und Kieferhöhlenkatarrh, Mittelohrenentzündung, Rachenkatarrh, Bronchitis, Kehlkopfkatarrh und Grippe, je nach dem begleitet von Fieber, Zerschlagenheit, Schüttelfrost, Kopfweh, Gliederschmerzen, Appetitlosigkeit, Erbrechen oder Durchfall. Immungeschwächte Patienten sind dauernd erkältet, schon beim kleinsten Luftzug oder dem Kontakt mit Viren.

Ursachen

Häufigste Ursache der Schwächung der körpereigenen Abwehr sind Fehlernährung, Mangelerscheinungen (Vitamine, Mineralien, Spurenelemente), giftige Umweltstoffe, Alterungsprozesse, seelische Probleme, Dauerstress, Rauchen, übermässiger Alkoholgenuss, bestimmte Medikamente (Antibiotika, Hormone, Sulfonamide) Schlaflosigkeit, nervliche Überlastung, Bewegungsmangel, Sauerstoffmangel und chronische Erkrankungen. Leider werden in der Schulmedizin Erkältungen sehr oft falsch behandelt. Nase und Rachen werden mit Sprays traktiert, das Fieber wird mit Pillen unterdrückt und dem Husten versucht man mit scharfem Geschütz Herr zu werden. Der Vernichtung der Krank-

---

Wichtige Regeln

1. Alle Einflüsse, die die Widerstandskraft unseres Körpers schwächen, müssen ausgeschaltet werden: Fehlernährung, fehlende Abhärtung, Bewegungsmangel, Rauchen, Alkoholgenuss, Medikamente, Stress, Überlastung, Schlaflosigkeit, Verstopfung und chronische Erkrankungen.

2. Viel Frischkost: Gemüse, Salate, Obst, Früchte, Rohkost, Frucht-, Gemüsesäfte, Kräutertee, Vollwert- und Vollkornprodukte stärken den Körper.

3. Vitaminkuren mit Sanddornsaft (Vitamin C) und Weizenkeimöl (Vitamin E) und Lebertran (Vitamin A) sind zur Prophylaxe kurmässig einzunehmen.

4. Zur Abhärtung des Körpers macht man Kneippkuren (Wechselduschen am Morgen, kalte Wasseranwendungen, Schneelaufen, Taulaufen) und bewegt sich viel in der frischen Luft.

5. Zum Würzen der Speisen verwenden wir in der Erkältungszeit viel Knoblauch, Zwiebeln, Meerrettich und Paprika.

6. Mit zuverlässigen Hausmitteln können wir die körpereigene Abwehrkraft stärken: Propolis-Tropfen, Heilkräutertees, Kräuterdampfbäder mit Eukalyptus, Minzen- oder Fichtennadelöl.

7. HAB-Frischpflanzentropfen (siehe Rezept) können zur Steigerung der Abwehrkräfte kurmässig während Wochen nach Vorschrift eingenommen werden.

heitserreger (Antibiotika, Sulfonamide) wird weit mehr Bedeutung beigemessen als der Stärkung der körpereigenen Abwehrkraft. Auch die Grippeimpfung ist sehr umstritten.

Erste Massnahmen

Ein altes Sprichwort lautet: «Vorbeugen ist besser als heilen.» Wir müssen unserem Körper helfen, Abwehrkräfte zu bilden. Bei der Erkältungsprophylaxe ist die Ernährung wichtig. Der Frischnahrung in Form von Obst, Früchten, Salaten, Rohkost und gedämpftem Gemüse ist der Vorzug zu geben, ebenso Vollwert- und Vollkornprodukten. Zu meiden sind vor allem Zucker, Süssigkeiten, Weissmehl, zu hoher Fleischkonsum, insbesondere Schweinefleisch. Alles meiden, was unseren Körper schwächt: Umweltgifte, Schädlingsbekämpfungsmittel, chemische Zusätze in der Nahrung. Vorbeugen heisst auch, den Darm zu einer regelmässigen und ausreichenden Stuhlentleerung erziehen (siehe «Verstopfung» Seite 160). Viel Flüssigkeit trinken für die Ausschwemmung: Tee (Lindenblüten, Holunderblüten), ungesüsstes, kohlensäurearmes Mineralwasser, Frucht- und Gemüsesäfte. Wichtig für die Steigerung der Abwehrkraft ist das Vitamin C. Als Kur eignet sich 1 EL Sanddornbeerensaft, 3mal täglich. Wichtig sind auch Vitamin A und E. 3mal täglich zur Prophylaxe eine Kapsel Lebertran und Weizenkeimöl einnehmen. Zum Würzen der Speisen in der Erkältungszeit viel Knoblauch, Zwiebeln, Meerrettich und Paprika verwenden.

Wasseranwendungen zum Abhärten: Wechselduschen, Kaltwasser-Anwendungen zum Abhärten und zur Steigerung der Durchblutung, Schneelaufen mit gut durchwärmten Füssen, Taulaufen, Wassertreten, Sauna und Kräuterbäder. Auch mit Sport und Bewegung in der freien Natur gewöhnen wir den Körper an eine gute Zirkulation und Durchblutung. Mit zuverlässigen Hausmitteln können wir die Abwehrkräfte steigern: Propolis-Tropfen, Heilkräutertee (Lindenblüten, Holunderblüten, Thymian, Huflattichblüten, Taigawurzel und Kamillenblüten, zu gleichen Teilen) sowie Kräuterdampfbäder.

Heilpflanzen nehmen in der Prophylaxe von Erkältungskrankheiten und Grippe einen sehr wichtigen Platz ein. Sie stärken die Abwehr und dürfen während Wochen oder Monaten eingenommen werden.

HAB-Frischpflanzentropfen-Rezept

Sonnenhut-Tinktur	Echinaceae tinctura	30 ml	abwehrstärkend
Thymian-Tinktur	Thymi tinctura	30 ml	entzündungshemmend
Spitzwegerich-Tinktur	Plantaginis tinctura	20 ml	reizmildernd
Taigawurzel-Tinktur	Eleutherococci tinctura	20 ml	resistenzsteigernd

Gebrauchsanweisung

Erwachsene 15–25 Tropfen, Schulkinder 10 Tropfen, Kleinkinder pro Lebensjahr 1 Tropfen, in wenig Wasser verdünnt, 3mal täglich vor den Mahlzeiten kurz im Munde behalten und schlucken.

Gemmo-Mundspray als Heilungsförderer

Johannisbeer-Knospenmazerat (Ribis nigrum): bis zur Besserung stündlich 1–2 Stösse in den Mund sprayen.

Kräuterbad mit 12,5% ätherischen Ölen

2–3mal wöchentlich ein Kräuterbad nehmen: 15 ml Eukalyptus-, 15m l Fichtennadelöl und 20 ml Heublumenextrakt mit 200 ml Weizenkeimöl-Molken-Badegrundlage verrühren. Für ein Vollbad reichen 20–30 ml dieses Badezusatzes. Badedauer 15–20 Minuten.

Fieber ist die Begleiterscheinung unendlich vieler Krankheiten, angefangen bei der einfachen Erkältung bis zur Grippe und zu anderen Infektionserkrankungen.

Beschwerdebild

Die normale Körpertemperatur liegt bei 36° bis 37°C. Morgens ist sie etwas niedriger, abends etwas höher. Wenn die Temperatur über 38°C steigt, spricht man von Fieber. Bei einem Erkrankten wird das Fieber 3mal täglich während zirka 3 Minuten gemessen. Bei Fieber ist die Atmung etwas schneller, und auch der Puls ist beschleunigt; einmal fröstelt der Patient, einmal ist er von Schweissausbrüchen geplagt. Vorsicht ist angezeigt, wenn stechende Brustschmerzen und Atembehinderung dazukommen, wenn sich das Pulsvolumen auf 80–120 Schläge erhöht, die Atmung schneller wird und sich die Nasenflügel beim Ausatmen erweitern. Hier besteht der Verdacht auf Lungenentzündung. Eine ärztliche Konsultation ist unbedingt notwendig.

Ursachen

Obwohl Fieber das Wohlbefinden beeinträchtigt, muss man es als einen natürlichen, heilsamen Vorgang akzeptieren. Durch die erhöhte Körpertemperatur werden krankheitserregende Bakterien vernichtet. Schon der griechisch-antike Arzt Parmenides sagte: «Gib mir ein Mittel, das Fieber hervorruft, und ich heile Dir jede Krankheit.» Es gibt sogar ein Heilfieber, durch das Krankheitskeime im Organismus vernichtet werden. Das Fieber ist als Abwehrreaktion des Organismus zu verstehen.

Erste Massnahmen

So heilsam das Fieber ist, es muss trotzdem behandelt werden, um den Körper auf die Dauer nicht zu schwächen. Als erstes gilt: Bettruhe einhalten, für frische Zimmerluft sorgen und sich gut zudecken. Geregelter Stuhlgang ist notwendig. Bei Verstopfung ein Klistier machen.

Viel Flüssigkeit trinken senkt das Fieber. Tee ist ideal: Stechpalmenblätter, Holunderblüten, Lindenblüten, Wiesengeissbartblüten und Thymiankraut, zu gleichen Teilen. Auch Vitamin C-haltige Fruchtsäfte

---

Wichtige Regeln

1. Fieber ist eine natürliche Erscheinung. Unser Körper vernichtet durch die erhöhte Temperatur auf natürlichem Wege Krankheitskeime. Diesen natürlichen Vorgang darf man nicht mit Gewaltskuren und Medikamenten unterdrücken, sondern muss nach den Gesetzen der Naturheilkunde handeln.

2. Wenn das Fieber über 40°C steigt, es trotz aller natürlicher Massnahmen nicht zurückgeht, wenn es zu stechenden Brustschmerzen, erhöhten Pulswerten (80–130 Schläge), Atembeschleunigung und zur Ausweitung der Nasenflügel kommt, ist eine ärztliche Konsultation unbedingt erforderlich.

3. Bei normalem Fieber helfen: Bettruhe, Stuhlentleerung, viel fiebersenkender Tee.

4. Vitamin C-haltige Fruchtsäfte sowie Holunderpunch mehrmals täglich zwischendurch trinken.

5. 1–2mal täglich Essigsocken machen.

6. Mit je nach Krankheitsbild gewählten homöopathischen Mitteln geht das Fieber innerhalb kurzer Zeit zurück. Es kann in den ersten 1–2 Stunden zu Reaktionen kommen.

7. Die HAB-Frischpflanzentropfen (siehe Rezept) stärken und mobilisieren die Heilkräfte.

wie Sanddornsaft, Orangensaft mit Zitrone sind zu empfehlen. Zwischendurch trinke man ein Glas Holunderpunch: 1–2 Kandiszucker (wenn man Honig verwendet, diesen im heissen Wasser auflösen) im kochenden Wasser (zirka 2 dl) auflösen, 2–3 EL Holunderbeersaft (Drogerie/Reformhaus) und wenig Zimt dazugeben. Noch heiss schluckweise trinken.

Um das Fieber durch die feinstofflichen Selbstheilungskräfte zu brechen, eignen sich je nach Krankheitsbild folgende homöopathische Mittel: Belladonna D 6 (plötzliches hohes Fieber, heisser Kopf, schwitzen am Kopf, phantasieren, pulsieren der Arterien, feuchte Haut); Aconitum D 6 (plötzliches hohes Fieber, heisser Kopf ohne Schwitzen – bei Schweissausbrüchen ist Aconitum nicht mehr angezeigt –, schneller, kräftiger Puls, Unruhe, ängstlich, trockene Haut); Ferrum phosphoricum D 6 (Fieber zwischen 38°–39°C, Blutandrang im Kopf, Nasenbluten, Gesichtsfarbe wechselt zwischen rot und weiss); Gelsemium D 6 (langsam steigendes Fieber – nicht über 39°C –, müde, abgeschlagen, Erschöpfung mit Zittern, schläfrig, benommen). Die Mittel sind in Apotheken und Drogerien entweder als Globuli (Kügelchen) oder Tropfen (Dilution) erhältlich. Das Mittel wird stündlich eingenommen: 1–2 Globuli auf der Zunge zergehen lassen, Tropfen, 3 an der Zahl, mit etwas Wasser verdünnt kurz im Munde behalten und schlucken.

Zur Unterstützung der Heilung werden Essigsocken gemacht: es braucht dazu 1 Paar Leinen- und Wollsocken, die bis unters Knie reichen. Wichtig ist, dass die trockenen Wollsocken die nassen Leinensocken überdecken. Leinensocken in kaltes Wasser legen, dem man 1 EL Essig beigibt. Socken abtropfen lassen und anziehen. Die trockenen Wollsocken bis zum Knie überziehen. Ins Bett liegen und 1–1½ Stunden ruhen. Essigsocken 1–2mal pro Tag machen.

Mit HAB-Frischpflanzentropfen (siehe Rezept) kann man den fiebrigen Organismus stärken. Die Temperatur wird langsam wieder zurückgehen.

HAB-Frischpflanzentropfen-Rezept

Weiden-Tinktur	Salicis tinctura	20 ml	fiebersenkend
Salbei-Tinktur	Salviae tinctura	20 ml	entzündungshemmend
Sonnenhut-Tinktur	Echinacea tinctura	20 ml	abwehrkräftigend
Thymian-Tinktur	Thymi tinctura	20 ml	stärkend
Kamillen-Tinktur	Matricariae tinctura	20 ml	beruhigend

Gebrauchsanweisung

Erwachsene 15–25 Tropfen, Jugendliche 10 Tropfen, Kleinkinder pro Lebensjahr 1 Tropfen, in wenig Wasser verdünnt, 3mal täglich vor den Mahlzeiten kurz im Munde behalten und schlucken.

Gemmo-Mundspray als Heilungsförderer

Johannisbeer-Knospenmazerat (Ribes nigrum) bis zur Besserung stündlich 1–2 Stösse in den Mund sprayen.

Kräuterbad mit 12,5% aetherischen Ölen

2–3mal wöchentlich ein Kräuterbad nehmen: 15 ml Eukalyptus-, 15 ml Fichtennadelöl und 20 ml Heublumenextrakt mit 200 ml Weizenkeimöl-Molken-Badegrundlage mischen. Für ein Vollbad reichen 20–30 ml dieses Badezusatzes. Badedauer 15–20 Minuten.

Obschon die Medizin über ein vielfältiges Therapieangebot und über eine grosse Palette von chemischen Arzneien verfügt, treten trotz Fortschritt immer mehr Unterleibserkrankungen beim weiblichen Geschlecht auf. Die Tatsache, dass die Frauenkrankheiten zunehmen, sollte uns wachrütteln und den Weg zur Prophylaxe öffnen. Es ist und bleibt die Aufgabe der Naturheilkunde, natürliche Mittel und Wege aufzuzeigen, wie man sich durch eine geordnete, gesunde Lebensweise vor vielen Krankheiten schützen kann. Die Naturmedizin beisst sich fast die Zähne aus, um dem heutigen Dilemma in Sachen Frauenbeschwer-

den zu begegnen: Menstruationsstörungen, Unterleibsentzündungen, Blasenkatarrh, Eierstockzysten, Brustbeschwerden, Myom, Prolaps, Polypen und Infektionen. Vorbeugend bei Frauenkrankheiten sind eine natürliche, geordnete Lebensweise und das Ausschalten schädlicher Einflüsse.

Ursachen

Unterleibsbeschwerden können verschiedene Ursachen zugrundeliegen, wobei es sich nicht immer um eine ernsthafte Krankheit handeln muss. Negative Einflüsse über lange Zeit, an die sich die Frau vielleicht gewöhnt hat, können die Frauenleiden über Jahre verdecken, bis sie letztlich zum Ausbruch kommen: Disharmonischer Lebensablauf, Kummer, Stress, psychische Störungen, körperliche Überlastung, falsche Bekleidung, einseitige Ernährung mit Vitamin-, Mineral- und Enzymmangel, chronisch kalte Füsse, Verstopfung, falsche Hygiene, Pessare, Tampons, die während der Regel zu wenig häufig gewechselt werden.

Es können aber auch innensekretorische Drüsenentzündungen, Unterfunktion der Eierstöcke, Blutarmut, Kreislaufschwäche, Diabetes, Ansteckung bei Intimverkehr, Pilzerkrankungen zu Unterleibsstörungen führen. Dies gilt auch für chemische Medikamente und ihre Nebenwirkungen. Auch die Antibabypille ist diesbezüglich nicht unschädlich. Ärzte haben festgestellt, dass die Pille jedes Organsystem beeinflusst und nachweislich zu folgenden Schädigungen führen kann: Unfruchtbarkeit, Veränderung der Brustdrüsen, Totgeburten, Unregelmässigkeiten bei den Chromosomen, Blutstörungen, auch Unterleibsblutungen, Krebsförderung.

Wichtige Regeln

1. Die mannigfaltigen, oft jahrelangen, negativen Einflüsse, die die Unterleibsbeschwerden der Frau begünstigen, sollten erforscht und behoben werden.

2. Naturbelassene, vollwertige, biologische Ernährung sollte für die Gesundheit der Frau und für die ganze Familie erstes Gebot sein.

3. Jahrelange Verstopfung führt häufig zu Beschwerden in den Unterleibsorganen.

4. Die Blutqualität ist periodisch mit Randen- und Brennesselsaft zu verbessern.

5. Vitaminkuren (A, B, C, D und E), abgewechselt mit Nachtkerzenölkuren, sind der Gesundheit förderlich.

6. Richtige Bekleidung, gute Hygiene sowie Entspannung und Bewegung in der freien Natur sind Grundvoraussetzungen für die Gesundheit.

7. Viel Flüssigkeit (Kräutertee) ist wichtig. Ferner nimmt man kurmässig vierteljährlich zur Prophylaxe HAB-Frischpflanzentropfen (siehe Rezept).

Erste Massnahmen

Die wachsende Zahl von Frauen mit Unterleibsbeschwerden sollten Mediziner wie auch Laien veranlassen, nach den Ursachen zu suchen, die möglicherweise während Jahren unerkannt bleiben. Vielfach sind mehrere Faktoren für die Erkrankung verantwortlich. Der erste Schritt besteht darin, diese auszuschalten. Als zweites befolge man die Empfehlungen der Naturheilkunde: eine naturbelassene, vollwertige, biologische Ernährung, geregelte Darmtätigkeit, Verbesserung der Blutqualität durch vierteljährliche Randensaftkuren (1 Glas zu den Mahlzeiten), gute Versorgung mit den natürlichen Vitaminen A, B, C, D und E. Mangel kann Missbildungen begünstigen, zur Rückbildung der Eierstöcke führen, zu Frühgeburten führen, Schilddrüse und Hypophyse beeinflussen. Deshalb sind abwechselnde Kuren mit Sanddornsaft, Lebertrankapseln, Weizenkeimölkapseln, Hefeextrakten, Lecithin und Kalktabletten zu empfehlen. Eine besondere Stellung geniesst das Nachtkerzenöl, besonders bei den Frauen, die während der Menstruation über Brustschmerzen klagen. Auch Blütenpollen, Bienenbrot und Gelée royale sind zur Abwechslung gut. Bei der monatlichen Menstruation verlieren viele Frauen beachtliche Mengen Eisen. Sinnvoll ist deshalb, vierteljährlich eine 3wöchige Kur mit Brennesselsaft (Drogerie/Apotheke) zu machen: 3mal täglich 1 EL mit Wasser einnehmen.

Die Durchblutung der Beckenorgane wird durch Vollbäder mit Rosmarinzusatz gefördert. Bei kalten Füssen sollte man nach den Richtlinien von Kneipp täglich Wechselgüsse machen. Auch die richtige Bekleidung ist wichtig: warme Unterwäsche aus natürlichen Materialien (Baumwolle, Wolle, Seide), nicht zu enge Gürtel und zu hohe Absätze. Wichtig ist auch die Reinlichkeit in der Intimpflege, tägliche Waschungen mit neutraler Seife und Kamillosan, Sitzbäder mit Zinnkraut. Genügend Flüssigkeit trinken, wobei eine periodische Teekur mit Frauenmänteli, Silbermänteli, Taubnesselblüten, Kamillenblüten, Rosmarin, zu gleichen Teilen, stärkt. Zur Prophylaxe hilft ferner eine vierteljährliche Kur von 3 Wochen mit HAB-Frischpflanzentropfen (siehe Rezept).

HAB-Frischpflanzentropfen-Rezept

Schafgarben-Tinktur	Millefolii tinctura	20 ml	durchblutungsfördernd
Rosmarin-Tinktur	Rosmarini tinctura	20 ml	kreislauffördernd
Kamillen-Tinktur	Matricariae tinctura	20 ml	entzündungshemmend
Johanniskraut-Tinktur	Hyperici tinctura	20 ml	entspannend
Traubensilberkerzen-Tinktur	Cimicifugae tinctura	20 ml	stärkend

Gebrauchsanweisung

Erwachsene 15–25 Tropfen, Jugendliche 10 Tropfen, in wenig Wasser verdünnt, 3mal täglich vor den Mahlzeiten kurz im Munde behalten und schlucken.

Gemmo-Mundspray als Heilungsförderer

Himbeer-Knospenmazerat (Rubus idaeus) zur Prophylaxe: um 9 und 16 Uhr 1–2 Stösse in den Mund sprayen.

Kräuterbad mit 12,5% ätherischen Ölen

2–3mal wöchentlich ein Kräuterbad nehmen: 15 ml Eukalyptus-, 15 ml Lavendel- und 10 ml Melissenöl mit 220 ml Weizenkeimöl-Molken-Badegrundlage verrühren. Für ein Vollbad reichen 20–30 ml dieses Badezusatzes. Badedauer 15–20 Minuten.

Die Gebärmutter (Uterus) ist ein birnenförmiges, etwa 8 cm langes Hohlmuskelorgan, welches geschützt im Becken der Frau liegt. Ihre Aufgabe ist die Aufnahme und Ernährung des befruchteten Eies. Sie ist Brutkammer für das heranwachsende neue Leben. Wenn sich kein befruchtetes Ei einnistet, kommt es zur monatlichen Regelblutung (Menstruation), bei der die Gebärmutterschleimhaut abgestossen wird. Die Gebärmutterwand besteht aus einer dicken Schicht glatter Muskulatur (Myometrium) und einer inneren Schleimhautschicht (Endometrium), die sich leicht entzünden kann. Entzündungen der Gebärmutterschleimhaut (Endometritis) treten bei der geschlechtsreifen Frau sehr häufig auf, da während der Menstruation Krankheitskeime in die Gebärmutter einwandern können.

Beschwerdebild

Die Gebärmutterschleimhautentzündung kann entweder akut oder chronisch auftreten. Ihr Verlauf ist sehr verschieden. Die allgemeinen Anzeichen sind: Blutungsanomalien im Menstruationszyklus, Zwischenblutungen, verlängerte oder verstärkte Regelblutung, ferner Schmerzen, Krämpfe und Druck im Unterleib, vor allem während der Periode. In menstruationsfreien Tagen kommt es zu Ausfluss, der anfänglich blutig, später dünnflüssig und schleimig ist. Manchmal bestehen Beschwerden beim Wasserlösen (Harnbrennen), und es kann zu mittlerem bis hohem Fieber kommen. Das Wohlbefinden ist gestört, ab und zu treten Übelkeit und Erbrechen auf.

Ursachen

Chronische Verstopfung und chronisch kalte Füsse begünstigen eine Entzündung. Sie kann durch verschiedene Einflüsse ausgelöst werden, z.B. bei Verlagerung der Gebärmutter, bei Geschwülsten, bei Verletzungen, nach Fehlgeburten oder Normalgeburten, bei Abort, durch aufsteigende Keime aus der Scheide, bei Gebrauch von Pessaren, durch eine absteigende Entzündung aus dem Eileiter oder dem Eierstock oder durch Entzündungen in benachbarten Organen, die mit der Gebärmutter verbun-

---

Wichtige Regeln

1. Die Symptome der Gebärmutterschleimhautentzündung müssen ärztlich abgeklärt werden.

2. Die akute Entzündung mit Fieber verlangt Bettruhe und kühle Leibwickel, Rohkost- und Fasttage.

3. Bei chronischen Entzündungen sind ansteigende Sitzbäder mit Kamillenzusatz hilfreich.

4. Vaginalspülungen (täglich einmal) mit einer Kamillen- und Brombeerblättermischung (siehe Erste Massnahmen) sind der Heilung förderlich.

5. Chronisch kalte Füsse und chronische Verstopfung sind zu vermeiden.

6. Nach völliger Abheilung soll Rückfällen mit einem aktiven Abhärtungsprogramm vorgebeugt werden: Wechselduschen, Sport, Gymnastik.

7. Die körpereigenen Abwehrkräfte werden während der Entzündung mit HAB-Frischpflanzentropfen (siehe Rezept) gestärkt.

den sind. Infektionen sind des weiteren möglich durch Scharlach, Tripper oder Gonorrhoe.

Erste Massnahmen

Sobald Störungen im Unterleib und im Menstruationszyklus auftreten, ist eine ärztliche Untersuchung unbedingt nötig, um die Krankheit eindeutig zu diagnostizieren und die möglichen Ursachen abzuklären. Bei akuter Gebärmutterschleimhautentzündung macht man kühle Leibwickel und erwärmt die Füsse mit einer Wärmeflasche. Nach Abklingen der akuten Zeichen, begleitet von Fieber, kann man ansteigende Fussbäder (nicht während der Menstruation) machen.

Bei chronischer Gebärmutterschleimhautentzündung legt man auf den Unterleib ein Heizkissen oder warme Heublumensäcke. Zudem kann man täglich ein ansteigendes Sitzbad mit Kamillenzusatz nehmen. Dauer 10–20 Min. Wassertemperatur 37–39 °C. Tee aus Kamillenblüten und Brombeerblättern bringen die Entzündung zum Abklingen: 1 TL Teemischung mit heissem Wasser überbrühen und fünf Minuten ziehen lassen. Abseihen. Mit einer Messerspitze Meersalz mischen und noch warm zum Spülen der Scheide verwenden (täglich einmal). Während der akuten Gebärmutterschleimhautentzündung ist es ratsam, Saftfastenkuren oder Rohkosttage einzuschalten, um den Körper und die Verdauung zu entlasten. Bei chronischer Erkrankung sind leicht verdauliche Nahrungsmittel (vorwiegend pflanzliche Kost) empfehlenswert, ohne Kochsalz, dafür aber vitamin- und mineralstoffreich. Eine Verstopfung ist zu behandeln. Der zu Endometritis neigende Organismus muss durch ein tägliches Bewegungsprogramm vitalisiert werden: Wandern, Jogging, Gymnastik. Das Allgemeinbefinden wird sich verbessern, und der Kreislauf bleibt in Schwung. Mit Kräutertee lindert und beugt man Beschwerden vor: Mischung aus Käslikrautblättern, Brombeerblättern, Eibischwurzeln, Meisterwurzwurzeln, Schafgarbenblüten und Frauenmäntelikraut, zu gleichen Teilen. Durch die HAB-Frischpflanzentropfen (siehe Rezept) wird die Entzündungsbereitschaft gehemmt und die körpereigene Abwehrkraft gestärkt.

HAB-Frischpflanzentropfen-Rezept

Traubensilberkerzen-Tinktur	Cimicifugae tinctura	40 ml	abwehrkräftigend
Kamillen-Tinktur	Matricariae tinctura	20 ml	beruhigend
Schafgarben-Tinktur	Millefolii tinctura	20 ml	regulierend
Thymian-Tinktur	Thymi tinctura	10 ml	stärkend
Ringelblumen-Tinktur	Calendulae tinctura	10 ml	entzündungshemmend

Gebrauchsanweisung

Erwachsene 15–25 Tropfen, Jugendliche 10 Tropfen, in wenig Wasser verdünnt, 3mal täglich vor den Mahlzeiten kurz im Munde behalten und schlucken.

Gemmo-Mundspray als Heilungsförderer

Himbeer-Knospenmazerat (Rubus idaeus): bis zur Besserung stündlich 1–2 Stösse in den Mund sprayen.

Kräuterbad mit 12,5% ätherischen Ölen

2–3mal wöchentlich ein Kräuterbad nehmen: 10 ml Eukalyptus-, 10 ml Lavendel-, 10 ml Melissenöl, 20 ml Heublumenextrakt mit 200 ml Weizenkeimöl-Molken-Badegrundlage mischen. Für ein Vollbad reichen 20–30 ml dieses Badezusatzes. Badedauer 15–20 Minuten.

Wichtige Regeln

1. Wer nach dem Beobachten von 15 Gegenständen sich nach 1 Minute an weniger als 7 erinnern kann, sollte mit einem täglichen Gedächtnistraining beginnen: Fremdsprachenstudium, Kreuzworträtsel, Kopfrechnen, Auswendiglernen von Gedichten und Versen.

2. Rauchen, Alkohol, Überernährung, Fettkonsum sollten gänzlich gemieden werden.

3. Täglich viel Bewegung in der frischen Luft: Wandern, Jogging, Radfahren usw.

4. Brennesselsamen mit Honig steigern die Leistungsfähigkeit des Hirns.

5. Um den Phosphorstoffwechsel des Gehirns zu aktivieren, werden um 9 und 16 Uhr je 2–3 Tabletten Kalium phosphoricum D 6 im Munde zerkaut.

6. Zu den Mahlzeiten trinkt man 1 Glas Selleriesaft; Beifusstee mit Rosmarin ist ebenfalls geeignet. Als Durststiller sei der Matetee empfohlen.

7. Zur kurmässigen Behandlung der Gedächtnisschwäche werden über längere Zeit HAB-Frischpflanzentropfen mit Ginkgo-Wirkstoffen (siehe Rezept) eingenommen.

Wer hat das nicht schon erlebt? Man trifft einen Bekannten und weiss seinen Namen nicht mehr. Dies kann hin und wieder vorkommen. Doch wenn das Gedächtnis öfters versagt, leidet man unter Umständen an einer Gedächtnisschwäche. Zwar sind mehrheitlich ältere Menschen davon betroffen; aber auch jüngere sind davor nicht gefeit. Bei diesen Patienten sind Konzentration, Erinnerungsvermögen und Wortfindung gestört.

Beschwerdebild

Die Betroffenen begegnen der Gedächtnisschwäche unterschiedlich. Die einen helfen sich mit Knoten im Taschentuch. Man wird zwar an etwas erinnert, zuordnen kann man jedoch die Knoten vielfach nicht. Andere klammern sich an ein Notizbuch. Wiederum andere können sich nicht konzentrieren, z.B. beim Lesen eines Buches oder einer Zeitung. Die Buchstaben laufen wie ein Film ab. Am Schluss weiss man nicht mehr, was man gelesen hat. Nicht selten kommt es im Alltag zu peinlichen Situationen, die für die Betroffenen sehr belastend sind.

Ursachen

Die arteriellen Durchblutungsstörungen sind im Vormarsch. Wir haben es mit einer Zivilisationskrankheit zu tun, die durch unseren Lebensstil begünstigt wird: Bewegungsmangel, zu üppige und zu grosse Mahlzeiten, Alkohol, Rauchen.
Millionen von Menschen leiden unter den Folgen einer mangelnden Durchblutung (Arterienverkalkung) des Gehirns. Ablagerungen an den Gefässwänden der Arterien behindern und reduzieren den Blutfluss. Die Gehirnzellen werden nur noch unzureichend mit Sauerstoff versorgt. Die

Folgen sind Vergesslichkeit, nachlassende Konzentrations- und Reaktionsfähigkeit, Stimmungsschwankungen. Die Beschwerden verschlimmern sich mit zunehmendem Alter und führen oft zu einer massiven Einbusse an Lebensqualität.

Nebst altersbedingten Hirnveränderungen (vor allem Arterienverkalkung) tragen auch andere Hirnkrankheiten und Verletzungen zur Gedächtnisstörung bei, z.B. Alkoholvergiftung, Gehirnerschütterung. Schliesslich kennen wir noch die Gedächtnisschwäche, die seelisch-nervösen Ursprungs ist.

Erste Massnahmen

Zuallererst die verkalkten Gehirnwindungen wieder einmal richtig putzen. Hierzu eignet sich die Heilpflanze Ginkgo bilobae, welche auch japanischer Tempelbaum oder Fächerbaum genannt wird. Die Wissenschaft hat bis heute über 2000 Wirkstoffe in den frischen Blättern dieses Baumes nachweisen können. Durch die Ginkgo-Wirkstoffe wird das Blut «dünnflüssiger», die Fliesseigenschaften und die Strömungsgeschwindigkeit werden verbessert. Dank der Gefässerweiterung kommt es zu einer besseren Gehirndurchblutung. Die Gedächtnisschwäche nimmt eindeutig ab. Die HAB-Frischpflanzentropfenkur (siehe Rezept) soll über längere Zeit gemacht werden.

Zur Unterstützung der Therapie morgens und abends 1 gestrichenen Teelöffel Brennnesselsamen mit wenig Honig einnehmen. Um den Phosphor-Stoffwechsel des Gehirns zu verbessern, um 9 und 16 Uhr 2–3 Tabletten Kalium phosphoricum D 6 (Drogerie/Apotheke) auf der Zunge zergehen lassen. Zu den Mahlzeiten trinkt man täglich 1–2mal ein Glas gepressten Selleriesaft. Zur Stärkung des Gehirns eignet sich ein Kräutertee aus Beifusskräutern und Rosmarinblättern zu gleichen Teilen (für eine Tasse 1 TL mit Wasser überbrühen, 5 Min. ziehen lassen). Als Durststiller wird tagsüber Matetee (Drogerie), mit etwas Zitronensaft und Honig aromatisiert, getrunken. Knoblauchkuren sind sehr empfehlenswert. Es ist eine vernünftige, vollwertige, vorwiegend pflanzliche Ernährung einzuhalten. Üppiges Essen, Fett, Alkohol und Nikotin sind zu meiden.

Auch durch mentales Training lässt sich die Gedächtnisschwäche wesentlich verbessern. Wer beim Beobachten von 15 Gegenständen sich nach einer Minute an weniger als 7 erinnern kann, sollte unbedingt mit dem Gedächtnistraining beginnen. Geeignet sind das Lernen von Fremdsprachen, das Auswendiglernen von Gedichten und Versen, das Kreuzworträtsel lösen und Kopfrechnungsübungen.

HAB-Frischpflanzentropfen-Rezept

Taiga-Tinktur	Eleutherococci tinctura	20 ml	stärkend
Immergrün-Tinktur	Vincae minoris tinctura	20 ml	hirnduchblutungsfördernd
Ginkgo-Tinktur	Ginkgo bilobae tinctura	60 ml	hirndurchblutungsfördernd

Gebrauchsanweisung

Erwachsene 15–25 Tropfen, Jugendliche 10 Tropfen, in wenig Wasser verdünnt, 3mal täglich vor den Mahlzeiten kurz im Munde behalten und schlucken.

Kräuterbad mit 12,5% aetherischen Ölen

2–3mal wöchentlich ein Kräuterbad nehmen: 15 ml Rosmarin-, 15 ml Orangenöl mit 200 ml Weizenkeimöl-Molken-Badegrundlage mischen. Für ein Vollbad reichen 20–30 ml dieses Badezusatzes. Badedauer 15–20 Minuten.

Gicht ist eine Stoffwechselerkrankung, die dem rheumatischen Formenkreis zugeordnet wird. Sie zeigt sich in Strukturveränderungen im Bewegungsapparat. Wir haben es in den meisten Fällen mit einer «Wohlstandserkrankung» unserer Überflussgesellschaft zu tun, die den Stoffwechsel arg strapaziert.

Wichtige Regeln

1. Es ist zu beachten, dass die Gicht oft das Endprodukt unserer Überflussgesellschaft ist: Überernährung, falsche Ernährung, Bewegungsarmut usw. Alle diese Faktoren müssen bei der Behandlung ausgeschaltet werden.

2. Die Ernährung des Gichtkranken sollte vorwiegend pflanzlich und vollwertig sein; und vor allem frei von : Würsten, Eiern, Käse, Salz, Kaffee, Schokolade, Süssigkeiten, Schweinefleisch, Geräuchertem und Leber.

3. Es ist genügend Flüssigkeit zu trinken, 2–3 l pro Tag. Eine harnsäureausführende Kräuterteekur ist einzuhalten.

4. Die erkrankten Gelenke können mit Heublumenauflagen, Lehmpackungen, Kohlblattauflagen und Kräuterbädern behandelt werden.

5. Einer Verstopfung ist vorzubeugen, oder sie muss behandelt werden.

6. Ein ausgeglichenes Bewegungsprogramm darf keinesfalls fehlen. Die betroffenen Gelenke müssen durch Gymnastikübungen beweglich gehalten werden.

7. Mit HAB-Frischpflanzentropfen (siehe Rezept) wird die überschüssige Harnsäure ausgeführt und der entgleiste Stoffwechsel normalisiert.

Beschwerdebild

Die Gicht ist das Endprodukt des Eiweissstoffwechsels, bei dem die überschüssige Harnsäure unzureichend durch die Nieren ausgeschieden wird. Sie lagert sich vorwiegend an den Gelenken ab, meistens am Grosszehengrundgelenk (in 80% der Fälle), weniger an Gelenken von Knie, Schulter, Ellbogen und Hand. Es treten typische Schmerzbilder auf, die plötzlich in der Nacht oder früh morgens beim ersten «Hahnenschrei» den Patienten aufwachen lassen. Die Krankheit kann durch Infektion, Erkältung, Überanstrengung, reichen Alkoholgenuss und Stress ausgelöst werden. Es kommt zu einer Gelenkschwellung, bläulicher Rötung und extremer Schmerzhaftigkeit, insbesondere bei Bewegung und Berührung. Im chronischen Stadium der Gichtkrankheit sind Knoten (Tophi) im Bereich der Gelenke (Fingergelenksknoten) oder an der Ohrmuschel sichtbar. Im fortgeschrittenen Stadium können sich die befallenen Gelenke versteifen und verformen.

Ursachen

Hauptverantwortlich für die Gicht sind Fehlernährung, übermässiger Alkoholkonsum und mangelnde Bewegung. Auch die Fettleibigkeit gehört zu den Risikofaktoren. Der schlechte Flüssigkeitsfluss im Organismus, ausgelöst durch mangelnden Durst, führt zudem zu Nierenfunktionsschwäche. Die Harnsalze werden ungenügend ausgeschieden und bleiben im Organismus zurück. Gichtbegünstigend ist auch der ständig zunehmende Zuckerkonsum, sei es in Form von Süssigkeiten oder Mineralwasser mit hohem Zuckerzusatz. Es ist zu beachten, dass auch Medikamente, z.B.

Penicillin und Saluretika die Gicht begünstigen. Dasselbe gilt für Entwässerungstabletten.

Erste Massnahmen

Die Naturheilkunde empfiehlt in erster Linie eine harmonische, natürliche Lebensweise. Tabletten und Injektionen heilen nicht, sie unterdrücken lediglich die Symptome. Auf übermässigen Alkoholkonsum, auf Süssigkeiten und üppige Ernährung ist zu verzichten. Harnsäureproduzierende Speisen müssen stark reduziert werden: Würste, Eier, Käse, Salz, Kaffee, Schokolade, Patisserie, Süssigkeiten in jeder Form, Schweinefleisch, Geräuchertes und Leber. Pflanzliche und vollwertige Nahrung ist vorzuziehen: Gemüse, Salate, Rohkost, Reis, Kartoffeln, Säfte, Vollwertprodukte. Es ist zu beachten, dass ein gesunder Erwachsener pro Tag bis zu 2 l Flüssigkeit (Tee, Mineralwasser ohne Kohlensäure und Zucker) trinken sollte, damit die Nieren die Harnstoffe ausscheiden können.

Dies sind im Normalfall täglich 70 g Salze (Chloride, Harnstoff und Harnsäure). Zu diesem Zweck 3mal täglich nach dem Essen eine Tasse harnsäureausscheidenden Tee trinken aus folgenden Kräutern: Teufelskrallenwurzeln, Hauhechelwurzeln, Wacholderbeeren, Brennesselblätter, Löwenzahnwurzeln, Birkenblätter und Zinnkraut. Eine Verstopfung muss behandelt werden. Kneipp empfiehlt zur Ausheilung der Gicht Heublumenauflagen. Auch Bäder mit Fichtennadelöl-Zusatz unterstützen die Therapie. Sehr gut sind Kohlblatt-Auflagen, Lehm- und Senfmehlpackungen. Spezielle Bewegungsübungen dienen dazu, die Funktion der Gelenke aufrechtzuerhalten und die Versteifung zu verhindern. Der Patient ist zu einem ausgeglichenen Bewebungsprogramm anzuhalten: Schwimmen, Wandern, Waldlauf usw.

Mit HAB-Frischpflanzentropfen (siehe Rezept) können wir die Harnsäureablagerungen im Körper abbauen und den entgleisten Stoffwechsel normalisieren.

HAB-Frischpflanzentropfen-Rezept

Löwenzahn-Tinktur	Taraxaci tinctura	20 ml	stoffwechselverbessernd
Weiden-Tinktur	Salicis tinctura	20 ml	schmerzlindernd
Brennessel-Tinktur	Urticae tinctura	20 ml	reinigend
Pappel-Tinktur	Populi tinctura	20 ml	harnsäureausscheidend
Goldruten-Tinktur	Solidaginis tinctura	20 ml	harntreibend

Gebrauchsanweisung

Erwachsene 15–25 Tropfen, Jugendliche 10 Tropfen, in wenig Wasser verdünnt, 3mal täglich vor den Mahlzeiten kurz im Munde behalten und schlucken.

Gemmo-Mundspray als Heilungsförderer

Bergföhren-Knospenmazerat (Pinus montana) bis zur Besserung stündlich 1–2 Stösse in den Mund sprayen.

Kräuteremulsion mit HAB-Frischpflanzentropfen

10 ml Kamillen-, 10 ml Pappel-, 10 ml Thymian- und 10 ml Arnika- Tinktur mit 60 ml Grundemulsion mischen. Täglich morgens und abends die kranke(n) Stelle(n) mit wenig dieser Mischung einreiben.

Kräuterbad mit 12,5% aetherischen Ölen

2–3mal wöchentlich ein Kräuterbad nehmen: 15 ml Fichtennadel- und 15 ml Rosmarinöl, 20 ml Heublumenextrakt mit 200 ml Weizenkeimöl-Molken-Badegrundlage mischen. Für ein Vollbad reichen 20–30 ml dieses Badezusatzes. Badedauer 15–20 Minuten.

Wichtige Regeln

1. Natürliche Massnahmen (siehe «Erkältungsprophylaxe» Seite 72 und «Fieber» Seite 74) helfen, die Abwehrkräfte zu stärken. Dies ist ein guter Schutz gegen Grippe und Erkältungen.

2. Ist man vom Grippevirus angesteckt, lege man sich ins Bett, mache Wadenwickel, Schwitzpackungen oder Essigsocken (bei «Fieber» Seite 74) und nehme nur leichte, pflanzliche Kost.

3. Viel Flüssigkeit trinken: Lindenblütentee, Holunderblütentee, Zitronenwasser mit Sanddornsaftzusatz, Holunderbeerpunch.

4. Brust und Rücken werden mit wenig Pfefferminzöl eingerieben, um Verkrampfungen und Verschleimungen zu lösen.

5. Den Darm mit Leinsamen oder Feigensirup reinigen. Bei Verstopfung ein Klistier machen. Häufige Kaltwaschungen des ganzen Körpers mit leichtem Essigwasser fördern die Ausscheidung.

6. Mit Frischpflanzentropfen (siehe Rezept) wird der Organismus mobilisiert, um innert kurzer Zeit der Grippe Herr zu werden.

7. Wenn sich Puls und Atem beschleunigen und das Fieber steigt, wenn die Grippe zu Reizerscheinungen in Augen und Gesicht führt, wenn Schlafsucht auftritt, bei stark blutigem Auswurf, Atembeschwerden, Kreislaufschwäche und Herzbeschwerden ist eine ärztliche Konsultation notwendig.

Die Grippe ist eine durch ein Virus verursachte, übertragbare Infektionskrankheit, deren Ausbruch durch eine geschwächte Widerstandskraft des Organismus begünstigt wird. Eine bakteriell bedingte Grippe gibt es nicht (Viren sind eine Gruppe von Krankheitserregern, die viel kleiner als Bakterien sind; so klein, dass sie unter dem gewöhnlichen Mikroskop nicht sichtbar werden). Die Grippe ist leicht übertragbar und sucht von Zeit zu Zeit ganze Länder heim. Der kranke Mensch überträgt die Keime, die sich im Mund, im Rachen und in den Atemwegen befinden, durch das Ausatmen (Sprechen, Niesen, Anhusten). Wir sprechen von einer Tröpfchen-Infektion.

Beschwerdebild

Schon einige Tage vor Ausbruch der Grippe sind Missmut, Kratzen im Rachen, Reizbarkeit und Abgeschlagenheit erste Vorzeichen. Je nach Art des Virenbefalls können Schüttelfrost, Fieber, Kopfweh, Gliederschmerzen, Erbrechen, Durchfall, Müdigkeit und Schwäche auftreten. In den meisten Fällen ist die Grippe leichter Natur und kann mit entsprechenden natürlichen Massnahmen innert 4–5 Tagen geheilt werden. Dauert eine Grippe länger (über 5–8 Tage), ist eine ärztliche Konsultation erforderlich.

Ursachen

Als Erreger, die von Mensch zu Mensch übertragen werden, kommen Influenza-Viren vom Typus A, B oder C in Betracht. Die Grippe wird durch Tröpfcheninfektion übertragen: beim Sprechen, Niesen oder Anhusten. Sind die körpereigenen Abwehrkräfte geschwächt, siedelt sich das Virus in

84

der Luftröhrenschleimhaut an, vermehrt sich relativ rasch und kann sich im ganzen Körper ausbreiten. Die Inkubationszeit dauert 3–4 Tage. Es gibt einen Impfstoff, der vermutlich gegen A- und B-Viren, nicht aber gegen andere Viren wirksam sein soll. Viele Kliniker sind allerdings der Überzeugung, dass dieser Impfstoff sehr beschränkt wirkt. Deshalb ist es ratsamer, die körpereigenen Abwehrkräfte zu stärken und gesund zu leben. Auch die Antibiotika spielen bei der Grippe eine unbedeutende Rolle. Bekanntlich wirken sie nur gegen Bakterien, nicht aber gegen Viren. Antibiotika hilft also nur bei Sekundärinfektionen, z.B. bei einer Lungenentzündung.

Erste Massnahmen

Bei einer Grippe legt man sich ins Bett, um das Herz zu schonen. Man sorgt für gute Zimmerluft und macht als erstes Wadenwickel oder Schwitzpackungen, bei Fieber Essigsocken (siehe «Fieber» Seite 74). Viel Flüssigkeit trinken: heisses Zitronenwasser mit Sanddornsaftzusatz, Linden- und Holunderblütentee. Zwischendurch einen Holunderbeerpunch nehmen: 2–3 EL Holunderbeersaft (Drogerie/Reformhaus) mit etwas Zimt und 1–2 Kandiszuckern in einem Glas mit heissem Wasser anrühren. Während der Erkrankung ist leichte Kost, vorwiegend pflanzliche, z.B. gedämpftes Gemüse, Früchte und Obst von Vorteil. Brust und Rücken mit wenig Pfefferminzöl einreiben. Das Öl macht die Atmung freier und löst Verkrampfungen und Verschleimungen. Den Darm entweder mit Leinsamen oder Feigensirup reinigen, bei Verstopfung ein Klistier machen. Häufige Kaltwaschungen des Körpers mit Essigwasser (1l Wasser, 1 EL Essig) fördern die Ausscheidung über die Haut und sorgen für ein wohliges Gefühl. Bei kalten Füssen nehme man ein ansteigendes Fussbad. Bei Harnstauungen regt man die Nieren mit Goldrutentee an. Die Gifte werden abtransportiert. Man beugt so Rheumatismus vor. Bei sorgfältiger Grippebehandlung nimmt die Infektion meist einen guten Verlauf und klingt nach einigen Tagen ab. Die Frischpflanzentropfen (siehe Rezept) unterstützen die Genesung.

HAB-Frischpflanzentropfen-Rezept

Salbei-Tinktur	Salviae tinctura	20 ml	entzündungshemmend
Weiden-Tinktur	Salicis tinctura	20 ml	fiebersenkend
Thymian-Tinktur	Thymi tinctura	20 ml	stärkend
Sonnenhut-Tinktur	Echinaceae tinctura	20 ml	abwehrstärkend
Spitzwegerich-Tinktur	Plantaginis tinctura	20 ml	reizmildernd

Gebrauchsanweisung

Erwachsene 15–25 Tropfen, Schulkinder 10 Tropfen, Kleinkinder pro Lebensjahr 1 Tropfen, in wenig Wasser verdünnt, 3mal täglich vor den Mahlzeiten kurz im Munde behalten und schlucken.

Gemmo-Mundspray als Heilungsförderer

Johannisbeer-Knospenmazerat (Ribes nigrum): bis zur Besserung stündlich 1–2 Stösse in den Mund sprayen.

Kräuterbad mit 12,5% ätherischen Ölen

2–3mal wöchentlich ein Kräuterbad nehmen: 15 ml Eukalyptus-, 15 ml Fichtennadelöl und 20 ml Heublumenextrakt mit 200 ml Weizenkeimöl-Molken-Badegrundlage mischen. Für ein Vollbad reichen 20–30 ml dieses Badezusatzes. Badedauer 15–20 Minuten.

Gürtelrose oder Herpes zoster ist eine Erkrankung, die durch ein Virus hervorgerufen wird. Es kommt zu bläschenartigen Hautveränderungen im Bereich einer oder mehrerer Nervengebiete, begleitet von neuralgischen Schmerzen. Weil die Krankheit häufig in der Bauchgegend auftritt und einseitig vom Rücken zur Mittellinie verläuft, d. h. einen Gürtel nachzeichnet, wird sie im Volksmund Gürtelrose genannt. Die Erkrankung kann aber genausogut im Bereich anderer Nervensegmente, z. B. am Hals, am Kopf, im Gesicht, an den Armen, am Oberschenkel oder am Gesäss auftreten. Am häufigsten betroffen sind die 50–70jährigen. Je älter der Patient ist, umso schwieriger kann der Verlauf sein.

Wichtige Regeln

1. Grundsätzlich sollte die Gürtelrose ärztlich diagnostiziert und im Auge behalten werden, um Komplikationen und Schäden, besonders beim Auftreten in Augen- und Ohrennähe, zu verhindern.

2. Es sollte viel schweisstreibender Tee (Holunderblütentee) getrunken werden, ferner ist 2 dl Holunderbeersaft am Tag sehr empfehlenswert.

3. Um die Abwehrkräfte des Körpers zu steigern, müssen 3mal täglich nach den Mahlzeiten 2–3 Enzymtabletten geschluckt werden.

4. Zu Beginn der Behandlung sind Fast- oder Rohkosttage angezeigt – auch nach dem Abklingen der Krankheit sind schwere, üppige Mahlzeiten zu meiden.

5. Die brennenden und schmerzenden Stellen kann man mit Wickeln aus Heublumen, Lehm, Kleie, Quark oder mit Kohlblattauflagen behandeln. Danach zur Schmerzlinderung verdünntes Essigwasser oder Johannisöl einreiben.

6. Schwere Fälle von Gürtelrose gehören in die Behandlung von einem erfahrenen Heilpraktiker oder Arzt für Naturheilverfahren mit klassischer Homöopathie, Akupunktur, Neuraltherapie oder Eigenbluttherapie.

7. Mit HAB-Frischpflanzentropfen (siehe Rezept) sind wir in der Lage, den Organismus zu entgiften, Schmerzen zu stillen und den ganzen Körper zu beruhigen.

Beschwerdebild

Die Gürtelrose hat meistens ein Vorstadium: plötzliches Auftreten von Müdigkeit, leichter Temperaturanstieg und starke, brennende Schmerzen im Brustbereich oder in anderen Nervengebieten der Haut. Das Vorstadium führt oft zu einer falschen Diagnose. Erst ein paar Tage später kommt es zu einem bläschenartigen Ausschlag, was die Bestimmung der Krankheit erleichtert. Die in Gruppen auftretenden Bläschen haben zuerst einen transparenten, später einen gelblichen Inhalt. Oft bleibt der Ausschlag 2–4 Wochen, die Schmerzen können aber noch Monate andauern. Sie sind heftig, brennend und juckend. Die Bläschen haben die Eigenart zu vereitern und einzutrocknen, was dann oft zu bräunlichen Flecken (Pigmentverschiebungen) führt. In schweren Fällen der Gürtelrose können die fliessenden Bläschen tiefe Geschwüre verursachen, die schwer abheilen. Oft sind während der Erkrankung die Lymphknoten gerötet und geschwollen. Der Patient leidet an Schweissausbrüchen und vermehrter Harnausscheidung. Schlaflosigkeit und Müdigkeit verschlimmern den Zustand.

Ursachen

Die Gürtelrose wird durch das Windpockenvirus ausgelöst, welches das Gebiet des

Rückenmark- oder Hirnnerves befällt. Vorsicht ist geboten bei älteren Patienten sowie bei Auftreten des Hautausschlags in der Augennähe. Der Zoster ophtalmicus befällt einen Ast des Trigeminusnerves, der unter anderem Stirn und Augen versorgt. Hier besteht die Gefahr der Erblindung. Vorsicht ist ebenfalls geboten beim Zoster octicus, bei dem das Virus das Innenohr befällt und der Hörnerv gelähmt wird. Die Folge ist eine einseitige Schwerhörigkeit. Die Herpes zoster gehört unter ärztliche Kontrolle, um Komplikationen und Langzeitschäden zu vermeiden.

Erste Massnahmen

Bettruhe einhalten, viel schweisstreibenden Tee (Holunderblütentee) trinken. Es ist von Vorteil, wenn ein paar Tage gefastet oder Saftfastenkuren gemacht werden. Der Verstopfung ist vorzubeugen. Man sollte keine einengenden Kleider tragen, (zusätzlicher Schmerz und Druck). Eine rechtzeitige, natürliche Behandlung kann den Verlauf der Krankheit wesentlich lindern und abkürzen. Täglich 2 dl Holunderbeersaft, mit Wasser verdünnt, verteilt auf den Tag, trinken. Die Abwehrkraft wird durch Enzymtabletten (Präparat der Firma Wobe Mucos Geretsried, in Apotheken und Drogerien) gestärkt. Dosierung: 3mal täglich nach den Mahlzeiten 2–3 Tabletten. Die betroffenen Hautstellen mit Wickeln (Punkt 5 «Wichtige Regeln») behandeln. Danach die Stellen mit verdünntem Essigwasser oder Johannisöl einreiben, um die Schmerzen zu lindern. Betupfen mit Lehmpulver ist für das Eintrocknen der Bläschen ideal.

Mit HAB-Frischpflanzentropfen (siehe Rezept) kann man den Organismus entgiften, den Kranken beruhigen und die Schmerzen lindern.

HAB-Frischpflanzentropfen-Rezept

Weiden-Tinktur	Salicis tinctura	20 ml	schmerzlindernd
Goldruten-Tinktur	Solidaginis tinctura	20 ml	harntreibend
Brennessel-Tinktur	Urticae tinctura	20 ml	reinigend
Johanniskraut-Tinktur	Hyperici tinctura	20 ml	beruhigend
Sonnenhut-Tinktur	Echinaceae tinctura	20 ml	immunstärkend

Gebrauchsanweisung
Erwachsene 15–25 Tropfen, Jugendliche 10 Tropfen, in wenig Wasser verdünnt, 3mal täglich vor dem Essen kurz im Munde behalten und schlucken.

Gemmo-Mundspray als Heilungsförderer
Johannisbeer-Knospenmazerat (Ribis nigrum) bis zur Besserung stündlich 1–2 Stösse in den Mund sprayen.

Kräuteremulsion mit HAB-Frischpflanzentinkturen
10 ml Kamillen-, 10 ml Arnika-, 10 ml Ringelblumen-, 10ml Johanniskraut-Tinktur werden mit 60 ml Grundemulsion gemischt. Morgens und abends die betroffene Stelle mit dieser Emulsion leicht einreiben.

Kräuterbad mit 12,5 % aetherischen Oelen
2–3mal wöchentlich ein Kräuterbad nehmen: 10 ml Rosmarin-, 10 ml Lavendel-, 10 ml Orangenöl und 20 ml Heublumenextrakt mit 200 ml Weizenkeimöl-Molken-Badegrundlage mischen. Für ein Vollbad reichen 20–30 ml dieses Badezusatzes. Badedauer 15–20 Minuten.

Rund ein Drittel der Menschen in der zivilisierten Welt leidet unter Haemorrhoiden. Es sind dies erweiterte Venen (Varikositäten), die im Afterinnern wie am Afterausgang vorkommen können. Oft treten sie gleichzeitig mit Krampfadern (Varizen) auf, und schon Jugendliche werden nicht selten von ihnen geplagt. Die äusseren Haemorrhoiden befinden sich meistens unmittelbar am Aftereingang, wobei ein oder mehrere Knoten sichtbar sind, deren Berührung ausserordentlich schmerzhaft sein kann. Die inneren Haemorrhoiden befinden sich im oberen analen Kanal und sind in der Regel nicht fühlbar. Erst bei Verletzung und Stauung können sie sich entzünden, führen zu Schmerzen und beginnen zu jukken und zu bluten.

Wichtige Regeln

1. Blutungen aus dem Darm, insbesondere wenn sie nicht frisch und hellrot sind, sollten unbedingt ärztlich abgeklärt werden.

2. Mit Eichenrinden-Sitzbädern kann man gequollene Haemorrhoiden zurückbilden.

3. Pfefferminzöl, verdünnt mit Olivenöl, hilft bei Juckreiz. Haemorrhoiden damit betupfen.

4. Schmerzlindernd wirken Essigsaure Tonerde und Lehmauflagen.

5. Quarkauflagen (über Nacht) heilen Einrisse und Schrunden.

6. Afterschliessmuskelübungen (einziehen und loslassen) verhindern einen Vorfall.

7. Mit HAB-Frischpflanzentropfen (siehe Rezept) werden die Haemorrhoiden zurückgebildet und die venösen Stauungen gelöst.

Beschwerdebild

Haemorrhoiden künden sich mit einem Druckgefühl im Afterbereich an, durch Brennen, Nässen, Spannung, Schmerzen oder Blutung. Nicht selten finden sich im Stuhl oder in der Unterwäsche hellrote Blutspuren. Örtlich können die Haemorrhoiden in Form von kleinen, bläulichen Anschwellungen (wie bei Krampfadern) sichtbar sein, insbesondere, wenn man die Falten des Afterrings auseinanderstreicht. Die Beschwerden verschlimmern sich durch Pressen beim Stuhlgang. Der Knoten kann hervorgetrieben werden und sich möglicherweise im Schliessmuskel einklemmen. Er schwillt an und platzt, wobei es zur Blutung kommt. Komplikationen entstehen, wenn die Haemorrhoiden sich stark entzünden und eitrig zerfallen. Dann besteht die Gefahr einer aufsteigenden Thrombose (Bildung von Blutgerinnsel), was äusserst schmerzhaft ist. Ferner können hartnäckige Haemorrhoiden zu einem Vorfall (Prolaps) führen. Die Venen treten aus dem Mastdarm und gehen nicht mehr zurück.

Ursachen

Jede Krankheit, welche die Blutzirkulation hemmt, kann zur Bildung von Haemorrhoiden führen: organische Herzleiden, chronische Erkrankung der Verdauungs- und Unterleibsorgane. Alles, was die Zirkulation im Bauchraum und im kleinen Becken behindert, fördert das Leiden. Haemorrhoiden entstehen ferner durch Ausweitungen und Blutstauungen in den Blutgefässen des unteren Mastdarmes. Viel Sitzen, Schwangerschaft, Fettleibigkeit und Bewegungsarmut begünstigen die Erkrankung. Es kann sich aber auch um eine vererbte Bindegewebeschwäche handeln.

Falsche Ess- und Trinkgewohnheiten (übermässiger Fleisch- und Alkoholgenuss) wie auch Verstopfung bei zu hartem Stuhl begünstigen die Haemorrhoidenbildung.

Erste Massnahmen

Jede Blutung aus dem Darm, insbesondere wenn sie nicht frisch und hellrot ist und wenn auch keine haemorrhoidalen Beschwerden vorliegen, muss ärztlich abgeklärt werden. Damit sich Haemorrhoiden so rasch wie möglich zurückbilden, werden Sitzbäder genommen: Eichenrindenabsud (1 Handvoll in 1 l Wasser aufkochen, 5 Minuten ziehen lassen, abseihen und dem Sitzbad beigeben, 10–15 Min. baden). Wenn die Haemorrhoiden jucken, kann man sie mit einem Tropfen Pfefferminzöl, mit Olivenöl verdünnt, betupfen. Bei Schmerzen helfen Heilerdeauflagen im Bereich des Afters. Die gleiche Wirkung hat Essigsaure Tonerde. Kalte Quarkauflagen (am besten über Nacht) lindern den Schmerz bei Einrissen und Schrunden am After. Den After nach jedem Stuhlgang kalt waschen, anschliessend mit Olivenöl betupfen. Weiches Toilettenpapier verwenden. Für regelmässigen Stuhlgang (weiche Konsistenz) sorgen. Nötigenfalls nehme man Leinsamen, Weizenkleie, Feigensirup, Milchzucker, Sauerkrautsaft oder eingeweichte Zwetschgen. Reichlich Flüssigkeit trinken macht den Stuhl weich. Die tägliche Ernährung sollte mehrheitlich vegetarisch sein, mit viel Ballaststoffen. Auf fettes Essen ist zu verzichten, ebenfalls auf Schweinefleisch, auf Kochsalz und scharfe Gewürze.

Bei Haemorrhoiden sind Afterschliessmuskel-Übungen sehr wichtig: häufiges Einziehen und Loslassen des Muskels, bis zu 100 Mal pro Tag. Damit beugt man einem Vorfall vor.

Mit HAB-Frischpflanzentropfen (siehe Rezept) können wir blutende und nicht blutende Haemorrhoiden beruhigen und die venösen Stauungen lösen.

HAB-Frischpflanzentropfen-Rezept

Rosskastanien-Tinktur	Hippocastani tinctura	30 ml	venenstärkend
Hamamelis-Tinktur	Hamamelidis tinctura	10 ml	entzündungshemmend
Hirtentäschchen-Tinktur	Bursae pastoris tinctura	20 ml	blutstillend
Schafgarben-Tinktur	Millefolii tinctura	20 ml	zirkulationsfördernd
Mäusedorn-Tinktur	Rusci aculeati tinctura	20 ml	durchblutungsverbessernd

Gebrauchsanweisung

Erwachsene 15–25 Tropfen, Jugendliche 10 Tropfen, Kleinkinder pro Lebensjahr 1 Tropfen, in wenig Wasser verdünnt, 3mal täglich vor den Mahlzeiten kurz im Munde behalten und schlucken.

Gemmo-Mundspray als Heilungsförderer

Johannisbeer-Knospenmazerat (Ribes nigrum) bis zur Besserung stündlich 1–2 Stösse in den Mund sprayen.

Kräuteremulsion mit HAB-Frischpflanzentinkturen

10 ml Schafgarben-, 10 ml Königskerzen-, 10 ml Hamamelis- und 10 ml Mäusedorn-Tinktur werden mit 60 ml Grundemulsion gemischt. Morgens und abends die betroffene Stelle mit dieser Emulsion leicht einreiben.

Kräuterbad mit 12,5 % aetherischen Ölen

2–3mal wöchentlich ein Kräuterbad nehmen: 15 ml Rosmarin- und 15 ml Lavendelöl sowie 20 ml Heublumenextrakt mit 200 ml Weizenkeimöl-Molken-Badegrundlage mischen. Für ein Vollbad reichen 20–30 ml dieses Badezusatzes. Badedauer 15–20 Minuten.

Das menschliche Herz ist so stark, dass es 120 bis 140 Jahre arbeiten könnte, wenn es nicht überbeansprucht und durch schädigende Lebensgewohnheiten geschwächt würde. Doch in unserem modernen, hektischen Leben ist der menschliche Motor immer mehr gefährdet. Verschiedene, teils uns nicht bewusste Faktoren, sind für die Herzstörungen verantwortlich. Es kann zu Angina pectoris, Herzneurose oder Herzinsuffizienz kommen.

Beschwerdebild

Unter Herzinsuffizienz versteht man die herabgesetzte Leistungsfähigkeit des Herzens; das Herz ist nicht mehr in der Lage, genügend Blut durch den Körper zu pumpen. Aufgrund der Schwäche können Stauungen im Bereich der Gefässgebiete auftreten. Oft kommt es auch zu Stauungen im Lungenkreislauf, was zu Atemnot, Bronchialkatarrh, Husten und wässrigem Auswurf führen kann. Ist der grosse Kreislauf belastet, kommt es vielfach zu Wasseransammlungen in den Beinen, nächtlicher Harnflut, Verdauungsbeschwerden, Appetitlosigkeit, Leistungsschwäche und Müdigkeit. Der Puls beschleunigt sich, die Lippen verfärben sich bläulich. Die Symptome der chronischen Herzinsuffizienz sind unterschiedlich, je nach Schwere des geschwächten Herzmuskels. Die Krankheit muss vom Arzt diagnostiziert werden.

Ursachen

Die chronische Herzschwäche kann verschiedene Ursachen haben. Häufig sind: Überlastung des Herzens infolge Herzklappenfehler, langjährige Belastung des Herzens durch erhöhten Blutdruck, Verbrauchserscheinungen bei älteren Menschen, entzündliche Prozesse des Herzmuskels (Myocarditis) oder des Herzbeutels (Pericarditis), häufige Infektionskrankheiten, Störherde an Zahnwurzeln, Stress und Überlastung. Die Ursachen müssen ärztlich abgeklärt werden.

Wichtige Regeln

1. Wer seinen Fingerring nicht mehr abstreifen kann, wenn sich Ödemneigung an den Extremitäten einstellt, wenn es zur nächtlichen Harnflut kommt und Schwäche und Müdigkeit auftreten, ist eine ärztliche Untersuchung auf Herzinsuffizienz unbedingt erforderlich.

2. Bei Herzinsuffizienz müssen alle negativen Einflüsse unseres modernen Lebensstils ausgeschaltet werden: Stress, Überlastung, Schlaflosigkeit, Infektionsanfälligkeit, eiternde Zahnwurzeln, Bewegungsarmut, mangelnde Erholung und Entspannung.

3. Auf Genussgifte verzichten: Rauchen, Kaffee, Alkohol, ebenfalls auf Süssigkeiten und Überernährung.

4. Das Übergewicht muss reduziert werden, einer Verstopfung ist vorzubeugen; Magnesiumkuren (Drogerie/Apotheke) sind empfehlenswert.

5. Man stelle unbedingt einen Plan auf, wie man mehr Natur, Ausgleich, Erholung und vernünftige Lebensweise in allen Bereichen in den täglichen Ablauf integrieren kann.

6. Eine Herzschwäche lässt sich lindern: durch aktivierende und vitalisierende Wasseranwendungen, durch Atemübungen in frischer Luft und Bewegungsaktivitäten wie Waldlauf, Radfahren, Schwimmen, Wandern, Gymnastik usw.

7. Mit HAB-Frischpflanzentropfen (siehe Rezept) werden die Herzkräfte regeneriert und die Beschwerden gelindert.

Erste Massnahmen

Spürt ein Mensch, dass sein Herz geschwächt ist, gilt es, den Lebensstil zu überdenken. Alle schädigenden Einflüsse müssen beseitigt werden: Stress im Berufsleben, Bewegungsarmut, Schlaflosigkeit, Übergewicht, oberflächliches Atmen, Genussgifte wie Alkohol, Kaffee und Nikotin, Masslosigkeit und Lebensstress, ferner chronische Eiterherde an den Zähnen, Infektionen und Allergien. Eine Herzinsuffizienz fordert uns auf, unser Leben besser, gesünder, ruhiger und natürlicher zu gestalten. Eile, Zeitnot, Termine, Ärger und körperliche Inaktivität müssen tabu sein.

Natürliche Massnahmen helfen, die Beschwerden zu lindern und zu heilen. Wasserbehandlungen entspannen, regen die Durchblutung an und sorgen für Bewegung: kalte Waschungen, Wechselgüsse der Beine, Wechselduschen, Taulaufen, Wassertreten, Armbäder – immer bei gut durchblutetem Körper. Nach der Behandlung den Körper mit einer geeigneten Naturbürste trockenbürsten.

Viele Menschen atmen zu flach. Der Mensch ist in der Lage, 3 l Luft einzuatmen, die meisten bringen es aber nur auf 1 l. Eile, Hast und schlechte Luft hindern uns daran, tief einzuatmen. Umso wichtiger sind die täglichen Atemübungen, jeweils morgens und abends: in vollkommener Entspannung und gerader Haltung atmen wir 10mal tief ein, halten den Atem kurz an und pressen die Luft mit einem Zischton heraus. Am Schluss die restliche Luft mit einem kurzen Einziehen der Bauchmuskulatur heraustransportieren.

Mit einer vollwertigen, vorwiegend pflanzlichen Ernährung wird das Herz entlastet. Auf schweres, üppiges Essen wie auch auf Nikotin, Kaffee, Alkohol, Salz, Fett, Schweinefleisch, Würste, Geräuchertes usw. ist zu verzichten. Übergewicht reduzieren und der Verstopfung vorbeugen. Viel Fruchtsäfte trinken.

Magnesiumkuren (Drogerie/Apotheke) sind empfehlenswert. Mit HAB-Frischpflanzentropfen (siehe Rezept) kann man die Kontraktionskraft des Herzens auf natürliche Weise aktivieren und die Beschwerden zum Abklingen bringen.

HAB-Frischpflanzentropfen-Rezept

Weissdorn-Tinktur	Crataegi tinctura	40 ml	herzstärkend
Herzgespann-Tinktur	Leonuri tinctura	20 ml	entspannend
Melissen-Tinktur	Melissae tinctura	20 ml	herzberuhigend
Arnika-Tinktur	Arnicae tinctura	10 ml	gefässerweiternd
Rosmarin-Tinktur	Rosmarini tinctura	10 ml	durchblutungsfördernd

Gebrauchsanweisung

Erwachsene 15–25 Tropfen, Jugendliche 10 Tropfen, in wenig Wasser verdünnt, 3mal täglich vor den Mahlzeiten kurz im Munde behalten und schlucken.

Gemmo-Mundspray als Heilungsförderer

Mammutbaum-Knospenmazerat (Sequoia gigantea) bis zur Besserung stündlich 1–2 Stösse in den Mund sprayen.

Kräuterbad mit 12,5% aetherischen Ölen

2–3mal wöchentlich ein Kräuterbad nehmen: 15 ml Melissen- und 15 ml Orangenöl mit 220 ml Weizenkeimöl-Molken-Badegrundlage mischen. Für ein Vollbad (nicht zu heiss) reicht 20–30 ml dieses Badezusatzes. Badedauer 15–20 Minuten.

Alljährlich, wenn die ersten Gräser blühen, beginnt für viele, ob gross oder klein, aufs neue ein Leidensweg: Heuschnupfen. Die Augen röten sich, bei ununterbrochenem Niesen läuft die Nase, manchmal kommt es zu Fieber, das Wohlbefinden ist gestört. Über 1% der Bevölkerung klagt über Heuschnupfen: die Geplagtesten sind die 20–30jährigen; im allgemeinen lässt die Empfindlichkeit mit zunehmendem Alter wieder nach. Jahr für Jahr nimmt die Zahl der Patienten zu.

Beschwerdebild

Die häufigsten Symptome des Heuschnupfens sind: Nasenschleimhautschwellung und Rötung, lästiger Schnupfen mit reichlich wässriger Schleimabsonderung; verstopfte, verklebte oder laufende Nase; Augenfluss, Tränen, rote Augen; Niesreiz. Eine Verschlimmerung tritt bei trockenem, sonnigem Wetter ein, besonders, wenn das Wetter die Verbreitung von Blütenpollen begünstigt. Erleichterung erfährt der Patient bei Regen und kühlem Wetter, im geschlossenen Raum und nachts. Gelegentlich tritt leichtes Fieber auf. In manchen Fällen entwickelt sich während dem Heufieber ein Asthma, oft verbunden mit einem Krampfzustand der Lungen.

Ursachen

Im Normalfall ist der menschliche Organismus in der Lage, sich mit Stoffen zu arrangieren, mit denen er über die Atemwege, die Haut und Hornhaut an Hand- und Fussflächen in Berührung kommt. Fehlt diese natürliche Fähigkeit und kommt es zu einer Überempfindlichkeit gegenüber Pflanzenstoffen, kann eine Allergie (Heuschnupfen) entstehen. Der Organismus ist nicht mehr in der Lage, die eindringenden Pollen bereits im Schleimhautgebiet der Atmungsorgane, insbesondere in der Nase, abzubauen. Sie dringen in die Schleimhaut ein und verursachen eine Entzündung oder eine allergische Reaktion. Der Körper versucht, durch mechanische Ausschwemmung, Fliessschnupfen, Niesen, Auswurf die Fremdkörper auszuschaffen. Der Heuschnupfen ist keine Krankheit, sondern eine organspezifische Entgiftungsreaktion, die man unterstützen und nicht bekämpfen sollte.

Verschiedene Faktoren können den Heuschnupfen begünstigen: emotionelle Störungen, Übermüdung und Dauerstress,

---

Wichtige Regeln

1. Die Behandlung des Heuschnupfens beginnt nicht erst während der Polleninvasion, sondern präventiv bereits in den ersten Frühlingstagen: Barfusslaufen bei gut durchwärmten Füssen, täglich 1 TL Honig, Blütenpollenkur.

2. Vitamin B_{12}-Kuren sind als Prophylaxe ebenfalls empfehlenswert.

3. Schweinefleisch, tierische Fette, zuviel Salz, Weisszucker und Weissmehl sollten vom Heuschnupfen-Patienten gemieden werden.

4. Nahrungsmittel mit künstlichen Zusätzen (Aromastoffe, Farbzusätze, Konservierungsmittel usw.) begünstigen den Heuschnupfen.

5. Während dem Heuschnupfen schafft das Einreiben des Naseninnern mit Olivenöl Linderung.

6. Es sollte für eine gute Verdauung gesorgt werden.

7. Mit HAB-Frischpflanzentropfen (siehe Rezept) wird der geschwächte Organismus umgestimmt, entgiftet und in seiner Immunreaktion gefördert.

Vitamin B$_{12}$-Mangel, schlechte Darmtätigkeit, Leberfunktionsstörungen, histaminreiche Nahrung mit zuviel Schweinefleisch, Reizung durch ständige Abgase und Industrieluft, erbliche Veranlagung. Es gilt bei einer Therapie, die Einflüsse abzubauen.

Erste Massnahmen

Die Behandlung des Heuschnupfens beginnt nicht erst, wenn Gräser und Bäume zu blühen beginnen, sondern bereits in den ersten Frühlingstagen. Zu Beginn täglich 5 Minuten mit nackten Füssen durch Wiesen spazieren. Das Barfusslaufen allmählich auf 15 Minuten ausdehnen (nur mit gut durchwärmten Füssen laufen), bis in die Pollenzeit hinein. Erfahrungsgemäss kommt es bei dieser «Abhärtung» zu keinem Heuschnupfen. Als diätetische Massnahme empfiehlt es sich, während dem Winter bis in den Frühling hinein 1–2 TL Bienenhonig, in Fruchtsaft verdünnt, einzunehmen; am besten Honig aus der eigenen Umgebung. Auch sind Blütenpollenkuren über 1–2 Monate zu Beginn des Frühlings sehr empfehlenswert: pro Tag 1 TL im Munde zerkauen.

Für Heuschnupfen-Patienten gilt folgende Ernährungsrichtlinie: Auf Weisszucker, Süssigkeiten, Weissmehl, zuviel Kochsalz, Nikotin, tierische Fette und Schweinefleisch, zuviel Flüssigkeit, tierische Eiweisse ist zu verzichten. Auch Lebensmittel mit künstlichen Aromastoffen, Emulgatoren, Farbzusätzen usw. sind zu meiden – sie begünstigen eine Allergie. Eine Vitamin B$_{12}$-Kur ist für Heuschnupfen-Patienten ratsam (Drogerie/Apotheke). Für eine gute Verdauung sorgen. Bei Heuschnupfen auf Rohkost, Fruchtsaftkuren und leichte vegetabile Ernährung umstellen. Das Einreiben von Olivenöl im Naseninnern wird bei Heuschnupfen vielfach als Linderung empfunden. Langjährige Heuschnupfen-Patienten sollten bei einem Heilpraktiker oder Arzt für Naturheilverfahren eine Eigenbluttherapie machen. Die pflanzenheilkundliche Behandlung des Heuschnupfens richtet sich auf die Umstimmung und Ausleitung der Pollen sowie auf die Aktivierung des Immunsystems. 1–2 Monate vor der Polleninvasion kurmässig HAB-Frischpflanzentropfen (siehe Rezept) einnehmen.

HAB-Frischpflanzentropfen-Rezept

Taiga-Tinktur	Eleterococci tinctura	40 ml	immunstärkend
Sonnenhut-Tinktur	Echinaceae tinctura	40 ml	abwehrstärkend
Königskerzen-Tinktur	Verbasci tinctura	20 ml	reizmildernd
Estragonöl	Drancunculi olea	3 Tropfen	
Ysopöl	Hyssopi olea	3 Tropfen	

Gebrauchsanweisung
Erwachsene 15–25 Tropfen, Jugendliche 10 Tropfen, Kleinkinder pro Lebensjahr 1 Tropfen, in wenig Wasser verdünnt, 3mal täglich vor dem Essen kurz im Munde behalten und schlucken.

Gemmo-Mundspray als Heilungsförderer
Johannisbeer-Knospenmazerat (Ribes nigrum) bis zur Besserung stündlich 1–2 Stösse in den Mund sprayen.

Kräuterbad mit 12,5 % aetherischen Ölen
2–3mal wöchentlich ein Kräuterbad nehmen: 15 ml Eukalyptus-, 15 ml Fichtennadelöl und 20 ml Heublumenextrakt mit 220 ml Weizenkeimöl-Molken-Badegrundlage mischen. Für ein Vollbad reichen 20–30 ml dieses Badezusatzes. Badedauer 15–20 Minuten.

HOHER BLUTDRUCK

Jedes Herz braucht einen gewissen Druck, um das Blut in sämtliche Körperteile zu pumpen. Der menschliche Kreislauf gleicht einem umgekehrt fliessenden Gewässer. Das Blut wird von der grossen Strombahn (Aorta, grosse Schlagader) in die kleinsten Blutgefässe (Kapillaren) transportiert. Dabei hat es auf seinem kilometerlangen Weg durch die immer enger werdenden Blutgefässe einen gewissen Widerstand zu überwinden. Den Druck, diesen Widerstand zu überwinden, nennt man Blutdruck.

Wichtige Regeln

1. Da der erhöhte Blutdruck sich vielfach weder durch Beschwerden noch durch Schmerzen bemerkbar macht, sollte man ihn periodisch messen lassen.

2. Bei erhöhtem Blutdruck müssen alle Risiken ausgeschaltet werden: Rauchen, Alkohol, Salz, fettreiche Kost, Kaffee, Bewegungsmangel, Stress, seelische Konflikte. Ferner ist das Blut auf Cholesterin, Harnsäure und Diabetes zu untersuchen.

3. Wichtig ist es zu wissen, dass man selbst einiges gegen den erhöhten Blutdruck unternehmen kann: vorwiegend vegetabile Kost, Bewegungstraining, autogenes Training, Entspannungsübungen usw.

4. Mit einer Reisdiät und Buchweizengerichten können erhöhte Blutdruckwerte oft gesenkt werden.

5. Bei Übergewicht ist eine Reduktion des Körpergewichtes notwendig.

6. Knoblauch- und Magnesiumkuren sind bei hohem Blutdruck sehr zu empfehlen.

7. Mit HAB-Frischpflanzentropfen können die erhöhten Werte therapiert werden; bei Erfolg sind die chemischen Mittel unter ärztlicher Anleitung zu reduzieren.

Seit dem Jahre 1896 wird der Blutdruck des Menschen nach der Methode von Riva-Rocci gemessen. Bei jeder Messung werden zwei Werte notiert, der untere und der obere. Der obere Wert (Systole) entspricht dem Druck, mit dem das Herz das Blut in die Strombahn (Hauptschlagader) pumpt (Pulswelle). Der untere Wert (Diastole) entspricht dem Druck, der durch die Elastizität der Gefässe aufrecht gehalten wird. Bei der Messung muss berücksichtigt werden, dass seelische Erregung oder körperliche Anstrengung den Blutdruckwert normalerweise erhöht. Es ist deshalb wichtig, dass nicht nur einmal gemessen wird. Vorteilhafter ist z.B. ein Tagesdiagramm einmal wöchentlich, mit mehreren Messungen am Tage: morgens, mittags und abends. Nach der WHO gelten heute als Blutdruck-Normalwerte: systolisch bis und mit 160 mm Hg, diastolisch: bis und mit 95 mm Hg. Die alte Regel: 100 plus Lebensalter (z.B. bei 70 Jahren 170 mm Hg) gilt nicht mehr. Unter erhöhtem Blutdruck versteht man Werte, die permanent über den Normalwerten liegen.

Beschwerdebild

Wenn ein Organ erkrankt, so gibt es dies oft mit einem Symptom (Beschwerden, Schmerzen usw.) zu erkennen. Doch beim erhöhten Blutdruck ist dies vielfach nicht der Fall. Bei einem Grossteil der Betroffenen setzt die Veränderung derart langsam ein, dass sich zu Beginn oft keine Beschwerden bemerkbar machen. Man sagt deshalb, die Bluthochdruck-Erkrankung ist eine «stumme Gefahr». Ja, viele fühlen sich trotz hohem Blutdruck jahrelang wohl und leistungsfähig. Das einzig sichere Mittel, Bluthochdruck frühzeitig zu erkennen, ist die periodische Blutdruckmessung, auch im gesunden, leistungsfähigen und beschwerdefreien Zustand. Wachsam sollte man sein, wenn bestimmte Beschwerden auftreten: Nervosität, Schwindel, Herzdruck, Kopfweh, Kopfdruck, Ohrensausen, Sehstörungen, unruhiger Schlaf, gerötetes Gesicht.

Ursachen

Nicht alle Bluthochdruckerkrankungen sind gleich. Wir unterscheiden zwei Gruppen. Die primäre oder essentielle, die 90% der Fälle ausmacht und bei der die eigentliche Ursache unbekannt ist. Die sekundäre oder kausale Gruppe (10%) wird durch den Arzt festgestellt bei Nieren- oder Stoffwechselerkrankungen.

Erste Massnahmen

Alle blutdrucksteigernden Faktoren müssen ausgeschaltet werden: Rauchen, Alkohol, Kaffeegenuss, Kochsalz, Übergewicht, Bewegungsmangel, Stress, erhöhte Cholesterinwerte im Blut, Diabetes, erhöhte Blutharnsäurewerte, chronisch entzündliche Nierenleiden und seelische Disharmonie. Gelingt es, die kausalen Störungen zu beheben, wird die Heilung befriedigend

sein. Denn es zeigt sich, dass bei hohem Blutdruck nicht nur die Einnahme von Medikamenten wichtig ist, sondern auch der Lebensstil geändert werden muss. Man weiss, dass der hohe Blutdruck mit diätetischen Massnahmen gesenkt werden kann, insbesondere mit einer Reisdiät aus unraffiniertem Braun- oder Naturreis. Über längere Zeit wird am Mittag als Hauptmahlzeit ein Reisgericht gegessen, das man immer wieder anders zubereiten kann: mit Gemüse, Früchten, verschiedenen Saucen. Am Abend nimmt man eine leichte Gemüsekost oder Salate, am Morgen Kräutertee und Birchermüesli. Für Bluthochdruckkranke ist auch der Buchweizen (Drogerie/Reformhaus) empfehlenswert, der wie Reis zubereitet werden kann. Der Buchweizen hat einen hohen Gehalt an Rutin und wertvollen Vitaminen wie B_1, B_2, B_5 und PP. Es ist nicht ratsam, bei erhöhtem Blutdruck die chemischen Medikamente selbst abzusetzen und durch Heilpflanzen zu ersetzen. Dies könnte sogar schädlich sein. Vielmehr empfiehlt sich, die chemischen Medikamente mit Frischpflanzentropfen (siehe Rezept) zu begleiten. Bei Erfolg (niedrigere Werte) die Reduktion der chemischen Medikamente mit dem Arzt besprechen.

HAB-Frischpflanzentropfen-Rezept

Weissdorn-Tinktur	Crataegi tinctura	30 ml	herzstärkend
Mistel-Tinktur	Visci tinctura	30 ml	blutdruckregulierend
Traubensilberkerzen-Tinktur	Cimicifugae tinctura	20 ml	blutdrucksenkend
Zinnkraut-Tinktur	Equiseti tinctura	20 ml	gefässstärkend

Gebrauchsanweisung

Erwachsene 3mal täglich 15–25 Tropfen, in wenig Wasser verdünnt, vor den Mahlzeiten kurz im Munde behalten und schlucken.

Gemmo-Mundspray als Heilungsförderer

Oliven-Knospenmazerat (Olea europaea): bis zur Besserung stündlich 1–2 Stösse in den Mund sprayen.

Kräuterbad mit 12,5% ätherischen Ölen

2–3mal wöchentlich ein Kräuterbad nehmen: 15 mal Lavendel- und 15 ml Melissenöl mit 220 ml Weizenkeimöl-Molken-Badegrundlage mischen. Für ein Vollbad reichen 20–30 ml dieses Badezusatzes. Badedauer 15–20 Minuten.

Husten ist nicht gleich Husten. Es handelt sich um ein Symptom (Anzeichen einer Erkrankung), d. h. um eine Schutzreaktion des Körpers. Die Atemwege werden durch den Hustenstoss von schädlichen, verstopfenden und reizauslösenden Ablagerungen befreit.

Beschwerdebild

Beim Husten werden die Atemwege von fremden Substanzen (Schleim, Staub, Fremdkörper) befreit. Dem Husten geht meistens eine verstärkte Einatmung voraus. Mit dem plötzlich einsetzenden Luftstrom, der durch die Bauchmuskulatur ausgelöst wird, werden Schleim und Eiter, die sich bei Entzündungsprozessen auf der Schleimhauttapete der Luftröhre befinden, herausbefördert. Der Auswurf (Sputum) kann wässrig, schleimig, eitrig, blutig, grünlich, grau, zäh bis fadenziehend sein. Das Abhusten kann bellend, reizend, krampfartig, ununterbrochen wie auch zu bestimmten Tageszeiten sein.

Ursachen

Husten kann eine Begleiterscheinung sein: bei Bronchitis, Bronchialasthma, Bronchialerweiterung, Lungenödem, Kehlkopfkatarrh, Luftröhrenkatarrh, Lungenentzündung, Lungentuberkulose, Rachenkatarrh, Rippenfell- und Brustfellentzündung, Raucherhusten, Einwirkung von Gasen und Dämpfen, Stauungssymptomen bei Herzschwäche. Doch in den meisten Fällen ist der Husten die Folge von Erkältung und Katarrh. Schleim, Eiter und Fremdkörper, die sich bei der Entzündung gebildet haben, werden durch den Hustenreiz herausbefördert. Das Abhusten wird in vielen Fällen von Auswurf (Sputum) begleitet.

Erste Massnahmen

Die Grundursache muss gefunden und mitbehandelt werden. Die Abwehrkräfte mobilisieren, und zwar mit einem Vitamin C-Stoss. Täglich nach dem Essen 1–2 EL Sanddornsaft (Drogerie/Reformhaus) einnehmen. Bei starker Verschleimung hilft Leinsamentee (pro Tasse 1 TL zerquetschte Samen mit heissem Wasser überbrühen, 5 Min. ziehen lassen) oder Meerrettichsirup (Drogerie/Apotheke). Ein Reizhusten lässt sich mit Ehrenpreistee und Eibischwurzeln, zu gleichen Teilen, kurieren. Bei stockendem Husten mit verstopften Luftwegen Dampfbäder mit Zusatz von 5 Tropfen Eu-

---

Wichtige Regeln

1. Das Grundleiden muss gefunden und therapiert werden.

2. Die Abwehrkräfte mobilisieren, am besten mit einer Sanddornsaftkur.

3. Lindernden Kräutertee trinken: Ehrenpreis bei krampfhaftem Reizhusten, Leinsamentee bei verschleimendem Husten, Spitzwegerichtee bei allgemeinem Husten.

4. Senfmehl- oder Zwiebelwickel befreien bei hartnäckigem Husten.

5. Zur Erleichterung der Atmung kann man Brust und Rücken mit wenig Pfefferminzöl einreiben.

6. Bei Keuchhusten helfen Drosera D 6-Kügelchen (alle 30 Min. 1 Kügelchen); wird das Kind blau, helfen Cuprum D 6-Kügelchen.

7. Mit HAB-Frischpflanzentropfen (siehe Rezept) wird der Husten gelöst, der Schleim ausgeführt, der Reiz gemildert und die Atmung befreit.

---

kalyptusöl machen. Bei einem beengendem Gefühl auf der Brust helfen Wickel. Senfwickel: 1 EL Senfmehlpulver (Drogerie) in 1 l warmem Wasser auflösen. Grosses Gaze- oder Leinentüchlein eintauchen, abtropfen lassen und noch warm auf die nackte Brust legen. Mit einem Frottier- und Wolltuch umwickeln. Solange einwirken lassen, bis die Haut gerötet ist. Die Brust zuletzt mit warmem Johannisöl einreiben. Zwiebelwickel: 1–2 Zwiebeln fein hacken, in einer Emailpfanne leicht dünsten. Auf ein Gazetüchlein verteilen, in Brustgrösse zu einer viereckigen Packung einschlagen. Noch warm auf die Brust legen. 20–30 Min. einwirken lassen. Zum Schluss die Brust mit warmem Johannisöl massieren. Pfefferminzöl (Drogerie) sorgt für freieres Atmen: tagsüber oder am Abend Rücken und Brust mit dem Öl einreiben.

Auch ansteigende Fussbäder beschleunigen die Heilung: grossen Eimer wählen (das Wasser soll bis zu den Knien reichen). Nach und nach warmes Wasser einfüllen. Die Temperatur von 37 °C auf 40 °C erhöhen. Badedauer 10–20 Min. Zum Schluss kalt abduschen und trockenlaufen.

Keuchhusten

Der Keuchhusten ist eine ernstzunehmende Kinderkrankheit. Sie steht unter Meldepflicht und muss ärztlich betreut werden. Auslöser ist der Erreger Bacterium Bordet Gegon, der durch Tröpfcheninfektion übertragen wird. Nach einer Inkubationszeit von 3–8 Tagen beginnt das 1. Stadium: Dauer 1–2 Wochen, erhöhte Temperatur, krampfhafter Husten, ziehendes Einatmen, Heiserkeit, Bindehautentzündung. 2. Stadium: 1–6 Wochen, tiefes Atmen und Einziehen, 12–15maliges Husten hintereinander, lautes und hörbares Atmen, erneutes Husten (kann sich 12–15mal wiederholen), der ganze Körper ist in einem krampfartigen Zustand, der Schleim kann nur unter grösster Anstrengung herausbefördert werden. 3. Stadium: die Zahl der Anfälle nimmt ab und geht in einen gewöhnlichen Husten über. HAB-Frischpflanzentropfen lösen Schleim, mildern den Reiz und entkrampfen: stündlich 3–5 Tropfen, in Wasser verdünnt, eingeben. Zur Linderung der Anfälle alle 30 Min. Drosera D 6-Kügelchen geben (im Munde zergehen lassen). Wird das Kind blau, hilft Cuprum D 6 alle 30 Min.

HAB-Frischpflanzentropfen-Rezept

Spitzwegerich-Tinktur	Plantaginis tinctura	40 ml	auswurffördernd
Pestwurz-Tinktur	Petasitidis tinctura	20 ml	krampflösend
Thymian-Tinktur	Thymi tinctura	10 ml	stärkend
Königskerzen-Tinktur	Verbasci tinctura	10 ml	reizmildernd
Fenchel-Tinktur	Foeniculi tinctura	10 ml	beruhigend
Sonnenhut-Tinktur	Echinaceae tinctura	10 ml	abwehrstärkend

Gebrauchsanweisung

Erwachsene 15–25 Tropfen, Jugendliche 10 Tropfen, Kleinkinder pro Lebensjahr 1 Tropfen, in wenig Wasser verdünnt, 3mal täglich vor dem Essen kurz im Munde behalten und schlucken.

Gemmo-Mundspray als Heilungsförderer

Johannisbeer-Knospenmazerat (Ribes nigrum): bis zur Besserung stündlich 1–2 Stösse in den Mund sprayen.

Kräuterbad mit 12,5% ätherischen Ölen

2–3mal wöchentlich ein Kräuterbad nehmen: 15 ml Eukalyptus-, 15 ml Fichtennadelöl und 20 ml Heublumenextrakt mit 200 ml Weizenkeimöl-Molken-Badegrundlage mischen. Für ein Vollbad reichen 20–30 ml dieses Badezusatzes. Badedauer 15–20 Minuten.

Wen hat nicht schon die Haut gejuckt? Wie oft haben wir uns wundgekratzt und über die lästigen Beschwerden geärgert? Mit natürlichen Mitteln lässt sich die lästige Störung ausgezeichnet lindern und heilen.

Beschwerdebild

Der Patient klagt über ein Jucken, Brennen und Stechen der Haut an irgendeiner Körperstelle, häufig aber am Rücken, auf dem Kopf, in der Schamgegend und am After. Hin und wieder ist der ganze Körper davon befallen. Schwäche, Ermüdung, Verstimmung und Reizbarkeit sind Begleitsymptome. Vielfach verschlimmert Wärme den Zustand.

Ursachen

Hautjucken kann verschiedene Ursachen haben. Juckreiz kann im Zusammenhang mit Ekzem, Schuppenflechte, Nesselfieber, Insektenstichen usw. auftreten. Es kann auch eine allergische Reaktion sein. Weitere Auslöser sind: Gelbsucht, Lebererkrankung, Diabetes, Nierenentzündung, Übersäuerung des Blutes und in gewissen Fällen die Schwangerschaft. Es gibt auch ein nervöses Hautjucken, das auf vegetative Dystonie oder Nervenschwäche zurückzuführen ist. Durch die Alterung der Haut oder durch Arteriosklerose kann es zu Altersjucken kommen. Bei Gicht ist die überschüssige Harnsäure für Pruritus verantwortlich. Stuhlverstopfung, Wechseljahre, Durchblutungsstörungen begünstigen die Krankheit ebenfalls. Oft besteht eine Überempfindlichkeit auf gewisse Speisen; Auslöser können nicht zuletzt Giftstoffe in Nahrungsmitteln oder Umwelt sein. Arzneimittelmissbrauch, insbesondere durch Barbiturate (Schlaf- und Beruhigungsmittel), aber auch durch Sulfonamide, kann ebenfalls zu Juckreiz führen. Bei Afterjucken können unter Umständen Würmer oder Haemorrhoiden Auslöser sein. Pilzerkrankungen (Mykose) auf der Oberhaut oder Unverträglichkeit auf bestimmte Waschmittel und Weichspüler kommen ebenfalls infrage. Allgemeine Behandlungsregeln lassen sich aufgrund der verschiedenen Ursachen schwer aufstellen.

Wichtige Regeln

1. Alle möglichen Ursachen müssen abgeklärt und ausgeschlossen werden.

2. Seife durch natürliche, waschaktive Substanzen ersetzen. Auf Kleider aus Kunstfasern ist zu verzichten.

3. Auf Kochsalz, scharfe Gewürze, tierisches Eiweiss, Kaffee und Genussmittel wie Alkohol und Nikotin ist zu verzichten.

4. Es darf keine Verstopfung vorliegen, nötigenfalls muss sie behandelt werden. Genügend Flüssigkeit trinken, zusätzlich 3 Tassen Kräutertee (siehe Rezept) pro Tag.

5. Mit Kräuterbädern (Lavendel- und Heublumenzusatz) sowie einer Kräuteremulsion lässt sich der Juckreiz rasch lindern.

6. Es ist ratsam, den ganzen Körper täglich morgens und abends mit kaltem Wasser, dem man pro Liter 1 EL Essig beigibt, abzuwaschen.

7. Mit HAB-Frischpflanzentropfen (siehe Rezept) wird der Juckreiz auf der Basis der organischen Umstimmung und Entgiftung gelindert.

Erste Massnahmen

Bei Hautjucken ist auf Seife zu verzichten, stattdessen hautfreundliche, waschaktive Substanzen verwenden. Nur Kleider aus natürlichen Fasern tragen: Seide, Baumwolle oder Leinen (Wolle ist oft problematisch). Die Darmtätigkeit muss regelmässig sein. Bei Verstopfung (siehe «Verstopfung» Seite 160) auf pflanzliche, reizlose Kost umstellen oder wenn möglich Fasttage einschalten.

Ein altbekanntes Hausmittel bei Juckreiz ist, morgens in nüchternen Magen, ein Glas heisses Wasser zu trinken, dem man 1 TL Bienenhonig beigibt. Juckende Hautpartien können entweder mit Talkpuder, Mentholspiritus oder Olivenöl behandelt werden. Auch Einreibungen mit Gurken- oder verdünntem Zitronensaft lindern. Besonders geeignet sind Kräuterbäder, entweder mit Zusatz von Molken, Haferstrohabsud, Lavendelöl oder Wacholderspitzenabsud. Ganz empfindliche Haut behandle man mit Lavendel- (Kräuteremulsion/Kräuterbad), Hamamelisblütenwasser oder Cardiospermum-Salbe (Drogerie/Apotheke). Ein gutes Linderungsmittel sind Ganzwaschungen des Körpers mit kaltem Wasser, dem man pro Liter 1 EL Essig zusetzt.

Das Kochsalz ist stark einzuschränken, ebenso scharfe Gewürze wie Pfeffer, Senf, Meerrettich und Zwiebeln. Auf tierisches Eiweiss wie Fleisch, Eier, Käse ist bis zur Ausheilung zu verzichten. Auch Kaffee, Alkohol, Nikotin sowie Süssigkeiten müssen gemieden werden.

Viel Flüssigkeit trinken, davon 3mal täglich eine Tasse Kräutertee nach dem Essen nach folgendem Rezept: Ehrenpreiskraut, Stiefmütterchenkraut, Kamillenblüten, Ringelblumenblüten und Löwenzahnwurzeln, zu gleichen Teilen (1 TL pro Tasse, 5 Min. ziehen lassen). Mit HAB-Frischpflanzentropfen und entsprechender Kräuteremulsion (siehe Rezept) lässt sich der Juckreiz lindern, der belastete Organismus umstimmen und entgiften.

HAB-Frischpflanzentropfen-Rezept

Stiefmütterchen-Tinktur	Violae tric. tinctura	40 ml	blutreinigend
Erdrauch-Tinktur	Fumariae tinctura	20 ml	stoffwechselverbessernd
Brennessel-Tinktur	Urticae tinctura	20 ml	entschlackend
Lavendel-Tinktur	Lavandulae tinctura	20 ml	entspannend

Gebrauchsanweisung

Erwachsene 15–25 Tropfen, Schulkinder 10 Tropfen, Kleinkinder pro Lebensjahr 1 Tropfen, in wenig Wasser verdünnt, 3mal täglich vor dem Essen kurz im Munde behalten und schlucken.

Gemmo-Mundspray als Heilungsförderer

Mammutbaum-Knospenmazerat (Sequoia gigantea) bis zur Besserung stündlich 1–2 Stösse in den Mund sprayen.

Kräuteremulsion mit HAB-Frischpflanzentinkturen

Je 10 ml Kamillen-, Storchenschnabel-, Hamamelis- und Lavendeltinktur mit 60 ml Grundemulsion mischen. Täglich morgens und abends, oder bei Bedarf stündlich, die betroffene Stelle mit dieser Emulsion einreiben.

Kräuterbad mit 12,5 % aetherischen Ölen

2–3mal wöchentlich ein Kräuterbad nehmen: 20 ml Lavendel-, 10 ml Melissenöl und 20 ml Heublumenextrakt mit 200 ml Weizenkeimöl-Molken-Badegrundlage mischen. Für ein Vollbad reichen 20–30 ml dieses Badezusatzes. Badedauer 15–20 Minuten.

Die Nebenhöhlen sind schleimhautausgekleidete Hohlräume im Kopf, die mit den Nasenhöhlen durch kleine Öffnungen verbunden sind. Die Stirnhöhlen liegen im Stirnbein, hinter und oberhalb der Augenbrauen: Die Kieferhöhlen sind unter den Augen, in der Wangengegend. Entzündet sich die Schleimhauttapete dieser Nebenhöhlen, spricht man von einer Sinusitis. Man unterscheidet zwischen akuter und chronischer Sinusitis sowie Pansinusitis, bei der alle Nebenhöhlen, Stirn- und Kieferhöhlen sowie Stirnbeinzellen betroffen sind.

Beschwerdebild

Dauert ein gewöhnlicher Schnupfen länger als 14 Tage, besteht immer ein Verdacht auf Sinusitis. Wenn nach einer Erkältung heftige Schmerzen in der Stirngegend auftreten, liegt sehr oft eine Stirnhöhlenentzündung vor. Die Nase ist vielfach verstopft. Es fliesst Schleim oder Eiter aus der Nase oder in den Rachenraum. Der Ausfluss kann wässrig, schleimig oder eitrig aussehen. Kopfschmerzen, die von der Stirne ausgehen, sind Begleitsymptome. Die Schmerzen werden stärker, wenn man den Kopf nach vorne neigt. Die Körpertemperatur kann leicht erhöht sein, muss aber nicht. Die entzündeten Stellen über der Nasengegend sind druckempfindlich. Es kommt zu Geruchsstörungen, Mattigkeit sowie Benommenheit. Der Patient hat eine nasale Stimme. Durch das hinunterlaufende Sekret aus den Nebenhöhlen kann es zu einer Entzündung der Bronchien kommen, was man als Sinobronchitis bezeichnet.

Ursachen

Die Sinusitis kann durch Infekt, ausgehend von der Nasenhöhle, entstehen. Auch eine Allergie kann bei der Erkrankung eine wichtige Rolle spielen, dann, wenn sich oft Polypen (blasenartige Wucherungen in der Nasenschleimhaut) bilden. Zahnwurzel-

---

Wichtige Regeln

1. Dauert ein Schnupfen länger als 14 Tage und leidet man unter einem Stirn-Kopfschmerz, handelt es sich in den meisten Fällen um eine Sinusitis.

2. Bei periodischem Nebenhöhlenkatarrh die Zahnwurzeln auf Entzündungen untersuchen lassen.

3. Das richtige Schneuzen der Nase (siehe Erste Massnahmen) muss gelernt werden.

4. Das Leiden wird durch Kopfdampfbäder mit Minzenölzusatz gelindert.

5. Auf die Stirne feucht-warme Lehmwickel legen.

6. Bei hartnäckiger Sinusitis mit vertrocknetem Schleim empfiehlt sich eine Spülung mit Luffa-Wasser (siehe Erste Massnahmen.)

7. Mit der kurmässigen Einnahme von HAB-Frischpflanzentropfen (siehe Rezept) können die körpereigenen Abwehrkräfte gestärkt werden, wodurch das Leiden rasch abklingt.

eiterungen im Oberkiefer sind ebenfalls in Betracht zu ziehen. Die Krankheit wird begünstigt durch ein feucht-kaltes Klima und starke Temperaturschwankungen, durch die Luftverschmutzung und durch reizende Gase. Eine Ansteckung ist auch beim Schwimmen und Tauchen möglich.

Erste Massnahmen

Vor jeder Behandlung ist abzuklären, ob Eiterherde an den Zahnwurzeln vorliegen. Der Erkrankte muss lernen, die Nase richtig zu schneuzen. Man muss beim Reinigen zuerst die eine, dann die andere Nasenöffnung fest zudrücken, damit die Absonderungen nicht in die Ohrtrompete oder ins Mittelohr gelangen können. Es ist für gut durchwärmte Füsse zu sorgen. Bei Fieber ist Bettruhe einzuhalten.

Sehr wirksam sind Kopfdampfbäder mit Minzenöl: 1 l Wasser aufkochen, 10 Tropfen Minzenöl darunterrühren. Den dampfenden Topf vom Feuer nehmen. Das Gesicht in den aufsteigenden Dampf halten, nachdem man ein Frottiertuch zeltförmig über den Kopf gelegt hat. Minzenöl 10 Minuten einatmen. Nach der Behandlung mit Kamillentee durchtränkte Wattebüschel in die Nasenöffnung einführen, alle 30 Minuten auswechseln. Warme Lehmwickel: Eine Handvoll Lehm mit warmem Wasser zu einem Brei rühren. Lehm auf ein Gazetüchlein streichen, auf die Stirne legen und zirka 30 Minuten einwirken lassen.

Bei hartnäckigem Stirnhöhlenkatarrh mit trockenem Schleim hat sich die Spülung mit einem Luffa-Schwamm (Drogerie/ Apotheke) bewährt. Am Abend wird ¼ des Schwamms in eine halbe Tasse kochendheisses Wasser gelegt und über Nacht aufgeweicht. Am Morgen filtrieren. Das lauwarme Luffawasser mittels einer Pipette bei vorübergeneigtem Körper im Sitzen durch die Nase aufziehen. Nach dem Durchfliessen durch die Stirnhöhle ausspucken. Man kann aber auch mit Luffawasser getränkte Wattebüschel in die Nasenöffnungen stossen und zirka 15 Minuten einwirken lassen. Zur Steigerung der Abwehrkräfte werden kurmässig HAB-Frischpflanzentropfen (siehe Rezept) eingenommen. Die Entzündung wird rasch abklingen.

HAB-Frischpflanzentropfen-Rezept

Sonnenhut-Tinktur	Echinaceae tinctura	20 ml	abwehrstärkend
Pappel-Tinktur	Populi tinctura	20 ml	antibiotisch
Thymian-Tinktur	Thymi tinctura	20 ml	stärkend
Spitzwegerich-Tinktur	Plantaginis tinctura	20 ml	reizmildernd
Salbei-Tinktur	Salviae tinctura	20 ml	entzündungshemmend

Gebrauchsanweisung

Erwachsene 15–25 Tropfen, Jugendliche 10 Tropfen, Kleinkinder pro Lebensjahr 1 Tropfen, in wenig Wasser verdünnt, 3mal täglich vor den Mahlzeiten kurz im Munde behalten und schlucken.

Gemmo-Mundspray als Heilungsförderer

Johannisbeer-Knospenmazerat (Ribes nigrum): bis zur Besserung stündlich 1–2 Stösse in den Mund sprayen.

Kräuterbad mit 12,5% ätherischen Ölen

2–3mal wöchentlich ein Kräuterbad nehmen: 15 ml Eukalyptus-, 15 ml Fichtennadelöl und 20 ml Heublumenextrakt mit 200 ml Weizenkeimöl-Molken-Badegrundlage mischen. Für ein Vollbad reichen 20–30 ml dieses Badezusatzes. Badedauer 15–20 Minuten.

Kopfweh ist ein spontaner Schmerz in der Kopfgegend, ohne äusserliche Verletzung. Die inneren Organe in der Schädelhöhle sind von einer festen, geschlossenen Knochenhülle umgeben und reagieren auf die Veränderung des Druckes (Erhöhung oder Erniedrigung), was als Kopfweh oder als Krampfzustand (glatte Muskulatur im Gehirn) empfunden wird. Ebenso kommt es zu Kopfweh, wenn empfindliche Strukturen durch Druck, Dehnung, Entzündung, Kälte oder Luftzug gereizt werden. Auch der gestörte Flüssigkeitsaustausch der Blutgefässe der Hirnhaut kann zu Kopfweh führen.

Beschwerdebild

Zu Kopfschmerzen kann es im Stirn-, Schläfen-, Scheitel- oder Hinterkopfbereich kommen. Sie sind: stechend, bohrend, dumpf, ziehend, krampfartig, klopfend, pulsierend, drückend usw. Angaben über Art und Ort erleichtern die Diagnose. Kopfweh ist keine Primär-Erkrankung. Es liegen andere Ursachen vor. Kopfschmerzen an der rechten Schläfe = Leberbeschwerden; dumpf an der Stirne = Verstopfung; Stirne über den Augen = Nierenbeschwerden; in der Mitte der Scheitel = Wechseljahrbeschwerden; Schläfe links = Milz, Pankreas, Diabetes; im ganzen Kopf = Rheuma, Gicht, Harnsäure; Halswirbel = Haltungsfehler, Verkrampfungen usw.

Ursachen

Kopfschmerzen werden durch die unterschiedlichsten körperlichen Störungen ausgelöst. Eine fieberhafte Grippe, manche Infektionskrankheiten, Schnupfen und Katarrh können sich mit Kopfweh ankündigen. Weitere Auslöser sind: Chemische Medikamente, der Genuss von zuviel Alkohol und Nikotin, eine gestörte Verdauung, Blutdruckschwankungen, Magenbrennen, Halswirbelsäuleveränderungen, Harnsäureüberschuss, Blutarmut, Nierenentzündung, Magen-Darm-Krankheiten, Neuralgien, Sehstörungen, chronische Entzündungen der Augen, Eiterherde an Zähnen und Mandeln, Mittelohrentzündung. Menschen mit empfindlichen Gefässnerven klagen häufig bei Wetterwechsel und Föhn über Kopfweh. Bei regelmässigem Kopfweh über

---

Wichtige Regeln

1. Immer wiederkehrendes Kopfweh sollte an der Wurzel behandelt werden, d.h. die zugrundeliegende Ursache muss gefunden und behandelt werden.

2. Kopfwehtabletten sind nur im Notfall einzunehmen. Zu häufiges Schlucken chemischer Schmerzmittel führt zu gesundheitlichen Schäden.

3. Oft hilft bei Kopfweh ein starker Espresso mit etwas Zitronensaft.

4. Bei häufigem Kopfweh sollten Eiterherde an Zahnwurzeln, im Kiefer- und Stirnbereich, an den Mandeln untersucht werden, ebenfalls sollte man die Brille kontrollieren lassen – eine Verstopfung ist zu behandeln.

5. Als ableitende Massnahmen helfen oft: Taulaufen, Wassertreten, Wechselgüsse der Füsse, ferner sind Massagen zur Entspannung und Lockerung sehr hilfreich.

6. Kopfmüde Patienten sollten täglich mehrmals einen Gesichtsguss machen, was die Durchblutung im Kopfbereich fördert.

7. Mit HAB-Frischpflanzentropfen (siehe Rezept) kann man die organische Ursache des Kopfschmerzes behandeln und die Schmerz- und Krampfbereitschaft reduzieren.

längere Zeit muss unbedingt nach der Ursache gesucht und diese behoben werden. Eine Symtombehandlung = Schmerzbehandlung führt selten zum Erfolg.

Erste Massnahmen

Vielen Menschen, die zu chronischem Kopfweh neigen, kann oft mit einer umfassenden Lebensänderung geholfen werden. Das zugrundeliegende Leiden muss mitbehandelt werden. Es hilft nichts, das Kopfweh mit chemischen Mitteln zu unterdrücken. Dies könnte sogar schädlich sein und bei Missbrauch zu schweren Nieren-, Leber- und Blutschäden führen, wobei sich die organischen Störungen noch verschlimmern. Die ursächliche Therapie ist also der Einstieg zur Heilung.

Als unterstützende Massnahme hilft folgende lindernde Behandlung: Einreiben der Stirne mit Rosmarin- und Melissengeist (zur Entspannung auch im Nacken).

Bei Kopfweh hilft oft ein starker Espresso mit etwas Zitronensaft.

Kopfschmerzen mit übermässigem Blutandrang im Kopf werden nach Kneipp mit ableitenden Massnahmen kuriert: Wassertreten, Taulaufen, Wechselgüsse. Bei kopfmüden Patienten bringt oft der Gesichtsguss angenehme Erleichterung. Man legt ein Handtuch um den Hals und begiesst das ganze Gesicht in Kreisbewegung mit dem abgeschwächten Wasserstrahl.

Auch die Massage ist ein wichtiges Hilfsmittel. Dabei wird die Kopfseite mit dem Zeige-, Mittel- und Ringfinger der rechten und linken Hand massiert, ohne grosse Gewalt anzuwenden. Diese kreisförmigen Bewegungen an Schläfe, Kopf, Stirne und Nacken schaffen Erleichterung. Dazu die Kräuteremulsion (siehe Rezept) verwenden.

Mit HAB-Frischpflanzentropfen (siehe Rezept) kann man die organischen Störungen, die zu Kopfweh führen, behandeln und die Schmerz- und Krampfbereitschaft reduzieren.

HAB-Frischpflanzentropfen-Rezept

Pestwurz-Tinktur	Patasitidis tinctura	30 ml	krampflösend
Weiden-Tinktur	Salicis tinctura	20 ml	schmerzstillend
Rosmarin-Tinktur	Rosmarini tinctura	20 ml	kreislauffördernd
Lavendel-Tinktur	Lavandulae tinctura	20 ml	entspannend
Erdrauch-Tinktur	Fumariae tinctura	10 ml	gallensekretionsfördernd

Gebrauchsanweisung

Erwachsene 15–25 Tropfen, Schulkinder 10 Tropfen, Kleinkinder pro Lebensjahr 1 Tropfen, in wenig Wasser verdünnt, 3mal täglich vor dem Essen kurz im Munde behalten und schlucken.

Gemmo-Mundspray als Heilungsförderer

Hagebutten-Knospenmazerat (Rosa canina) bis zur Besserung stündlich 1–2 Stösse in den Mund sprayen.

Kräuteremulsion mit HAB-Frischpflanzentinkturen

Je 10 ml Johanniskraut-, Lavendel-, Melissen- und Rosmarintinktur mit 60 ml Grundemulsion mischen. Täglich wird morgens und abends, oder bei Bedarf stündlich, Nacken, Stirn und Schläfen mit wenig Emulsion eingerieben.

Kräuterbad mit 12,5 % aetherischen Ölen

2–3mal wöchentlich ein Kräuterbad nehmen: 10 ml Lavendel-, 10 ml Melissen-, 10 ml Rosmarinöl und 20 ml Heublumenextrakt mit 200 ml Weizenkeimöl-Molken-Badegrundlage mischen. Für ein Vollbad reichen 20–30 ml dieses Badezusatzes. Badedauer 20–30 Minuten.

Rund 70% der Menschen in unserer zivilisierten Gesellschaft leiden unter Krampfadern. Es handelt sich um eine Bindegewebsschwäche, eine Venenerschlaffung, d.h. die Venen sind nicht mehr straff genug.

Wichtige Regeln

1. Auf einengende Kleidung (Schuhe, Strümpfe, Gürtel) ist zu verzichten.

2. Langes Stehen, Sitzen, Überschlagen der Beine begünstigt das Leiden.

3. Hochlagern der Beine, auch über Nacht, ist empfehlenswert.

4. Eine Verstopfung ist zu behandeln, bei Übergewicht ist eine Reduktionskost angebracht.

5. Unterschenkel täglich, morgens und abends, mit Wechselgüssen behandeln. Die Beinmuskulatur wird durch Ballettlaufen gestärkt.

6. Die Bindegewebeschwäche muss über längere Zeit mit einer Silicea D6 Tabletten-Kur behandelt werden.

7. Mit der kurmässigen Einnahme von HAB-Frischpflanzentropfen wird der Rückfluss des Venenblutes verbessert und das Herz in seiner Arbeit unterstützt. Mit der Kräuteremulsion (siehe Rezept) das Bein morgens und abends einreiben.

Infolge mangelnder Elastizität bilden sich Krampfadern, krankhaft erweiterte Blutadern im Bereich des Unterschenkels, weniger im Oberschenkel. Das Blut fliesst nicht mehr vollumfänglich zum Herz zurück, sondern gehorcht der Schwerkraft, staut sich und bleibt in den Beinen. Die Krampfadern können sackartig ausgebuchtet sein und sind als bläulich gefärbte Stränge erkennbar. Auf Fingerdruck reagieren sie wie ein Schwamm. Bei dauernder Belastung besteht die Gefahr zur Ödembildung (Wasseransammlung). Bei grossen Krampfadern ist Vorsicht am Platze: eine Venenentzündung oder Thrombose (Losreissen von Blutgerinnseln) kann zur Embolie (Verstopfung der Lungenarterie) führen.

Beschwerdebild

Krampfadern künden sich mit einem Schweregefühl im Bein an. Zeitweise kommt es zu ziehenden oder krampfartigen Schmerzen (Wadenkrämpfe). Im Extremfall kann eine Venenentzündung auftreten (Thrombophlebitis). Die leicht verletzliche Innenwand der Vene entzündet sich örtlich. Es kommt zu gefärbten, rötlichen Strängen, die sehr schmerzhaft sind. Als Folge der schlechten Durchblutung kann es im Extremfall zu Krampfadergeschwüren (Ulcus cruris varicosum) kommen, die im unteren Drittel des Unterschenkels und in der Knöchelgegend auftreten.

Ursachen

In rund 80% der Fälle liegt eine erbliche Veranlagung vor. Sie werden begünstigt durch eine sitzende oder stehende Tätigkeit (Büroberufe, Bäcker, Coiffeur, Verkäuferinnen usw.) Auch der Senkfuss kann

Varizen begünstigen. Ferner spielen Senkungen der Unterleibsorgane bei der Frau eine Rolle. Auch während der Schwangerschaft können Krampfadern auftreten: es kommt durch die wachsende Gebärmutter zu Rückflussstörungen. Des weitern begünstigen die weiblichen Hormone (Pille) die Bildung von Krampfadern.

Dass Krampfadern vermehrt in den Beinen auftreten, erklärt sich damit, dass der venöse Blutsäulendruck sich hauptsächlich in den Unterschenkeln auswirkt. Wenn durch Rückflussstauungen die Venen erweitert werden, können die Venenklappen die Schliesskraft verlieren. Die Kraft der ganzen venösen Blutsäule (vom Herzen zu den Unterschenkeln) drückt auf die Venenwand. Es kommt zu sackartigen Ausbuchtungen, den Krampfadern.

Erste Massnahmen

Es ist dafür zu sorgen, dass der Blutstrom ungehindert zum Herzen fliessen kann. Das Bindegewebe muss gestärkt werden. Auch die Verdauung spielt eine grosse Rolle – einer Verstopfung ist vorzubeugen. Enge Gürtel meiden. Wechselduschen der Unterschenkel morgens und abends sind sehr empfehlenswert. Die Muskulatur der Beine muss gestärkt werden: mehrmals am Tag für kurze Zeit wie eine Ballettänzerin auf den Fussspitzen herumlaufen. Barfusslaufen und Wassertreten sind wichtige Übungen zur Anregung der Blutzirkulation. Nachts sollten die Beine im Bett hochgelagert werden. Bei hartnäckigen Beschwerden empfehlen sich Gummistrümpfe. Das Bindegewebe lässt sich stärken: man nimmt kurmässig über längere Zeit Silicea D 6 Tabletten (Drogerie / Apotheke) um 9 und um 16 Uhr ein, d.h. 1–2 Tabletten werden im Munde aufgelöst. Morgens und abends eine Kräuteremulsion (Rosskastanien, Arnika, Ringelblumen, Hamamelis und Mäusedorn) leicht einreiben, aber nicht stark massieren. Der Rückfluss des Blutes zum Herzen wird mit einer Kur aus HAB-Frischpflanzentropfen (siehe Rezept) verbessert. Auch das Herz und die Durchblutung werden damit gestärkt. In hartnäckigen Fällen empfiehlt sich eine Blutegelbehandlung bei einem erfahrenen Heilpraktiker oder Arzt für Naturheilverfahren. Viel Bewegung ist in jedem Fall gut.

HAB-Frischpflanzentropfen-Rezept

Rosskastanien-Tinktur	Hippocastani tinctura	40 ml	venenstärkend
Schafgarben-Tinktur	Millefolii tinctura	10 ml	zirkulationsfördernd
Ginkgo-Tinktur	Ginkgo bilobae tinctura	20 ml	durchblutungsfördernd
Arnika-Tinktur	Arnicae tinctura	10 ml	entzündungshemmend
Mäusedorn-Tinktur	Rusci aculeati tinctura	20 ml	begünstigt den Venenfluss

Gebrauchsanweisung

Erwachsene 15–25 Tropfen, Jugendliche 10 Tropfen, in wenig Wasser verdünnt, 3mal täglich vor den Mahlzeiten kurz im Munde behalten und schlucken.

Kräuteremulsion mit HAB-Frischpflanzentinkturen

5 ml Arnika-, 10 ml Ringelblumen-, 5 ml Hamamelis-, 10 ml Rosskastanien- und 10 ml Mäusedorntinktur mit 60 ml Grundemulsion mischen. Morgens und abends die betroffene(n) Stelle(n) mit der Emulsion einreiben.

Kräuterbad mit 12,5 % aetherischen Ölen

2–3mal wöchentlich ein Kräuterbad nehmen: 15 ml Rosmarin-, 15 ml Lavendelöl, 20 ml Heublumenextrakt mit 200 ml Weizenkeimöl-Molken-Badegrundlage mischen. Für ein Vollbad reichen 20–30 ml dieses Badezusatzes. Badedauer 15–20 Minuten.

Mit der Aufforderung «circulez, circulez» treibt der Pariser «flic» (Verkehrspolizist) die Autofahrer zum Weiterfahren an. Stockt nämlich der Verkehr, ist die Versorgung der Stadt und damit das Leben gefährdet. Mit dem Kreislauf des Menschen ist es genauso. Funktioniert die Zirkulation nicht richtig, ist die Versorgung der Organe und Muskeln mit Aufbau- und Betriebssauerstoff unzureichend, was zu gesundheitlichen Störungen führen kann. Es gibt viele Menschen, die an Kreisläufschwäche und Zirkulationsstörungen leiden. Die Störungen können örtlich (z.B. in Händen und Füssen oder in bestimmten Organen) oder im ganzen Körper sein.

Beschwerdebild

Häufige Beschwerden sind: schwankender und labiler Blutdruck, meistens niedriger Blutdruck, Müdigkeit, Erschöpfung, Mattigkeit, Leistungsschwäche, Reizbarkeit, Verstimmung, innere Unruhe, blasse Haut, Kurzatmigkeit, Schwindel, kalte Hände und Füsse, häufige Kopfschmerzen, geschwollene Knöchel, Störungen im Wärmehaushalt.

Je nach Störung in den einzelnen Gefässen kommt es zu: Kopfschmerzen und Migräne bei Zirkulationsstörungen im Gehirn, Appetitlosigkeit, Übelkeit; Migräne bei Durchblutungsstörungen im Magen, in der Leber (mit Völlegefühl im Oberbauch), in den Nieren (mit verminderter oder vermehrter Harnausscheidung); Zirkulationsstörungen in den Gliedern mit Einschlafen der Hände und Füsse, Gesichtsfeldtrübungen in den Augen, Ohrensausen und Hämmern im Ohr.

Ursachen

Die Kreislaufschwäche kann vererbt sein. Sie wird auch ausgelöst durch vegetative Störungen im Nervensystem, Stress, Übermüdung, Bewegungsmangel, oberflächliche Atmung, einen unregelmässigen Tagesablauf, Gifteinwirkungen durch Arzneimittel oder Nikotin, ungesunde, falsche Ernährung, Herzschwäche, Herzfehler, Arterienverkalkung.

Wichtige Regeln

1. Wer zu Kreislaufschwäche neigt, sollte die Ursachen abklären und ausschliessen: Blutdruck, vegetative Störungen im Nervensystem, Stress, Bewegungsmangel, Genussgifte, Herzschwäche, Infektionsanfälligkeit, falscher Lebensrhythmus usw.

2. Mit Wasseranwendungen kann die Kreislaufschwäche prophylaktisch behandelt werden: Wechselduschen, Taulaufen, Wassertreten, Sauna, immer mit gut durchwärmtem Körper.

3. Ein aktives Abhärtungsprogramm verbessert die Kreislaufleistung: Wandern, Waldlauf, Schwimmen, Joggen, Radfahren.

4. Richtiges Atmen ist wichtig. Morgens und abends bei geöffnetem Fenster Atemübungen machen.

5. Kreislaufschwache Menschen sollten sich vollwertig, vitamin- und mineralstoffreich ernähren. Auf Kochsalz, Schweinefleisch und Geräuchertes verzichten.

6. Honig, Blütenpollen, Gelee royale, Bienenbrot, Vitamin B-Kuren sind sehr empfehlenswert.

7. Mit der kurmässigen Einnahme von HAB-Frischpflanzentropfen (siehe Rezept) wird der Kreislauf trainiert und Durchblutungsstörungen behoben.

Erste Massnahmen

Ursachen suchen und ausschliessen. Den geschwächten Organismus durch prophylaktische Massnahmen trainieren. Wasseranwendungen nach Kneipp bringen den Kreislauf in Schwung, allerdings nur mit kaltem Wasser; bei schlecht durchwärmten Personen mit wechselnden Temperaturen (warm-kalt). Morgendliche Wechselduschen sind ausgezeichnet.

Unsere Nerven in der Haut leiten die Kälte- und Wärmeempfindungen an die Steuerzentrale im Gehirn weiter. Sie regeln die Durchblutung von Haut und Gliedern. Wer sich wenig bewegt, sich in klimatisierten und in überheizten Räumen aufhält, synthetische oder wasserundurchlässige Kleider trägt, behindert die Regelsteuerung. In diesem Zustand braucht es Abhärtungsübungen: Taulaufen, Schneelaufen, Sauna, kalte Güsse, Wassertreten, immer bei gut durchwärmtem Körper.

Viele Menschen atmen falsch oder zu flach. Ein gesunder Mensch kann 3 l Luft einatmen, die meisten bringen es aber nur auf 1½ l. Eile, Hast, schlechte Luft, Trägheit und Bewegungsmangel hindern uns am tiefen Einatmen. Richtig atmen heisst: auf 4 Herz-Pulsschläge einen Atemzug, d.h. 16–20 Atemzüge pro Minute. Es ist notwendig, dass kreislaufschwache Menschen das richtige Atmen üben und zusätzlich morgens und abends bei offenem Fenster Atemübungen machen: durch die Nase frische Luft tief einatmen, Atem kurz anhalten und dann mit einem Zischton durch den Mund ganz ausatmen, am Schluss mit der Bauchmuskulatur nachstossen. Zirka 10mal wiederholen.

Kreislaufschwache Menschen sollten sich vollwertig und vitaminreich ernähren. Auf zuviel Salz, Schweinefleisch, Geräuchertes verzichten, dafür um so mehr Früchte, Gemüse, Salate, Birchermüsli mit Bienenhonig gesüsst, Blütenpollenzusatz, Bienenbrot usw.

Mit HAB-Frischpflanzentropfen (siehe Rezept) können wir den Kreislauf aktivieren, den Organismus stärken und Durchblutungsstörungen beheben.

HAB-Frischpflanzentropfen-Rezept

Weissdorn-Tinktur	Crataegi tinctura	20 ml	herzstärkend
Rosmarin-Tinktur	Rosmarini tinctura	30 ml	kreislauffördernd
Schafgarben-Tinktur	Millefolii tinctura	10 ml	belebend
Arnika-Tinktur	Arnicae tinctura	10 ml	zirkulationsfördernd
Ginkgo-Tinktur	Ginkgo bilobae tinctura	30 ml	durchblutungsfördernd

Gebrauchsanweisung

Erwachsene 15–25 Tropfen, Jugendliche 10 Tropfen, Kleinkinder pro Lebensjahr 1 Tropfen, in wenig Wasser verdünnt, 3mal täglich vor den Mahlzeiten kurz im Munde behalten und schlucken.

Kräuteremulsion mit HAB-Frischpflanzentinkturen

Je 10 ml Schafgarben-, Rosmarin-, Arnika- und Rosskastanientinktur mit 60 ml Grundemulsion mischen. Täglich morgens und abends, oder bei Bedarf stündlich, die betroffene(n) Stelle(n) mit der Emulsion einreiben.

Kräuterbad mit 12,5% aetherischen Ölen

2–3mal wöchentlich ein Kräuterbad nehmen: 15 ml Rosmarin-, 15 ml Lavendelöl und 20 ml Heublumenextrakt mit 200 ml Weizenkeimöl-Molken-Badegrundlage mischen. Für ein Vollbad reichen 20–30 ml dieses Badezusatzes. Badedauer 15–20 Minuten.

Wichtige Regeln

1. Alles Schädliche, das wir konsumieren und womit wir die Leber belasten, ist zu reduzieren oder ganz wegzulassen: Alkohol, Nikotin, denaturierte und chemisch verseuchte Nahrungsmittel; fettes, üppiges Essen, Überernährung.

2. Eine Verstopfung muss mit natürlichen Mitteln behandelt werden.

3. Man nehme nicht zu grosse Mahlzeiten ein, besser sind mehrere kleinere Mahlzeiten aus pflanzlichen, vollwertigen, unbelasteten Produkten.

4. Zu den Mahlzeiten 1 EL Artischockensaft, in einem Glas Wasser verdünnt, nehmen.

5. Die Speisen sind mit verdauungsfördernden Kräutern zu würzen.

6. Bei Leberbeschwerden (Krämpfe, Druck) kann man warme Heublumen- oder kalte Quarkauflagen machen.

7. Mit HAB-Frischpflanzentropfen (siehe Rezept) sind wir in der Lage, die Leber in der Entgiftungsfunktion zu unterstützen. Wir geben ihr Kraft, neue Zellen zu bilden.

Die Leber ist ein Wunderwerk. Diese «biochemische Fabrik» im menschlichen Körper wird durch nichts übertroffen. Unser Mikrolaboratorium lässt die chemische Industrie schwerfällig und wenig innovativ erscheinen. Laut medizinischen Erkenntnissen hat sie mehr als 500 Funktionen zu erfüllen: Vitamin-Depot, Alkoholabbau, Gallensaftproduktion, Entgiftung usw. Die Leber ist der beste Regulator unserer Gesundheit. Doch die grösste Drüse im menschlichen Körper ist zusehends in Gefahr. Die häufigste Erkrankung ist die Leberinsuffizienz, eine Störung im Entgiftungsprozess und in der Stoffwechselfunktion. Die giftigen Produkte der zerfallenden Leberzellen gehen dabei ins Blut über.

Beschwerdebild

Krankheiten und Störungen der Leber haben immer einen negativen Einfluss auf den gesamten Organismus, ja sogar auch auf das psychische Wohlbefinden. Patienten mit Leberstörungen reagieren oft mit Magen-Darmbeschwerden, Appetitlosigkeit, Unwohlsein, Durchfall oder Verstopfung, hellem oder lehmigem Stuhl, Fettunverträglichkeit, Blähungen, Völlegefühl, Verdauungsschwäche, Müdigkeit, Schlafsucht, Depression, Verstimmung, gestörtem Wohlbefinden, Arbeitsunlust, Juckreiz, nächtlichem Erwachen während der Leberfunktionszeit (nach der Organuhr von Dr. med. Stiefvater von 00.00 bis 03.00 Uhr), Schmerzen, Druck oder Spannung im rechten Oberbauch, Schweregefühl nach Genuss von Steinobst, unstillbarem Durst, Störungen in der Gallensaftabsonderung, Kopfschmerzen.

Ursachen

Was nehmen wir nicht alles – bewusst oder unbewusst – täglich an Giften zu uns: Alkohol, Nikotin, Koffein, chemische Arzneimittel, Eiweisszersetzungsprodukte, Pestizide, Abgase, Konservierungsmittel, Stabilisatoren, Emulgatoren, Farbzusätze in der Nahrung usw. Von der Leber wird erwartet, dass sie diese schädlichen Substanzen neutralisiert und abbaut. Diese permanente Überlastung ist denn auch dafür verantwortlich, dass Lebererkrankungen und Funktionsstörungen gewaltig im Vormarsch sind. Bei Gewohnheitstrinkern und Rauchern ist die Leber oftmals ständig entzündet. Nur um ein einziges Glas Bier (ca. 18 g Alkohol) unschädlich zu machen, benötigt die Leber eine volle Stunde Arbeit. Das Heimtückische an einer Lebererkrankung ist, dass man entsprechende Symptome zumeist erst im chronischen Stadium wahrnimmt. Bei der Vielzahl von Funktionen, die die Leber ausübt, ist es verständlich, dass sie auch die Ursache von Organerkrankungen sein kann, die mit ihr in Verbindung stehen: Zwölffingerdarmgeschwür, Verstopfung, Rheuma, Gicht, Gallenleiden, Gelbsucht, Anaemie, Gallensteine, Depressionen, Migräne usw.

Nebst den Giftstoffen, die wir in irgendeiner Form zu uns nehmen, schadet der Leber auch fettes, üppiges und zu reichliches Essen. Sie ist in einem «Dauerstress», der ihr schlecht bekommt.

Erste Massnahmen

Als erstes gilt es, keine zu grossen Mahlzeiten einzunehmen. Besser sind kleinere Mahlzeiten, mehrmals am Tag, mit leicht verdaulicher, fettloser, biologischer Kost. Gifte und Genussstoffe sind zu meiden. Schmerz- und Schlafmittelkonsum reduzieren oder ganz darauf verzichten. Eine Verstopfung ist mit natürlichen Mitteln zu behandeln (siehe «Verstopfung» Seite 160). Zum Essen nehme man täglich 1 EL Artischockensaft, in einem Glas Wasser verdünnt (Drogerie/Apotheke). Die Speisen sind mit Kräutern zu würzen: Beifuss, Wermut, Kümmel, Dost, Estragon, Eberraute, Dill, Fenchel. Scharfe Gewürze wie Pfeffer, Muskat und Meerrettich sind aber zu meiden.

Bei Leberbeschwerden lindern Heublumen- und Quarkauflagen auf der Lebergegend.

Man sollte auch keine zu engen Kleider und Gürtel tragen. Auf alle Nahrungsmittel mit chemischen Zusätzen verzichten. Mit HAB-Frischpflanzentropfen (siehe Rezept) unterstützen wir die Entgiftung der Leber und geben ihr neue Kraft, Zellen zu bilden.

HAB-Frischpflanzentropfen-Rezept

Mariendistel-Tinktur	Silybum marianum tinctura	20 ml	funktionsanregend
Löwenzahn-Tinktur	Taraxaci tinctura	20 ml	stoffwechselanregend
Erdrauch-Tinktur	Fumariae tinctura	20 ml	gallensaftregulierend
Fenchel-Tinktur	Foeniculi tinctura	20 ml	blähungshemmend
Artischocken-Tinktur	Cynarae tinctura	20 ml	leberstärkend

Gebrauchsanweisung

Erwachsene 15–25 Tropfen, Schulkinder 10 Tropfen, Kleinkinder pro Lebensjahr 1 Tropfen, in wenig Wasser verdünnt, 3mal täglich vor den Mahlzeiten kurz im Munde behalten und schlucken.

Ärger mit dem Magen? Eine falsche Fragenstellung! Es sollte richtig heissen: Ärgern wir den Magen? Denn, was muten wir ihm nicht alles zu, was zu Störungen im Magen-Darm-Trakt führt. Die «verkorksten» Mägen sind vielfach hausgemacht und das Resultat vieler schlechter Gewohnheiten.

Beschwerdebild

Der Magenkrampf ist gekennzeichnet durch plötzliche an- und abschwellende Schmerzen in der Magengegend, die bis zum Rücken und zur Brust ausstrahlen können. Es kommt zu einem grossen Beklemmungsgefühl, zu Magendrücken, Schwere im Magen, Appetitlosigkeit und manchmal Erbrechen.

Ursachen

Die Magenbeschwerden sind keine selbständige Krankheit, sondern Symptome einer anderen Erkrankung. Magen, Leber, Galle und Bauchspeicheldrüse können derart gestört werden, dass es zu Magenkrämpfen oder Magendrücken kommt. Vielfach steht der Magenkrampf aber auch in Verbindung mit dem vegetativen Nervensystem. Ein sensibler Magen kann auf eine seelische Belastung mit krampfartigen Beschwerden reagieren. Sie werden ausgelöst durch Stress, Kummer, Sorgen, Überforderung, Genussmittelmissbrauch, Ernährungsfehler und Überlastung des Magens (Überernährung). Zu Schmerzen kann es auch bei Magen- und Zwölffingerdarmgeschwüren, chronischem Magensaftmangel und bei Leber-, Gallen- und Bauchspeicheldrüsenstörungen kommen.

Wichtige Regeln

1. Bei regelmässigen Magenkrämpfen muss nach den Ursachen gesucht und diese behoben werden.

2. Zu heisse und zu kalte Speisen und Getränke, Genussgifte wie Alkohol, Nikotin, Süssigkeiten, Kochsalz und Kaffee sind zu meiden.

3. Mehrere kleine Mahlzeiten bekommen dem Magen besser als zwei üppige, schwere Essen.

4. Der Magen kann sich bei einer Schondiät rascher erholen: Reisgerichte, gedünstetes Gemüse, Kartoffelbrei, Haferschleimsuppen. Würzmittel: Melisse, Dill, Fenchel, Kümmel, Dost und Bohnenkraut.

5. Zur Linderung von Magenschmerzen legt man auf die Magengegend eine Wärmeflasche. 1–2 Tropfen Pfefferminzöl, in Wasser verdünnt, einnehmen.

6. Eine Kamillenrollkur (siehe Erste Massnahmen) ist bei Magenschmerzen und Magenkrämpfen heilungsfördernd.

7. Mit der kurmässigen Einnahme der HAB-Frischpflanzentropfen (siehe Rezept) können wir die Krampf- und Schmerzneigung des Magens behandeln und nervliche Spannungen lösen.

Erste Massnahmen

Magendrücken oder Magenkrämpfe, die regelmässig nach dem Essen auftreten, müssen ärztlich abgeklärt werden. Ursachen und Fehlverhalten müssen behoben werden.

Wer an Magenkrämpfen leidet, sollte zu heisse und zu kalte Speisen und Getränke, Genussgifte wie Alkohol, Nikotin, Kaffee meiden. Mehrere kleinere Mahlzeiten sind dem kranken Magen zuträglicher als zwei grosse, üppige Essen. Die Ernährung sollte reizlos sein, mit viel pflanzlicher Frischkost. Als diätetisches Getränk eignet sich Kartoffelsaft zu den Mahlzeiten. Zu meiden sind blähende Speisen, Marinaden, Geräuchertes, Wurst, Schweinefleisch, gebackene Speisen, Mayonnaise, Hülsenfrüchte, Bratkartoffeln, Pommes-frites, Gipfeli (Hörnchen) zum Frühstück, Gurken, Paprika, Meerrettich, Senf, Pfeffer, Knoblauch, Sellerie, Eiscreme, scharfer Käse, Zitronen, Nüsse, Süssigkeiten und Weisswein. Dafür mehr gedünstetes Gemüse, Kartoffelbrei, Reisgerichte und Haferschleimsuppe. Verträgliche Würzmittel sind Melisse, Dill, Fenchel, Kümmel, Dost und Bohnenkraut.

Bei Magenkrämpfen eine Wärmeflasche auf die Magengegend legen oder Umschläge mit Kampferspiritus machen. Zur Linderung der Schmerzen 1–2 Tropfen Pfefferminzöl nehmen. Bewährt haben sich auch heisse Heublumenauflagen, Kartoffelbrei-auflagen wie auch warme Leibwickel nach Kneipp. Treten die Beschwerden periodisch auf, jeden Tag nüchtern eine Kamillenrollenkur machen: 1–2 Tassen Kamillentee schluckweise trinken (1 TL Kamillenblüten in einer Tasse mit kochend heissem Wasser anbrühen, 5 Minuten ziehen lassen, filtrieren). Danach legt man sich für 3 Minuten auf den Rücken, für 3 Minuten auf die linke und rechte Seite und für 3 Minuten auf den Bauch und entspannt anschliessend. Die ganze Magenschleimhaut kommt mit dem Kamillentee in Berührung, was Krämpfe löst und Schmerzen stillt.

Wer an Magenbeschwerden leidet, sollte sein Umfeld prüfen. Seelische Ausgeglichenheit, eine harmonische Atmosphäre zu Hause und am Arbeitsplatz, Ruhe, Entspannung und Erholung sind wichtige Voraussetzungen für die Gesundheit des Magens. Denn alles, was wir nicht richtig verdauen können, schlägt auf den Magen. Mit der kurmässigen Einnahme von HAB-Frischpflanzentropfen (siehe Rezept) wird der Magen stimuliert, Krämpfe und nervliche Anspannung gelöst und die Schmerzen gelindert.

HAB-Frischpflanzentropfen-Rezept

Kamillen-Tinktur	Matricariae tinctura	40 ml	krampflösend
Pestwurz-Tinktur	Petasitidis tinctura	20 ml	entspannend
Melissen-Tinktur	Melissae tinctura	20 ml	nervenstärkend
Fenchel-Tinktur	Foeniculi tinctura	20 ml	beruhigend

Gebrauchsanweisung

Erwachsene 15–25 Tropfen, Schulkinder 10 Tropfen, Kleinkinder pro Lebensjahr 1 Tropfen, in wenig Wasser verdünnt, 3mal täglich vor den Mahlzeiten kurz im Munde behalten und schlucken.

Gemmo-Mundspray als Heilungsförderer

Mammutbaum-Knospenmazerat (Sequoia gigantea) bis zur Besserung stündlich 1–2 Stösse in den Mund sprayen.

Kräuterbad mit 12,5 % aetherischen Ölen

2–3mal wöchentlich ein Entspannungs-Kräuterbad nehmen: 10 ml Lavendel-, 10 ml Melissen-, 10 ml Orangenöl und 20 ml Heublumenextrakt mit 200 ml Weizenkeimöl-Molken-Badegrundlage mischen. Für ein Vollbad reichen 20–30 ml dieses Badezusatzes. Badedauer 15–20 Minuten.

■MAGENSCHLEIMHAUTENTZÜNDUNG

Wichtige Regeln

1. Ursachen und Fehlverhalten in der Ernährung aufdecken und ausschliessen.

2. In den ersten 1–2 Tagen fasten und auf die Magengegend warme Leinsamenkompressen auflegen.

3. Nach den Fasttagen eine Schondiät einhalten. Zuerst werden nur Haferschleimsuppen, Zwieback und Bouillon eingenommen. Später leichtverdauliche Nahrung wie gedünstetes Gemüse, Reisgerichte, Birchermüsli, Teigwaren usw.

4. Zu den Mahlzeiten ein Glas Kartoffelsaft trinken, bei Sodbrennen wird ein Glas Lehmwasser eingenommen (1 TL pro Glas Wasser).

5. Bis zur völligen Ausheilung jeden Morgen nüchtern eine Kamillenrollkur machen (siehe Erste Massnahmen).

6. Nach dem Essen Ruhepause einlegen und eine Wärmeflasche auf die Magengegend legen.

7. Mit der kurmässigen Einnahme von HAB-Frischpflanzentropfen (siehe Rezept) wird die Magenschleimhautentzündung völlig ausgeheilt.

Die zarten Schleimhäute des Magens und des Zwölffingerdarms sind bei vielen Menschen derart empfindlich, dass sie sich oft entzünden: Magenschleimhautentzündung, Magenkatarrh (Gastritis). Man muss schon fast von einer Zivilisationskrankheit sprechen: Röntgenuntersuchungen belegen, dass beinahe jeder zweite Mensch eine gereizte Magenschleimhaut hat. Wir rauchen zuviel und trinken zuviel Alkohol. Allzuviel Süsses – besonders bei Kindern – fördert das Leiden ebenfalls.

Beschwerdebild

Bei der Gastritis handelt es sich um ein komplexes Krankheitsbild: Völlegefühl und Druck in der Magengegend (besonders am Morgen), Übelkeit, Brechreiz und Mundgeruch, Appetitlosigkeit, belegte Zunge, Sodbrennen, Aufstossen, Magenkrämpfe, Magenschmerzen, Verstimmung, eingeschränkte Leistungsfähigkeit, Nüchternheitsschmerz im Magen, Neigung zu Kopfschmerzen, Verstopfung oder Durchfall mit übelriechendem Stuhl, blasses Gesicht, Blähungen, Gewichtsverlust, unbehagliches Gefühl in der Magengegend. Wenn die Beschwerden mit häufigen, anfallsartigen Magenkrämpfen verbunden sind, kann eine Erkrankung der Gallenwege vorliegen. Bei übermässiger Säurebildung entstehen gerne Magen- und Zwölffingerdarmgeschwüre.

Ursachen

Viele schlechte Gewohnheiten, deren wir oftmals nicht bewusst sind, können zur Entzündung führen: hastiges Essen, schlechtes Kauen der Speisen, schlechte Zähne, zu heisse oder zu kalte Getränke und Nahrungsmittel, zuviel Kaffee, überwürzte Speisen, zuviel Salz, scharfe alkoholische Getränke, Rauchen; seelische Faktoren wie Ärger, Sorgen und Kummer, Verkrampfungen, Nervosität, Unruhe und Stress; Folge von chronischen Nieren-, Leber-, Gallenbeschwerden, Blutarmut, hartnäckige Verstopfung, Nebenhöhlen-, Stirnhöhlen-, Mandelentzündung und Bronchitis mit Schleimfluss in den Magen, Arzneimittelmissbrauch und Allergien auf Fisch, Eier, Milch usw.

Erste Massnahmen

Bei einer Magenschleimhautentzündung ist vorübergehend auf Nahrung zu verzichten. Stattdessen sind feuchtwarme Leinsamenkompressen auf die Magengegend aufzulegen. Nach ein paar Fasttagen kann man auf eine Schonkost bestehend aus Haferschleimsuppe, Zwieback und vegetabiler Bouillon übergehen. Langsames Essen, sorgfältiges Kauen und Einspeicheln der Speisen sind sehr wichtig. Zu heisse oder zu kalte Getränke oder Nahrungsmittel sind zu meiden, ebenso Alkohol und Nikotin, Salz, scharfe Gewürze, üppige und schwere Nahrungsmittel. Man sollte keine grossen Mahlzeiten, sondern mehrere kleine einnehmen. Verboten sind: gebratenes Fleisch, Schweinefleisch, Würste, fette Nahrungsmittel, Geräuchertes, Back-

waren, Kohl, Erbsen, Bohnen, frisches Brot, saure Speisen. Zu empfehlen sind: Haferschleimsuppe, Zwieback, Knäckebrot, Kartoffelstock, Reisgerichte, Gemüse, Birchermüsli, Teigwaren. Zur Stärkung des Magens wird zu den Mahlzeiten ein Glas Kartoffelsaft getrunken. Bei Sodbrennen Lehmwasser (1 TL pro Tasse Wasser) einnehmen. Nach dem Essen eine Ruhepause einschalten und eine Wärmeflasche auf die Magengegend auflegen.

Es ist empfehlenswert, bis zur Besserung morgens nüchtern eine Magenrollkur mit Kamillentee zu machen. Morgens beim Erwachen 1–2 Tassen Kamillentee trinken: 1 TL Kamillenblüten in einer Tasse mit heissem Wasser anbrühen; 5 Min. ziehen lassen; ungesüsst, schluckweise trinken. Anschliessend legt man sich für 3 Minuten auf den Rücken, je 3 Minuten auf die linke und rechte Seite und 3 Minuten auf den Bauch. Die Liegezeiten müssen genau eingehalten werden, damit die Magenschleimhaut überall benetzt wird. Die über Nacht angesammelten Rückstände des Magens werden abgeführt und die Magenschleimhaut kann in allen Falten und Nischen ausheilen. Mit der kurmässigen Einnahme von HAB-Frischpflanzentropfen (siehe Rezept) wird die Gastritis ausgeheilt.

HAB-Frischpflanzentropfen-Rezept

Salbei-Tinktur	Salviae tinctura	20 ml	entzündungshemmend
Kamillen-Tinktur	Matricariae tinctura	20 ml	krampflösend
Ringelblumen-Tinktur	Calendulae tinctura	20 ml	reizmildernd
Tausendguldenkraut-Tinktur	Centaurii tinctura	10 ml	magenstärkend
Melissen-Tinktur	Melissae tinctura	10 ml	beruhigend
Spitzwegerich-Tinktur	Plantaginis tinctura	20 ml	magenfermentbildend

Gebrauchsanweisung

Erwachsene 15–25 Tropfen, Jugendliche 10 Tropfen, Kleinkinder pro Lebensjahr 1 Tropfen, in wenig Wasser verdünnt, 3mal täglich vor den Mahlzeiten kurz im Munde behalten und schlucken.

Gemmo-Mundspray als Heilungsförderer

Johannisbeer-Knospenmazerat (Ribes nigrum): bis zur Besserung stündlich 1–2 Stösse in den Mund sprayen.

MAGENÜBERSÄUERUNG

SODBRENNEN, SAURES AUFSTOSSEN – HYPERACIDITÄT

Wichtige Regeln

1. Bei Magenübersäuerung sollte man sich nicht an Natrontabletten klammern, sondern die Störung kausal behandeln, d.h. psychische Belastungen und Stress meiden und schlechte Essensgewohnheiten eliminieren.

2. Auf Genussgifte ist zu verzichten: Alkohol, Nikotin, Süssigkeiten, zuviel Salz und scharfe Gewürze, ferner auf alle Speisen, die als Säurelocker bekannt sind.

3. Es muss über längere Zeit eine Magenschondiät eingehalten werden: Reisgerichte, Kartoffelbrei, Haferschleimsuppen usw., mit einem Glas gepresstem Kartoffelsaft zu den Mahlzeiten.

4. Gutes Kauen, harmonisches Umfeld, Gelassenheit während dem Essen sind Grundbedingungen für die richtige Verdauung und für gesunde Magenverhältnisse.

5. Heilerde, Wacholderbeeren, Spitzwegerichsaft, Leinsamen, Moortrinkkuren sind bewährte Helfer bei Magenübersäuerung.

6. Die Speisen mit magenfreundlichen Gewürzen würzen: Portulak, Bohnenkraut, Dost, Dill, Fenchel. Scharfe Gewürze wie Pfeffer, Salz, Senf, Meerrettich sind zu meiden.

7. Mit HAB-Frischpflanzentropfen (siehe Rezept) können wir die Säureverhältnisse im Magen regulieren und die strapazierten Magennerven beruhigen.

«Ist der Magen krank, wird der Körper wank», heisst ein altes Sprichwort. Erkrankungen des Magens sind in der heutigen Gesellschaft keine Seltenheit. Fast jeder fünfte leidet im Laufe seines Lebens an Magenbeschwerden, manchmal während Jahren. Sehr häufig ist die Magenübersäuerung (Hyperacidität) keine selbständige Krankheit, sondern Symptom verschiedener Magen- und Nervenstörungen. Wird dagegen nichts unternommen, kommt es zur Magenschleimhautentzündung (Gastritis).

Beschwerdebild

Bei Magenübersäuerung verspürt man oft ein Druckgefühl und Brennen in der Magengegend, vielfach 1–2 Stunden nach dem Essen. Weitere Beschwerden sind: Sodbrennen, saures Aufstossen, brennender Schlund, Brennen in der Speiseröhre, manchmal Erbrechen, Übelkeit, belegte Zunge, rötliche Zunge, Magenschmerzen (besonders links), Zusammenschnüren des Magens, Abneigung gegen süsse und saure Speisen und chronische Stuhlverstopfung. Das Leiden wird oft nicht ernstgenommen. Man sucht Zuflucht bei Natrontabletten und glaubt, damit das Übel beseitigen zu können. Das Gegenteil ist der Fall. Durch die Einnahme von alkalischen Magenmitteln wird die Magenübersäuerung zwar neutralisiert, aber nicht kausal ausgeschaltet. Nach der Bindung der überschüssigen Säure wird wieder neue Säure gebildet, und man muss von neuem Tabletten schlucken. Mit solchen Mitteln ist vor allem bei Gastritis (Magenschleimhautentzündung) und einem Magengeschwür Vorsicht geboten, da sie zu vermehrter Gasbildung im Magen führen.

Ursachen

Wohl kaum ein anderes Organ reagiert auf psychische und physische Störungen so empfindlich wie der Magen-Darm-Bereich. Ernährung, Lebensform und psychische Belastung haben einen unmittelbaren Einfluss auf die Verdauungsorgane. Oftmals ist für die vermehrte Säurebildung im Magen der seelische Zustand verantwortlich, insbesondere bei Menschen, die kein Ventil haben und von Stress, Hast und Sorgen geplagt sind. Hier zeigt sich einmal mehr die Einheit von Leib und Seele. Ausser den nervlichen Überreizungen können schlechte Essgewohnheiten, hastiges Essen, schlechtes Kauen, schlechtes Gebiss, zu scharfe oder zu salzige Speisen, Alkohol, Kaffee, Tabak, zu kalte oder zu heisse Speisen, einseitige Ernährung, zuviel Süssigkeiten, unregelmässiges Essen und Medikamentenmissbrauch (Aspirin) die Übersäuerung begünstigen.

Erste Massnahmen

Die Magenübersäuerung verlangt die Behandlung des ganzen Menschen, indem schädliche Gewohnheiten eliminiert, Überforderung, Stress und Kummer abgebaut werden. Eine mehrmonatige Diät bringt den Magensäurehaushalt wieder ins Gleichgewicht: gedünstetes Gemüse, Kartoffeln, Reisgerichte, Haferschleimsuppe, Milch, Quark. Als diätetisches Getränk zu den Mahlzeiten eignet sich gepresster Kartoffelsaft. Man gewöhne sich an mehrere kleinere Mahlzeiten, über den Tag verteilt. Zu meiden sind Säurebildner wie Alkohol, Kaffee, Kohl, blähende Speisen, Tabak, Marinaden, Geräuchertes, Wurst, Schweinefleisch, gebackene Speisen, Mayonnaise, Hülsenfrüchte, Bratkartoffeln, Pommes frites, Gipfel (Hörnchen) zum Frühstück, Backwaren, Süssigkeiten, Weisswein, zu scharfe Gewürze, Nüsse und Käse.

Bewährte Helfer bei Magenübersäuerung sind: Heilerde, Wacholderbeeren, Kuren mit Mandeln, Spitzwegerichsaft, Leinsamen, Moortrinkkuren, Genuss von rohen, geriebenen Äpfeln. Vorteilhaft ist das Würzen der Speisen mit: Portulak, Bohnenkraut, Dost, Dill und Fenchel.

Mit HAB-Frischpflanzentropfen (siehe Rezept) können wir die Säureverhältnisse des Magens verbessern und die Magennerven beruhigen.

HAB-Frischpflanzentropfen-Rezept

Tausendguldenkraut-Tinktur	Centaurii tinctura	20 ml	magenstärkend
Wermut-Tinktur	Absinthii tinctura	20 ml	magensaftstimulierend
Melissen-Tinktur	Melissae tinctura	20 ml	beruhigend
Kamillen-Tinktur	Matricariae tinctura	20 ml	krampflösend
Spitzwegerich-Tinktur	Plantaginis tinctura	20 ml	entzündungshemmend

Gebrauchsanweisung

Erwachsene 15–25 Tropfen, Jugendliche 10 Tropfen, Kleinkinder pro Lebensjahr 1 Tropfen, in wenig Wasser verdünnt, 3mal täglich vor den Mahlzeiten kurz im Munde behalten und schlucken.

Gemmo-Mundspray als Heilungsförderer

Mammutbaum-Knospenmazerat (Sequoia gigantea): bis zur Besserung stündlich 1–2 Stösse in den Mund sprayen.

Wichtige Regeln

1. Die krampfartigen Menstruationsschmerzen sind, wenn sie plötzlich oder häufig auftreten, ärztlich abzuklären.

2. Bei starken Schmerzen ist Bettruhe einzuhalten und es sind Wärmeauflagen auf den Bauch zu machen: Kamillen- oder Heublumenpackung, Wärmeflasche.

3. Zur Schmerzlinderung wird mehrmals täglich 1 TL Anserinensaft, in Wasser verdünnt, eingenommen.

4. Zur Vorbeugung täglich ansteigende Fuss- oder Sitzbäder von 37°–40°C, während 15–20 Minuten, machen. Auch Moor-Vollbäder sind geeignet.

5. Kurmässig zur Prophylaxe von Menstruationsstörungen einen gesundheitsfördernden Kräutertee trinken (siehe Rezept). Täglich morgens und abends die Bauchgegend um den Nabel mit Johannisöl einreiben.

6. Nachtkerzenöl-Kapseln, die kurmässig eingenommen werden, beugen schmerzhaften Menstruationsstörungen vor.

7. Mit den HAB-Frischpflanzentropfen (siehe Rezept) werden Krampf- und Schmerzzustände während der Menstruation verhindert und Verspannungen und Verkrampfungen gelöst.

Die meisten Frauen klagen während der Regelblutung über ein gewisses Unwohlsein und eine eingeschränkte körperliche Leistungsfähigkeit. Es können aber auch Menstruationsstörungen auftreten, die sehr schmerzhaft sind und Bettruhe verlangen. Man spricht von einer Dysmenorrhoe.

Beschwerdebild

Eine Dysmenorrhoe kann zu folgenden Beschwerden führen: krampfartige, kolikartige Schmerzen im Unterleib (vor und während der Regelblutung), die oft bis in den Bauch und in den Rücken ausstrahlen, Gefühl von Schwere im Leib, Druckempfindlichkeit im Unterleib, Müdigkeit, Reizbarkeit, Appetitlosigkeit, gelegentliches Erbrechen, Durchfall, Kopfschmerzen, Migräne, Nervosität und Neigung zu Herzklopfen. Vielfach verschwinden die Beschwerden nach der ersten Schwangerschaft.

Ursachen

Von einer schmerzhaften und krampfartigen Menstruation sind oft junge Frauen und Mädchen betroffen, die noch nie geboren haben und deren Gebärmutter unterentwickelt ist. Trotzdem muss die Störung, insbesondere, wenn sie plötzlich auftritt, ärztlich abgeklärt werden, um sicherzustellen, dass keine krankhaften Veränderungen vorliegen: z.B. Myom auf der Gebärmutter, Gebärmutterverlagerung, Knickung, Verwachsung, Polyp, Entzündung der Gebärmutter, Eierstock- und Eileiterentzündung. Auch Nervosität, Stress, Kummer, Eheschwierigkeiten, nervöse Verkrampfungen und Bewegungsmangel können eine Dysmenorrhoe begünstigen. Ebenfalls spielen hormonelle Störungen, d.h. eine ungenügende Hormonproduktion der Eierstöcke eine nicht unbedeutende Rolle.

Erste Massnahmen

Die Ursachen müssen gefunden und ausgeschaltet werden. Liegt keine ernsthafte Störung vor, können die Beschwerden mit naturheilkundlichen Mitteln behandelt werden. Bei starken Schmerzen Bettruhe einschalten und Wärmeflasche, warme Heublumen- oder Kamillenkompressen auf den Unterleib legen. Zur Krampflösung mehrmals täglich 1 TL Anserinensaft (Drogerie/Apotheke), in Wasser verdünnt, einnehmen.

In der beschwerdefreien Zeit zwischen den Periodenblutungen werden zur Vorbeugung täglich ansteigende Sitz- oder Fussbäder von 37°–40°C, während 10 bis 20 Minuten, gemacht. Empfehlenswert sind auch Moor-Vollbäder von 37°–38°C, während 10 bis 15 Minuten. Kurmässig einen gesundheitsfördernden Frauentee, 3mal täglich nach den Mahlzeiten, trinken: Anserinenkraut, Kamillenblüten, Schafgarbenblüten, Melissenblätter und Frauenmäntelikraut, zu gleichen Teilen. Die Bauchgegend um den Nabel täglich morgens und abends mit Johannisöl einreiben. Sportliche Betätigung, Gymnastik und Bewegung in der freien Natur fördert das Wohlbefinden und stärkt die Durchblutung der Gebärmutter. Während der Menstruation schwere körperliche Arbeiten unterlassen und auch auf das Schwimmen verzichten. Prophylaktisch eine Kur mit Nachtkerzenöl-Kapseln (Drogerie/Apotheke), während 3–4 Wochen, machen. Auch Vitamin B-Komplex-Kuren sind sehr zu empfehlen.

Krampflösend und entspannend für die angespannte Bauchdecke ist vor der Menstruation ein Saunabesuch. Vielfach helfen auch einige Saftfastentage mit Gemüse- und Fruchtsaft (bis 3 l pro Tag).

Mit der kurmässigen Einnahme von HAB-Frischpflanzentropfen (siehe Rezept) können wir die Dysmenorrhoe prophylaktisch behandeln. Krampf- und Schmerzzustände werden verhindert, die Gebärmutter besser durchblutet und Verspannungen und Verkrampfungen gelöst.

HAB Frischpflanzentropfen-Rezept

Pestwurz-Tinktur	Petasitidis tinctura	20 ml	krampflösend
Kamillen-Tinktur	Matricariae tinctura	20 ml	schmerzlindernd
Schafgarben-Tinktur	Millefolii tinctura	20 ml	regulierend
Melissen-Tinktur	Melissae tinctura	20 ml	beruhigend
Traubensilberkerzen-Tinktur	Cimicifugae tinctura	20 ml	entzündungshemmend

Gebrauchsanweisung

Erwachsene 15–25 Tropfen, Jugendliche 10 Tropfen, in wenig Wasser verdünnt, 3mal täglich vor den Mahlzeiten kurz im Munde behalten und schlucken.

Gemmo-Mundspray als Heilungsförderer

Hagebutten-Knospenmazerat (Rosa canina): bis zur Besserung stündlich 1–2 Stösse in den Mund sprayen.

Kräuterbad mit 12,5% ätherischen Ölen

2–3mal wöchentlich ein Kräuterbad nehmen: 15 ml Lavendel-, 15 ml Melissenöl und 20 ml Heublumenextrakt mit 200 ml Weizenkeimöl-Molken-Badegrundlage mischen. Für ein Vollbad reichen 20–30 ml dieses Badezusatzes. Badedauer 15–20 Minuten.

MENSTRUATION ZU STARK

BLUTUNG ZU STARK – MENORRHAGIE, HYPERMENHORRHOE

Mit der Geschlechtsreife im Alter von 12 bis 15 Jahren setzt beim weiblichen Geschlecht die Menstruation ein, die monatliche Blutung aus der Gebärmutterschleimhaut. Jeden Monat bereitet sich die Gebärmutter mit einer Schleimhautveränderung auf eine Schwangerschaft vor. Wenn sich kein befruchtetes Ei einnistet, zerfällt die Schleimhaut und wird mit dem Menstrualblut ausgeschieden. Als Menstruation, Periode oder Regel bezeichnet man die im zirka 28tägigen Abstand eintretende Monatsblutung. Durchschnittlich dauert sie 4 bis 6 Tage. Normalerweise gehen 100 bis 200 cm³ Blut weg. Menstruationsstörungen sind Abweichungen im Monatszyklus. Immer mehr Frauen und Mädchen klagen über Unregelmässigkeiten. Eine häufige Störung ist die Menorrhagie. Es handelt sich um eine verstärkte oder zu häufig auftretende Menstruationsblutung. Sie ist von der Metrorrhagie zu unterscheiden, worunter man eine unregelmässige Menstruation versteht.

Beschwerdebild

Die meisten Frauen überstehen die monatlichen Regeltage mit leichten Beschwerden wie Unbehagen, Reizbarkeit, Leistungsschwäche und leichten Kreuzschmerzen. Ist die Blutung aber zu lange, spricht man von Menorrhagie, ist sie zu stark von einer Hypermenorrhoe. Die Unregelmässigkeiten führen zu: Abgang von Blutklumpen, Menstruationsdauer 8–10 Tage, Hitze- und Völlegefühl im Leib, Kreuzschmerzen, blasses Aussehen und Müdigkeit. Durch die zu lange oder zu starke Menstruation kommt es häufig zu Blutarmut, da der Organismus nicht in der Lage ist, innerhalb von 4 Wochen den Blutverlust zu ersetzen.

Ursachen

Mannigfache Ursachen können die zu lange oder zu starke Regelblutung begünstigen: Störungen in der Kontraktionsfähigkeit (Zusammenziehen der Gebärmuttermuskulatur) der Gebärmutter, schwächliche Konstitution, Gebärmutterkrankheiten (z. B. ein Myom) oder Gebärmutterverlagerungen, entzündliche Prozesse im Unterleib (Eierstock, Eileiterentzündung, Gebärmutterschleimhautkatarrh), zuviel Blut in den Geschlechtsorganen (Gebärmutter), oft verursacht durch Herz- und Kreislaufkrankheiten.

Wichtige Regeln

1. Bei mehrmaliger zu starker oder zu langer Regelblutung ist eine ärztliche Konsultation notwendig, um die Ursache abzuklären.

2. Bei zu starker Blutung Zimtstengeltee (siehe Rezept) trinken und einen Eisbeutel auf den Unterleib legen.

3. In der menstruationsfreien Zeit prophylaktisch ansteigende Fussbäder von 37 °C auf 40 °C machen; täglich während 10 bis 20 Minuten.

4. Viel Bewegung sorgt für eine ausreichende Durchblutung der Unterleibsorgane.

5. Mit einer Brennesselsaftkur wird der Blutarmut und dem Eisenmangel vorgebeugt. Blutbildend ist auch Randensaft (zu den Mahlzeiten trinken).

6. Die Bauchgegend täglich mit Johannisöl einreiben und kurmässig einen gesundheitsfördernden Frauentee trinken.

7. Mit HAB-Frischpflanzentropfen (siehe Rezept) wird die Kontraktionskraft der Gebärmutter gestärkt und zu starken oder zu langen Regelblutungen vorgebeugt.

Erste Massnahmen

Bei zu starker oder zu langer Regelblutung muss durch den Arzt die genaue Ursache abgeklärt werden.

Bei zu starker Blutung Zimtstengeltee trinken: 1 TL zerkleinerte Zimtstengel in einer Tasse mit kochendheissem Wasser anbrühen, 5 Minuten ziehen lassen, filtrieren und schluckweise trinken. Eine Eisblase auf den Unterleib legen. Die Gebärmutter zieht sich durch die Kälte zusammen.

In den menstruationsfreien Tagen täglich vorbeugend ansteigende Fussbäder von 37 °C – 40 °C, während 10 bis 20 Minuten, machen. Viel Bewegung ist gut. Viele Sportlerinnen bestätigen, dass sie in der Zeit ihres sportlichen Trainings kaum Regelbeschwerden haben, diese aber zurückkehren, sobald sie mit dem Training aussetzen. Gymnastik und Bewegung haben also einen positiven Einfluss auf einen beschwerdefreien Zyklus. Während der Menstruation sind aber schwere, körperliche Anstrengungen zu unterlassen, auch das Baden und Schwimmen.

Um der Blutarmut und dem Eisenmangel vorzubeugen, kurmässig Brennesselsaft (Apotheke/Drogerie) einnehmen: 1 EL 1–2mal täglich zu den Mahlzeiten. Gesundheitsfördernd ist auch das regelmässige Trinken von Frauentee: Schafgarbenblüten, Hirtentäschchenkraut, Hamamelisblätter, Frauenmänteli und Mistelkraut, zu gleichen Teilen. Täglich morgens und abends die Bauchgegend um den Nabel mit Johannisöl einreiben.

Mit den HAB-Frischpflanzentropfen (siehe Rezept) wird die Kontraktionskraft der Gebärmutter gekräftigt und zu starken oder zu langen Blutungen vorgebeugt.

HAB-Frischpflanzentropfen-Rezept

Schafgarben-Tinktur	Millefolii tinctura	30 ml	stärkt die Gebärmuttermuskulatur
Hirtentäschchen-Tinktur	Bursae pastoris tinctura	20 ml	blutstillend
Hamamelis-Tinktur	Hamamelidis tinctura	20 ml	blutstillend
Mistel-Tinktur	Visci tinctura	20 ml	stimulierend
Ringelblumen-Tinktur	Calendulae tinctura	10 ml	entzündungshemmend

Gebrauchsanweisung

Erwachsene 15–25 Tropfen, Jugendliche 10 Tropfen, in wenig Wasser verdünnt, 3mal täglich vor dem Essen kurz im Munde behalten und schlucken.

Gemmo-Mundspray als Heilungsförderer

Himbeer-Knospenmazerat (Rubus idaeus) bis zur Besserung stündlich 1–2 Stösse in den Mund sprayen.

Kräuterbad mit 12,5 % aetherischen Ölen

2–3mal wöchentlich ein Kräuterbad nehmen: 15 ml Eukalyptus-, 10 ml Lavendel-, 10 ml Melissenöl und 20 ml Heublumenextrakt mit 200 ml Weizenkeimöl-Molken-Badegrundlage mischen. Für ein Vollbad reichen 20–30 ml dieses Badezusatzes. Badedauer 15–20 Minuten.

Unter Migräne leiden 2–5% der Bevölkerung in den Zivilisationsländern. Das Leiden kann schon in jüngeren Jahren auftreten. Bei Frauen wird es häufiger beobachtet als bei Männern. Ausgelöst wird der Schmerz durch Verkrampfungen der Gehirnblutgefässe und infolge Durchblutungsstörungen im Bereich des Gehirns.

Wichtige Regeln

1. Bei Anzeichen einer Migräne kann der Anfall möglicherweise durch das Trinken eines starken Bohnenkaffees, gemischt mit 1 EL Zitronensaft, verhindert werden.

2. Die Ursachen müssen abgeklärt und ausgeschlossen werden.

3. Prophylaktische Massnahmen: eine reizlose, vegetabile, leicht verdauliche Ernährung – der Verstopfung ist vorzubeugen.

4. Migräne-Patienten sollten wöchentlich einen Rohkost- oder Fasttag einschalten und unbedingt auf Genussgifte wie Alkohol, Nikotin und Schokolade verzichten.

5. Abhärtung des Körpers trainieren: sei es durch tägliches Taulaufen, Wassertreten. Verspannungen im Nacken durch Heublumenauflagen und anschliessende Massage lösen.

6. Wer oft unter Migräne leidet, sollte nachts auf einem Thymiankissen schlafen.

7. Die HAB-Frischpflanzentropfen werden zur Prophylaxe eingenommen. Bei einem Anfall Stirne und Nacken mit der Kräuteremulsion einreiben. Das lindert und entspannt.

Beschwerdebild

Die Migräne ist eine besondere Form des Kopfschmerzes. Sie tritt anfallsartig, meistens in einer Kopfhälfte auf, oftmals mit Übelkeit, Erbrechen und Benommenheit verbunden. Der Anfall kann mehrere Stunden bis 1 oder 2 Tage dauern. In der Regel lokalisiert sich der Schmerz in der Stirn-, Augen-, Schläfen- oder Hinterkopfgegend. Bei einem Drittel der Patienten gehen dem Anfall Warnzeichen voraus wie Ohrensausen, Augenflimmern, Wahrnehmung eines schwarzen Punktes, Reizbarkeit, Müdigkeit, starkes Gähnen, Schwindel, Ameisenlaufen im Gesicht. Während einer Migräne ist das Wohlbefinden stark gestört. Es kommt zu Appetitlosigkeit, Übelkeit und Erbrechen. Der Patient ist geräusch- und lichtempfindlich, er friert leicht und wird blass. Die Schmerzen werden je nachdem als pochend, pulsierend, tiefsitzend, bohrend, stechend oder dumpf empfunden.

Ursachen

Die Migräne gibt der neurologischen und biochemischen Forschung immer noch grosse Rätsel auf, dies trotz Fortschritt in der Medizin. Anfallsauslösend können sein: seelische Überlastung, Störungen des vegetativen Nervensystems, Stress, Überforderung, Wettereinflüsse, Föhn, Sonneneinwirkung, Hormonstörungen bei der Frau, zu wenig oder zuviel Schlaf, Verhütungspille, Nahrungsmittelallergie, Blutarmut, Eisenmangel, geschädigte Halswirbelsäule und Bandscheiben, Bluthochdruck wie auch Organstörungen im Darm, in der Leber, in den Nieren oder in der Bauchspeicheldrüse. Bei häufiger Migräne muss die Ursache gefunden und in die Therapie mit einbezogen werden.

Erste Massnahmen

Manchmal gelingt es, einen Migräneanfall mit einem starken Bohnenkaffee, mit Zitronensaft angereichert, «abzufangen». Das Schlucken von Schmerztabletten ist nicht ungefährlich. Zwar schaffen sie kurzfristig Erleichterung, heilen aber die Krankheit niemals. Schmerzmittel können Leber, Nieren und Blut schädigen. Besser sind vorbeugende Massnahmen: salzarme, mehrheitlich vegetabile, vollwertige Kost, wenig Fette, keine Überernährung, Verstopfung beheben, auf Alkohol und Nikotin verzichten, Entzündungen der Zahnwurzeln, Mandeln und Kiefer-Stirnhöhle behandeln, Stressbewältigung durch Ruhe und Erholung.

Amerikanische Untersuchungen haben gezeigt, dass viele Migränefälle auf eine Nahrungsmittelallergie zurückzuführen sind. In Betracht kommen: zuviel Käse, Eier, Schokolade, Schwarztee, Kaffee, Tomaten, Muscheln, Orangen, Schweinefleisch und Fett. Es ist empfehlenswert, pro Woche einen Rohkost- oder Fasttag einzuschalten.

Aufgabe der Kneipp'schen Therapie ist, den Migränepatienten abzuhärten. Es eignen sich periodisches Barfussgehen, Taulaufen, Wassertreten und gehen auf Steinen. Bei Verspannungen in der Hals- und Nackengegend warme Heublumenauflagen, mit anschliessender Massage, machen. Viel Bewegung in der frischen Luft, Sport, Gymnastik und Atemübungen dienen der Prävention.

Bei einem Migräneanfall ist es am besten, Bettruhe mit evtl. Zimmerverdunkelung einzuhalten. Linderung bringt das Begiessen des Gesichtes mit kaltem Wasser. Bei Blutandrang im Kopf kalte Schenkelgüsse machen.

Die kurmässige Einnahme von HAB-Frischpflanzentropfen (siehe Rezept) hat prophylaktischen Charakter. Während dem Anfall Stirne und Nacken halbstündlich mit der Kräuteremulsion (siehe Rezept) einreiben.

HAB-Frischpflanzentropfen-Rezept

Lavendel-Tinktur	Lavandulae tinctura	20 ml	entspannend
Erdrauch-Tinktur	Fumariae tinctura	20 ml	gallensekretionsfördernd
Rosmarin-Tinktur	Rosmarini tinctura	20 ml	kreislaufanregend
Pestwurz-Tinktur	Petasitidis tinctura	20 ml	krampflösend
Melissen-Tinktur	Melissae tinctura	20 ml	beruhigend

Gebrauchsanweisung

Erwachsene 15–25 Tropfen, Jugendliche 10 Tropfen, Kleinkinder pro Lebensjahr 1 Tropfen, in wenig Wasser verdünnt, 3mal täglich vor den Mahlzeiten kurz im Munde behalten und schlucken.

Gemmo-Mundspray als Heilungsförderer

Hagebutten-Knospenmazerat (Rosa canina) bis zur Besserung stündlich 1–2 Stösse in den Mund sprayen.

Kräuteremulsion mit HAB-Frischpflanzentinkturen

Je 10 ml Melissen-, Thymian-, Rosmarin- und Lavendeltinktur mit 60 ml Grundemulsion mischen. Morgens und abends, oder bei Bedarf stündlich, Nacken, Schläfen und Stirne mit wenig dieser Mischung einreiben.

Kräuterbad mit 12,5% aetherischen Ölen

2–3mal wöchentlich ein Kräuterbad nehmen: 10 ml Lavendel-, 10 ml Melissen- und 10 ml Rosmarinöl mit 220 ml Weizenkeimöl-Molken-Badegrundlage mischen. Für ein Vollbad reichen 20–30 ml dieses Badezusatzes. Badedauer 15–20 Minuten.

Bei einer Mittelohrentzündung dringt das entzündliche Feuer über die Tube, den sogenannten Verbindungskanal, von der Mundhöhle ins Mittelohr und schmerzt gewaltig. Die Krankheit kann entweder akut oder chronisch, einseitig oder beidseitig auftreten.

Wichtige Regeln

1. Bei Ohrenschmerzen die Ursache suchen und diese ausschliessen, gegebenenfalls ist eine ärztliche Konsultation notwendig.

2. Bei Neigung zu einer Mittelohrentzündung auf einem Kissen aus Storchenschnabelkraut schlafen.

3. Fencheldampfbäder oder das Auflegen von Kohlblättern auf die Ohren lindern die Beschwerden.

4. Es ist wichtig, richtig zu schneuzen: immer nur ein Nasenloch zuhalten und den Kopf seitlich anheben.

5. Zwiebelwickel sind heilungsfördernd; gewissenhaft durchführen.

6. Wenn gelbes Sekret aus den Ohren läuft, um 9 und 16 Uhr eine Silicea D 6 Tablette auf der Zunge zergehen lassen. Bei schreienden Kindern helfen Chamomilla D 6 Kügelchen: stündlich 2 Kügelchen auf der Zunge zergehen lassen.

7. Die HAB-Frischpflanzentropfen (siehe Rezept) steigern die Abwehrkräfte, bringen die Entzündung zum Abklingen und lindern die Schmerzen.

Beschwerdebild

Die meisten Mittelohrentzündungen verlaufen mit Beschwerden wie z.B. stechenden, brennenden Ohrenschmerzen, Druckgefühl, Druckempfindlichkeit, Ohrensausen und Einschränkung des Hörvermögens, Gefühl des Pulsschlages in den Ohren, ein Klopfen und Knacken in den Ohren, Widerhallen des Gesprochenen. Bei kleinen Kindern kommt es meistens im Anschluss an eine Erkältung im Nasen-Rachen-Raum zu einer Mittelohrentzündung. Sie werfen den Kopf hin und her, schreien auf, verweigern die Nahrung. Ausserdem greifen sie sich dauernd ans Ohr. Bei Fieber kann es sich um eine akute Entzündung handeln, wobei Eiter gebildet wird und die Ohren sehr stark schmerzen. Gelegentlich kommt es zu geschwollenen Lymphdrüsen in der Umgebung der Ohren.

Ursachen

Die Mittelohrentzündung kann durch Zugluft, kalte Füsse, Durchnässung, mangelnde Abwehrkräfte oder durch Allergien ausgelöst werden, aber auch durch chronische Rachen- und Mandelentzündungen. Ursache können auch Infektionskrankheiten sein, wobei Bakterien und Viren von aussen oder durch die Blutbahn ins Mittelohr gelangen: Masern, Mumps, Grippe, Scharlach, Lungenentzündung usw. Bei chronischem Schnupfen mit Schwellung der Nasenschleimhäute oder Polypen kommt es nicht selten zu einer Verschleppung ins Mittelohr. Auch Angina und Nebenhöhlenentzündungen können zu einer Mittelohrentzündung führen. Letztlich kann die Erkrankung auch durch starkes Schneuzen der Nase ausgelöst werden, wodurch der Schleim in die Ohren gepresst wird.

Erste Massnahmen

Bei Ohrenschmerzen, gleich welcher Art, nach der Ursache suchen, allenfalls ärztlich abklären lassen und so rasch wie möglich beheben. Die Ausbreitung der Krankheit durch eine konsequente Behandlung verhindern. Die Selbstheilungskräfte des Organismus müssen mobilisiert werden. Bei Fieber Bettruhe einhalten und fiebersenkende Massnahmen ergreifen: Essigsocken, Holunder- und Lindenblütentee (siehe «Fieber» Seite 74). Nicht auf dem schmerzenden Ohr liegen. Ideal ist ein Storchenschnabel-Kräuterkissen. Solange das Ohr nicht läuft, kann man entweder warmes Oliven- oder Johannisöl einträufeln. Ein bewährtes Hausmittel sind Fencheldampfbäder über den Ohren oder das Auflegen von Kohlblättern.

Bei Stuhlverstopfung Klistiere machen. Die Verdauung wird durch eine reizlose Kost gefördert. Viel Flüssigkeit trinken (Saftfasten, Gemüse- und Fruchtsäfte); üppige, schwere Nahrung meiden und auf Kochsalz verzichten.

Sehr wichtig ist auch das Schneuzen der Nase. Man darf nie gleichzeitig beide Nasenöffnungen zuhalten, weil so die Luft und mit ihr Krankheitserreger im Nasensekret in die Paukenhöhle des Ohrs geschleudert werden. Also, beim Schneuzen zuerst die linke, dann die rechte Nasenöffnung zuhalten, wobei der Kopf seitlich angehoben wird.

Heilungsfördernd sind auch Zwiebelwickel: eine Zwiebel kleinschneiden und in einer Emailpfanne leicht dünsten, ohne dass sie braun wird. Die warmen Zwiebeln auf ein handgrosses Gazetüchlein verteilen, aufrollen. Die Packung mit einer Wärmeflasche auf das Ohr legen, ca. 20 Minuten einwirken lassen.

Während der Mittelohrentzündung werden Wechselfussbäder gemacht: Die Füsse werden abwechslungsweise in warmem und kaltem Wasser gebadet, jeweils so lange, bis die Extremitäten erwärmt und wieder erkaltet sind – zirka 10mal, mit kaltem Wasser abschliessen.

Wenn aus dem Ohr gelbes Sekret läuft, um 9 und 16 Uhr 1 Tablette Silicea D 6 auf der Zunge zergehen lassen. Schreienden Kindern stündlich 2 homöopathische Kügelchen Chamomilla D 6 (Drogerie/Apotheke) geben.

Die HAB-Frischpflanzentropfen (siehe Rezept) steigern die Abwehrkraft, bringen die Entzündung zum Abklingen und lindern die Schmerzen.

HAB-Frischpflanzentropfen-Rezept

Sonnenhut-Tinktur	Echinaceae tinctura	20 ml	abwehrstärkend
Weiden-Tinktur	Salicis tinctura	20 ml	schmerzstillend
Kamillen-Tinktur	Matricariae tinctura	20 ml	beruhigend
Pappel-Tinktur	Populi tinctura	20 ml	antibiotisch
Traubensilberkerzen-Tinktur	Cimicifugae tinctura	20 ml	entzündungshemmend

Gebrauchsanweisung

Erwachsene 15–25 Tropfen, Jugendliche 10 Tropfen, Kleinkinder pro Lebensjahr 1 Tropfen, in wenig Wasser verdünnt, 3mal täglich vor den Mahlzeiten kurz im Munde behalten und schlucken.

Gemmo-Mundspray als Heilungsförderer

Johannisbeer-Knospenmazerat (Ribes nigrum): bis zur Besserung stündlich 1–2 Stösse in den Mund sprayen.

Schwäche und Erschöpfung passen schlecht zu unserem modernen Lebensstil. Gefragt sind Tempo, Ausdauer und Leistung. Honoriert werden sie mit Geld, Ruhm und Erfolg. Dass so mancher auf die Dauer bei diesem Tempo und Leistungsdruck auf der Strecke bleibt, ist verständlich. Es kommt zu einem Leistungsknick und nicht selten auch zu gesundheitlichen Störungen.

Müdigkeit und Leistungsschwäche sind oft Ausdruck von Überforderung. Die Müdigkeit will uns sagen, dass Körper und Seele Ruhe brauchen, um neue Kräfte zu sammeln.

Beschwerdebild

Die Müdigkeit hat viele Gesichter: Unlust, Abgespanntheit, Verstimmung, Überempfindlichkeit, Bewältigungskrisen, Mutlosigkeit, Appetitmangel, Schlaflosigkeit, Schwindel usw.

Ursachen

Meistens spielen verschiedene Faktoren eine Rolle. Sehr häufig handelt es sich um eine nervöse Erschöpfung, die nach körperlicher, geistiger und seelischer Überforderung eintritt. Aber auch ein Mangel an Schlaf, zu wenig frische Luft, Entspannung, Bewegung wie auch eine einseitige Ernährung (Vitamin- und Mineralsalzmangel) können für den Leistungsknick verantwortlich sein. Auch Organstörungen kommen infrage: Kreislaufschwankungen, Blutarmut (Eisenmangel), chronische Infekte und Erkältungen sowie Überfunktion der Schilddrüse.

Erste Massnahmen

Es ist falsch, der Müdigkeit mit chemischen Aufputschmitteln zu begegnen. Als erstes sorge man für eine natürliche, geordnete Lebensweise. Sauerstoffmangel, Überforderung, Bewegungsmangel, einseitige Ernährung müssen unbedingt behoben werden.

Bei Schwächezuständen anregende Abhärtungsübungen wie Teil- oder Ganzkörpergüsse mit anschliessendem Trockenbürsten (Kneipp) machen.

Der Organismus braucht bei einem Schwächezustand reichlich natürliche Nahrung (Vitamine, Mineralien und Spurenelemente): biologisches Gemüse, Salate, Obst, Früchte, Vollkornbrot, Vollreis, Vorzugsmilch, Biojoghurt, Grapefruit- und Orangensaft. Jung und alt sollten vermehrt Hafergerichte essen. Auf Reizmittel wie Alkohol, Nikotin, Kaffee sowie auf Industrieprodukte wie Weissmehl, Weisszucker ist gänzlich zu verzichten, da sie die Vitaminreserven im Organismus aufbrauchen. Sehr wichtig ist es, dass auf regelmässigen Stuhlgang geachtet wird.

Wer dauernd auf den «Knüppel» drückt und dabei nie zur Ruhe kommt, wird früher oder später dafür büssen müssen. Jede Anspannung braucht Kraft und eine entsprechende Erholungsphase. Das soll aber nicht heissen, dass wir bei einem Leistungsknick dauernd auf der faulen Haut liegen. Richtig verstanden ist die Entspannung ein rhythmischer Wechsel zwischen aktiver Betätigung und ruhender Erholung. Man sollte sich jeden Tag einige ruhige Minuten gönnen und sich bei Musik, autogenem Training, Atemübungen oder einfach einem kurzen «Nickerchen» über Mittag entspannen. Bewegung in der freien Natur und Naturbeobachtungen lassen den Körper neue Kräfte tanken.

Mit der kurmässigen (mindestens 3 Wochen) Einnahme von HAB-Frischpflanzentropfen können wir dem Körper auf natürliche Weise Vitalstoffe zuführen.

HAB-Frischpflanzentropfen-Rezept

Johanniskraut-Tinktur	Hyperici tinctura	20 ml	nervenstärkend
Melissen-Tinktur	Melissae tinctura	20 ml	herzstärkend
Schafgarben-Tinktur	Millefolii tinctura	20 ml	kreislaufregulierend
Thymian-Tinktur	Thymi tinctura	20 ml	abwehrkräftigend
Taiga-Tinktur	Eleutherococci tinctura	20 ml	leistungssteigernd

Gebrauchsanweisung

Erwachsene 15–25 Tropfen, Schulkinder 10 Tropfen, Kleinkinder pro Lebensjahr 1 Tropfen, in wenig Wasser verdünnt, 3mal täglich vor dem Essen kurz im Munde behalten und schlucken.

Gemmo-Mundspray als Heilungsförderer

Mammutbaum-Knospenmazerat (Sequoia gigantea) bis zur Besserung stündlich 1–2 Stösse in den Mund sprayen.

Kräuterbad mit 12,5 % aetherischen Ölen

2–3mal wöchentlich ein Fitness-Kräuterbad nehmen: 5 ml Fichtennadel-, 5 ml Eukalyptus-, 5 ml Lavendel-, 5 ml Orangen-, 10 ml Rosmarinöl und 20 ml Heublumenextrakt mit 200 ml Weizenkeimöl-Molken-Badegrundlage mischen. Für ein Vollbad reichen 20–30 ml dieses Badezusatzes. Badedauer 15–20 Minuten.

MUNDSCHLEIMHAUTENTZÜNDUNG

Wichtige Regeln

1. Bei entzündlichen Prozessen im Mund muss man zuerst abklären, um was für eine Entzündung (Schleimhautentzündung, Mundfäule, Aphthen, Soor) es sich handelt.

2. Alle möglichen Ursachen und Fehlverhaltensweisen müssen abgeklärt und vor der Behandlung ausgeschlossen werden.

3. Mit einer Schonkost wird verhindert, dass die empfindlichen Mundschleimhäute ständig gereizt werden. Auf Genussmittel wie Alkohol, Nikotin, Kaffee, aber auch auf Süssigkeiten, Salz ist zu verzichten.

4. Es ist auf eine gründliche Mundhygiene und Zahnpflege zu achten.

5. Vitamin B- und C-Kuren sind sehr zu empfehlen.

6. Spülungen mit Rhathanientinktur bei einfacher Entzündung, Spilanthestinktur bei Pilzinfektion lindern.

7. Mit HAB-Frischpflanzentropfen (siehe Rezept) wird die Abwehrkraft der Mundschleimhaut gestärkt, wodurch der Körper die Entzündung selbst ausheilen kann.

Der Mund- und Rachenraum, erster Abschnitt des Verdauungskanals und der Atemwege, ist im gesunden Zustand dicht mit symbiotischen Bakterien besiedelt, die auf der Schleimhaut eine Schutzschicht bilden. Durch verschiedene Einflüsse kann die gesunde Mikrobenflora gestört und die Schleimhaut des Mundes für Entzündungen und Infektionen anfällig werden. Es kann zu einer Mundschleimhautentzündung, zu Mundfäule, Aphthen und Soor mit Bläschen und Geschwüren kommen. Durch eine chronische Entzündung entstehen nicht selten erhebliche Störfelder, die den ganzen Organismus in Mitleidenschaft ziehen.

Beschwerdebild

Die Beschwerden sind sehr unterschiedlich. Die Schleimhäute des Mundes sind oft angeschwollen und schmerzhaft. Die Kaufähigkeit ist eingeschränkt und der Appetit gestört. Es kommt zu Geschmacksempfindlichkeit und vermehrtem Speichelfluss. Die entzündeten Stellen bluten leicht und verursachen Mundgeruch. Vor jeder Behandlung ist abzuklären, um was für eine Entzündung es sich handelt: Einfache Mundschleimhautentzündung mit leicht entzündlichen Stellen; Mundentzündung mit Aphthenbildung (Bläschen, rundliche, grübchenförmige Defekte der Mundschleimhaut); Herpes labidis, ein Bläschenausschlag an den Lippen und in den Mundwinkeln, gefolgt von geschwüriger Mundentzündung = Mundfäule (Stomatitis ulcerosa), mit Geschwürbildung im Mund und letztlich mit einer Pilzinfektion des Mundes = Soor; Schwämmchen oder Candidiasis mit grauweisslichem, fleckenförmigem Belag im Bereich der Zunge und der Mundschleimhaut.

Ursachen

Folgende Einflüsse können zu einer Entzündung führen: schlechte Mundpflege, zu heiss gegessene Speisen, schlecht sitzende Zahnprotesen, Alkohol, Nikotin, Gewürze, zuviel Kochsalz, Zahnfäule, Vitaminmangel, insbesondere Vitamin B und C, mangelnde Abwehrkräfte. Auch verschiedene Organstörungen können die Entzündung begünstigen: z. B. Blutkrankheiten, Harnvergiftung, Zuckerkrankheit, Magengeschwür, Nierenstörungen, Eisenmangel, Scharlach, Syphilis, Nebenwirkungen verschiedener chemischer Medikamente, Antibiotika-Behandlungen. Auch chemische Lebensmittelzusätze können bei allergischer Veranlagung die Störung hervorrufen. Nicht zuletzt sind auch Infektionen zu nennen, wie sie bei Grippe und Katarrh auftreten können.

Erste Massnahmen

Ursachen abklären und allenfalls beheben. Es ist auf eine gründliche Zahnreinigung und Mundpflege zu achten.

Bei Neigung zu Mundschleimhautentzündungen ist eine reizlose Kost mit viel Gemüse, Rohkost, Kartoffeln, Reis, Vollgetreide, Haferschleim, Griessbrei und Kartoffelstock angezeigt. Auf schwer verdauliche Speisen ist zu verzichten, und es muss auf geregelten Stuhlgang geachtet werden. Obst und Früchte mit viel Vitaminen essen, vor allem Kiwis (viel Vitamin C). Eine Vitamin B- und C-Kur ist sehr zu empfehlen. Zur Abheilung der Entzündung kann man mehrmals am Tage getrocknete Heidelbeeren kauen. Für Kinder ist die Einnahme von Rosenhonig empfehlenswert.

Auch das Trinken von honiggesüsstem Zitronenwasser oder das Spülen mit Lehmwasser (1 TL Heilerde in einem Glas Wasser aufschwemmen) heilt. Empfehlenswert sind auch Mundspülungen mit verdünnter Rhathanientinktur (Drogerie/Apotheke), bei Pilzinfektion (Soormycose) das Spülen mit verdünnter Spilanthestinktur (Drogerie/Apotheke). Pilzflecken betupft man mit verdünnter Jodtinktur. Lindernd und heilend sind Mundspülungen mit Kräutertee: 20 g Salbei, 40 g Tormentillwurzeln, 10 g Arnika und 30 g Heidelbeerblätter (1 TL mit einer Tasse heissem Wasser anbrühen, 5 Min. ziehen lassen, filtrieren). Mund und Rachen gurgeln, Flüssigkeit ausspucken.

Die Abwehrkräfte der Mundschleimhaut werden mit einer HAB-Frischpflanzentropfen-Kur (siehe Rezept) mobilisiert und gestärkt. Der Körper ist so in der Lage, die Störung selbst zu kurieren.

HAB-Frischpflanzentropfen-Rezept

Sonnenhut-Tinktur	Echinaceae tinctura	30 ml	abwehrstärkend
Salbei-Tinktur	Salviae tinctura	20 ml	entzündungshemmend
Hamamelis-Tinktur	Hamamelidis tinctura	20 ml	wundheilend
Arnika-Tinktur	Arnicae tinctura	10 ml	reizmildernd
Ringelblumen-Tinktur	Calendulae tinctura	10 ml	entzündungshemmend

Gebrauchsanweisung

Erwachsene 15–25 Tropfen, Jugendliche 10 Tropfen, Kleinkinder pro Lebensjahr 1 Tropfen, in wenig Wasser verdünnt, 3mal täglich vor dem Essen kurz im Munde behalten und schlucken.

Gemmo-Mundspray als Heilungsförderer

Johannisbeer-Knospenmazerat (Ribes nigrum) bis zur Besserung stündlich 1–2 Stösse in den Mund sprayen.

Rheumatismus ist ein Sammelbegriff für die verschiedensten Beschwerden in den Muskeln, Gelenken, Sehnen, Schleimbeuteln und anderen Teilen des Bewegungsapparates. Man unterscheidet 3 grosse Rheumagruppen: die entzündlichen Gelenksbeschwerden: Arthritis. Die degenerativen Gelenksleiden: Arthrose. Das Rheuma in den Weichteilen des Körpers: Myalgie = Muskelrheuma. Beim Muskelrheuma handelt es sich um die harmloseste Rheumaform. Rund 40% aller Rheumaerkrankungen betreffen die Weichteile: Nacken, Schulterblatt, Rücken und Gesässmuskeln.

Beschwerdebild

Es kommt zu ziehenden und reissenden Schmerzen überall dort, wo Muskeln sind: Beine, Arme, Rücken, Schultern; ferner Steifheitsgefühl infolge Schmerzen, Einschränkung der Bewegungsfähigkeit, Mattigkeit und Schweregefühl. Beim Abtasten der Schmerzstellen sind oftmals Muskelverhärtungen (Myogelosen) fühlbar. Der Schmerz verstärkt sich bei Kälte, Bewegung, Druck (Wärme bessert und lindert), tritt plötzlich auf bei einer ungewohnten Bewegung oder bei Witterungs- und Kälteeinfluss.

Ursachen

Verschiedene Einflüsse können die Myalgie begünstigen, z.B. chronische Eiterherde an den Zahnwurzeln, in den Mandeln, in Kiefer- und Stirnhöhlen. Bei den eiternden Zahnwurzeln handelt es sich oft um Zähne, deren Nerven entfernt worden sind. Der Patient spürt nicht mehr, wenn sich Bakterienherde bilden. Sie gelangen über die Lymph- und Blutbahnen in den Organismus. Schon oft hat das Ziehen «toter» Zähne Rheumatikern eine schlagartige Besserung gebracht.

Beim Rheumakranken kann auch eine erbliche Veranlagung vorliegen. Aber auch Kälte, Zugluft, Feuchtigkeit und Erdstrahleneinflüsse können das Leiden begünstigen. Gravierende Ernährungsfehler (denaturierte Nahrungsmittel, Überernährung und harnsäureüberschüssige Ernährung) können ebenfalls die Ursache sein, genauso wie hormonelle Störungen.

Wichtige Regeln

1. Rheuma entsteht nicht von heute auf morgen. Es bildet sich während Jahren heran. Mögliche Ursachen und Fehlverhalten erkennen und ausschliessen.

2. Zu Beginn der Behandlung fasten, anschliessend mit einer rheumaspezifischen Diät (siehe Erste Massnahmen) fortfahren.

3. Der Körper wird mit dem Kräutertee sowie den Mineralsalzkapseln entschlackt und die Übersäuerung wird abgebaut.

4. Die Schmerzen und Verspannungen können mit verschiedensten Wärmebehandlungen gelindert werden: Heublumenpackung, Kartoffelbrei-Auflage, Senfmehl-Kompresse, Farnkraut-Auflage oder Zwiebelwickel.

5. Trotz Schmerzen und eingeschränkter Beweglichkeit müssen die betroffenen Stellen gelockert werden (Gymnastik).

6. Die Kräuteremulsion (siehe Rezept) entspannt, lockert und lindert die Schmerzen.

7. Mit der kurmässigen Einnahme der HAB-Frischpflanzentropfen aktiviert man die Selbstheilungskräfte.

Erste Massnahmen

Rheuma entsteht nicht von heute auf morgen, es bildet sich heran. Ursachen und Fehlverhalten müssen erkannt und bekämpft werden. Vor allem ist auf die richtige Ernährung zu achten, damit der Körper nicht verschlackt und übersäuert wird. Folgende Nahrungsmittel sind zu meiden: Würste, Eier, Käse, Salz, Kaffee, Schokolade, Süssigkeiten, Zucker, Schweinefleisch, Geräuchertes, Weissmehl, Weissbrot. Sie sind durch viel Gemüse, Salate, Obst, Früchte, Vollkornprodukte, Birchermüsli, Quark zu ersetzen. Zu Beginn der Erkrankung ist eine Fasten- oder Rohkostkur sinnvoll. Der Rheumatiker sollte einmal wöchentlich fasten oder einen Rohkost- oder Saftfastentag einschalten.

Der ganze Organismus wird entschlackt und entsäuert, wenn man 3mal täglich eine Tasse Tee nach folgendem Rezept trinkt: Teufelskrallenwurzeln, Löwenzahnwurzeln, Zinnkraut, Brennesselblätter und Wacholderbeeren, zu gleichen Teilen.

Empfehlenswert ist zusätzlich die Einnahme einer Mineralsalzmischung, z.B. Raminalkapseln (Drogerie/Apotheke).

Trotz eingeschränkter Bewegung sollten verspannte Muskeln gelöst und gelockert werden. Dies geschieht durch Lockerungs- und Entspannungsübungen der betroffenen Körperstellen, ferner durch Gymnastik und Sport. Die schmerzenden Stellen können zuvor mit Heublumenauflagen, Kartoffelbrei-Umschlägen, Farnkraut-Auflagen, Zwiebeln- oder Senfmehlwickeln behandelt werden, wodurch die Schmerzen oft verschwinden oder erträglicher werden.

Die schmerzenden Stellen morgens und abends mit der Kräuteremulsion (siehe Rezept) einreiben. Das lindert die Schmerzen, entspannt und sorgt für eine bessere Durchblutung. Mit der kurmässigen Einnahme der HAB-Frischpflanzentropfen (siehe Rezept) wird die Grundlage für die Selbstheilung des Rheumas wesentlich verbessert.

HAB-Frischpflanzentropfen-Rezept

Weidenrinden-Tinktur	Salicis tinctura	30 ml	schmerzstillend
Brennessel-Tinktur	Urticae tinctura	10 ml	reinigend
Löwenzahn-Tinktur	Taraxaci tinctura	20 ml	stoffwechselverbessernd
Zinnkraut-Tinktur	Equiseti tinctura	20 ml	ausscheidend
Traubensilberkerzen-Tinktur	Cimicifugae tinctura	20 ml	antirheumatisch

Gebrauchsanweisung

Erwachsene 15–25 Tropfen, Jugendliche 10 Tropfen, Kleinkinder pro Lebensjahr 1 Tropfen, in wenig Wasser verdünnt, 3mal täglich vor den Mahlzeiten kurz im Munde behalten und schlucken.

Gemmo-Mundspray als Heilungsförderer

Bergföhren-Knospenmazerat (Pinus montana): bis zur Besserung stündlich 1–2 Stösse in den Mund sprayen.

Kräuteremulsion mit HAB-Frischpflanzentinkturen

10 ml Salbei-, 10 ml Thymian- und 20 ml Wallwurztinktur mit 60 ml Grundemulsion mischen. Morgens und abends, oder bei Bedarf stündlich, die betroffene(n) Stelle(n) mit der Emulsion einreiben.

Kräuterbad mit 12,5% ätherischen Ölen

2–3mal wöchentlich ein Kräuterbad nehmen: 15 ml Eukalyptus-, 10 ml Rosmarin-, 10 ml Fichtennadelöl und 20 ml Heublumenextrakt mit 200 ml Weizenkeimöl-Molken-Badegrundlage mischen. Für ein Vollbad reichen 20–30 ml dieses Badezusatzes. Badedauer 15–20 Minuten.

Neuralgien gehören zu den schmerzhaftesten Leiden überhaupt. Es handelt sich um eine Reizung der peripheren sensiblen Gefühlsnerven, die empfindungsleitende Fasern besitzen. Es kommt zu heftigen, örtlich begrenzten, anfallsartigen Schmerzen, die Vorboten einer Nervenentzündung

(Neuritis) sein können. Man unterscheidet verschiedene Neuraligen. Die häufigste Form ist die Trigeminus-Neuralgie mit Schmerzbereich am dreigeteilten Gesichtsnerv – Wangen (meistens einseitig). Unter Occipital-Neuralgie versteht man die Hinterhauptneuralgie; es kommt zu doppelseitigen Nervenschmerzen, die vom Nacken zum Hinterhaupt über die Scheitel ziehen. Des weiteren kennt man Neuralgien an den Nerven der Arme, des Unterbauchs, der Leiste und der Oberschenkel.

Beschwerdebild

Die einzelnen Neuralgien haben viele Gemeinsamkeiten. Markantestes Merkmal sind die anfallsartigen, reissenden, stechenden, blitzartig einsetzenden Schmerzen, die von verschiedener Stärke sein können: leicht, mittel, stark, heftig. Sie wiederholen sich in beliebigen Zeitabständen, wobei es auch zu schmerzfreien Perioden kommt. Der Schmerzanfall kann Minuten, Stunden, Tage, Wochen, ja Monate dauern. Er vermindert oder verstärkt sich je nach Kälte, Wärme, Bewegung oder Ruhe. Es kommt zu Ausstrahlungen. Der Schmerzbezirk ist druck- und berührungsempfindlich. Neuralgische Schmerzen treten vielfach einseitig, d. h. links oder rechts auf.

Ursachen

Die Auslöser sind mannigfaltig: Erkältung, Zugluft, Sitzen auf kalter Unterlage, Klima- und Wettereinflüsse, Entzündungsherde an Zahnwurzeln, in Mandeln, in Stirn- und Nebenhöhlen, Vitaminmangel, Stoffwechselleiden wie Diabetes, Fettsucht, Gicht, Rheuma, Blutarmut, ferner Degeneration der Lendenwirbelsäule und Beckengelenke, toxische Einflüsse durch Alko-

---

Wichtige Regeln

1. Die blitzartig auftretenden, meistens einseitigen neuralgischen Schmerzen müssen abgeklärt werden.

2. Eventuelle Entzündungsherde an Zahnwurzeln, in Mandeln, in Stirn- und Nebenhöhlen müssen behandelt werden.

3. Es ist von Vorteil, zu Beginn der Krankheit Fast- oder Rohkosttage einzuschalten.

4. Täglich 2 dl Holunderbeersaft (viel Vitamin J) trinken.

5. Schmerzende Stellen mit der Kräuteremulsion (siehe Rezept) einreiben.

6. Bei akutem Schmerz lindern angefeuchtete, warme Kümmelsäckchen.

7. Mit den HAB-Frischpflanzentropfen (siehe Rezept) werden die empfindsamen Nerven beruhigt und die Schmerzen gelindert.

hol, Nikotin, Kaffee, Infektionskrankheiten, Grippe, Malaria, Syphilis, Verletzungen, Prellungen, Überlastung, Narben, Verwachsungen, Wechseljahrstörungen, überreizte Nerven, Viren bei Gürtelrose.

Erste Massnahmen

Die Ursache muss gesucht und ausgeschlossen werden. Zu Beginn der Erkrankung ein paar Fast- oder Rohkosttage einschalten, um den geschwächten Organismus nicht mit üppiger, schwerer Nahrung zu belasten. Eine Verstopfung ist zu behandeln. Bei einem neuralgischen Anfall Bettruhe einschalten. Auf schmerzende Stelle für zirka 2 Stunden feuchtwarme Heublumensäcke legen. Danach alle 2 Stunden die Kräuteremulsion (siehe Rezept) einreiben. Täglich rund 2 dl Holunderbeersaft, verdünnt mit Wasser, trinken. Das im Saft enthaltene Vitamin J ist bei neuralgischer Erkrankung von grösster Wichtigkeit. Es besteht ein gänzliches Verbot für Alkohol, Nikotin, Kaffee, Schwarztee, Kochsalz, Süssigkeiten und Schweinefleisch. Hefe- und Weizen-

keimkuren stärken. Sehr bewährt haben sich zur Linderung der Schmerzen warme Kümmelsackauflagen; Kümmelsamen in Stoffsäckchen einnähen, in warmem Wasser anfeuchten und auf die schmerzenden Stellen legen. Mit einer Wärmeflasche zudecken. Um den Körper zu entspannen und die Schmerzen zu lösen, lässt man stündlich 1 Tablette Magnesium phosphoricum D 6 (Drogerie/Apotheke) auf der Zunge zergehen. Zur Entgiftung und Umstimmung des Organismus 3mal täglich nach dem Essen einen Kräutertee trinken: Johanniskraut, Holunderblüten, Spierstaudenblüten, Weidenrinde und Kamillenblüten, zu gleichen Teilen. Zur Stärkung und Entspannung können auch Vollbäder (siehe Rezept) genommen werden. Mit der kurmässigen Einnahme von HAB-Frischpflanzentropfen (siehe Rezept) werden die empfindsamen Nerven beruhigt, entspannt und gestärkt, womit mit der Zeit die Schmerzen abklingen.

HAB-Frischpflanzentropfen-Rezept

Johanniskraut-Tinktur	Hyperici tinctura	20 ml	nervenberuhigend
Arnika-Tinktur	Arnicae tinctura	10 ml	entzündungshemmend
Weiden-Tinktur	Salicis tinctura	30 ml	schmerzstillend
Kamillen-Tinktur	Matricariae tinctura	20 ml	beruhigend
Traubensilberkerzen-Tinktur	Cimicifugae tinctura	20 ml	stärkend

Gebrauchsanweisung

Erwachsene 15–25 Tropfen, Jugendliche 10 Tropfen, in wenig Wasser verdünnt, 3mal täglich vor den Mahlzeiten kurz im Munde behalten und schlucken.

Gemmo-Mundspray als Heilungsförderer

Hagebutten-Knospenmazerat (Rosa canina): bis zur Besserung stündlich 1–2 Stösse in den Mund sprayen.

Kräuteremulsion mit HAB-Frischpflanzentinkturen

Je 10 ml Kamillen-, Johanniskraut-, Königskerzen- und Pappeltinktur mit 60 ml Grundemulsion mischen. Täglich morgens und abends, oder bei Bedarf stündlich, die betroffene(n) Stelle(n) mit der Emulsion einreiben.

Kräuterbad mit 12,5% ätherischen Ölen

2–3mal wöchentlich ein Kräuterbad nehmen: 10 ml Fichtennadel-, 10 ml Lavendel-, 10 ml Melissenöl und 20 ml Heublumenextrakt mit 200 ml Weizenkeimöl-Molken-Badegrundlage mischen. Für ein Vollbad reichen 20–30 ml dieses Badezusatzes. Badedauer 15–20 Minuten.

Unser Nervensystem ist ein kompliziertes, geheimnisvolles Netzwerk, das selbst brandneue Microchips der Computertechnik in den Schatten stellt. Obwohl aus verschiedensten Nervenarten aufgebaut und mit dem Gehirn, Rückenmark und den peripheren Nerven verbunden, ist es in seiner Funktion ein harmonisches Ganzes, sozusagen ein Supercomputer als Vermittler zwischen Leib und Seele (Soma und Psyche). Gesundheitliche Störungen in diesem Bereich werden als psychovegetative Regulationsbeschwerden bezeichnet, auch als vegetative Dystonie, Neurasthenie oder Nervenschwäche – Nervosität.

Beschwerdebild

Die Beschwerden der Neurasthenie sind wechselnd, vielschichtig und von Patient zu Patient verschieden. Im Vordergrund stehen: Nervosität, Abgespanntheit, Angstzustände, Unruhe, Hast, Überempfindlichkeit, Reizbarkeit, Stimmungsschwankungen, rasche Ermüdung und unruhiger Schlaf. Je nach Reaktionsfähigkeit des geschwächten Organismus kommen individuelle organische Störungen dazu: nervöses Herzklopfen, Herzflattern, nächtliches Erwachen, Überempfindlichkeit auf Licht und Geräusche, Kopfschmerzen, Einschlafen der Glieder, Lidzucken, Zuckungen, feuchte Hände und Füsse, Schwindelgefühl, schlechte Konzentration, Magenstörungen, Appetitlosigkeit, Durchfall, Juckreiz und Funktionsstörungen von Herz, Magen, Darm und anderer Organe.

Ursachen

Unser modernes Leben ist ein guter Nährboden für nervliche Erkrankungen. Der Mangel an frischer Luft und Erholung in der Natur, die Ernährung und der Genussmittelkonsum spielen eine grosse Rolle. Ebenso können Schlafmangel, Kummer und Sorgen, Stress und Überlastung, Störungen der Schilddrüsenfunktion, Blutarmut und Missbrauch von Medikamenten zu Nervenschwäche führen. Die Nervosität kann auch Begleitsymptom verschiedener Krankheiten sein: Magengeschwür, Magenschleimhautentzündung, Schilddrüsenüberfunktion.

Wichtige Regeln

1. Bei Nervosität muss man in erster Linie die möglichen Ursachen ausschliessen; z.B. Überlastung, Stress, Schlafmangel, Genussgifte, Mangel an Ruhe und Schlaf, Ernährungsfehler. Chemische Mittel sind zu meiden, da sie nur betäuben.

2. Eine sinnvolle Freizeitgestaltung ist sehr wichtig: Wandern, Radfahren, Waldlauf, gute Musik und Literatur. Das Innenleben ist durch gute Gedanken, Worte und Gespräche positiv zu beeinflussen.

3. Die körperliche Abhärtung stärkt die Nerven: Taulaufen, Wassertreten, Licht- und Sonnenbäder, Atemübungen.

4. Ein duftendes Kräuterbad (siehe Rezept) entspannt.

5. Gute diätetische Durststiller sind: kalter oder warmer Apfelschalentee (Drogerie/Reformhaus), Frucht- und Obstsäfte. Mit Honig süssen.

6. Mit konsequentem autogenem Training stärken wir die mentalen Kräfte. Wir bekommen bessere Nerven und finden zu einem entspannteren Verhalten.

7. Mit den HAB-Frischpflanzentropfen (siehe Rezept) können wir den Organismus gegen äussere Einflüsse stärken und die Nerven beruhigen und entspannen.

Erste Massnahmen

Wichtig ist, die Ursachen der Nervosität zu beseitigen und ein Entspannungsprogramm konsequent durchzuführen. So wird es gelingen, die Beschwerden mit natürlichen Massnahmen zu behandeln. Eine naturbelassene, reizlose und leicht verdauliche Ernährung ist wichtig: viel Rohkost, Obst, Früchte, Salate, Fruchtsäfte. Besonders geeignet sind Gerichte mit Haferflocken, Weizenkeimen, Sellerie, Hefe und Vitamin B-Komplexen. Am Abend ein leichtes Gericht einnehmen, um den ruhenden Organismus nicht zu stark zu belasten. Die Nahrung gut kauen, langsam essen, für eine ruhige Atmosphäre sorgen. Als Durststiller eignet sich kalter oder warmer Apfelschalentee (Drogerie/Reformhaus). Zum Süssen Honig oder Birnendicksaft verwenden. Zu meiden sind: Kaffee, Schwarztee, Schweinefleisch, Würste, Geräuchertes, Alkohol, Nikotin. Als Kaffee-Ersatz bietet sich Früchtekaffee (Reformhaus/Drogerie) an.

Geeignete körperliche Betätigungen sind: Taulaufen, Wassertreten, Licht- und Sonnenbäder, dosierte Atemübungen. Vollbäder (siehe Rezept) wirken ebenfalls beruhigend.

Ein überaus wertvolles Behandlungsmittel ist das autogene Training. Man versteht darunter die gezielte, entspannte Beeinflussung des Seelenlebens, dem Unterbewussten. Durch das Wiederholen beruhigender Worte und Gedanken, bei völliger Entspannung, werden Entschlussfähigkeit und eigenes Denken in eine positive Richtung geführt. Die Autosuggestion ist also die unterbewusste Verwirklichung der gezielten, positiven Gedanken und Worte: «Ich werde ruhig, entspannt und gelöst, in mir ist Kraft und Ruhe.» Die intensive Pflege des Innenlebens ist ein wichtiger Teil in der Behandlung der Nervenschwäche: Gedanken, Worte und Gespräche, Literatur und Musik, Entspannung in der Natur. Zum Negativen, mit dem wir täglich konfrontiert werden, sollten wir die nötige Distanz bekommen; das stärkt unsere Nerven. Der Organismus wird durch die kurmässige Einnahme von HAB-Frischpflanzentropfen (siehe Rezept) stabiler gegen äussere Einflüsse, beruhigt, gestärkt und entspannt.

HAB-Frischpflanzentropfen-Rezept

Johanniskraut-Tinktur	Hyperici tinctura	20 ml	nervenstärkend
Melissen-Tinktur	Melissae tinctura	20 ml	beruhigend
Lavendel-Tinktur	Lavandulae tinctura	20 ml	entspannend
Hopfen-Tinktur	Lupuli tinctura	20 ml	stärkend
Königin der Nacht-Tinktur	Cacti grandiflori tinctura	20 ml	entkrampfend

Gebrauchsanweisung

Erwachsene 15–25 Tropfen, Jugendliche 10 Tropfen, Kleinkinder pro Lebensjahr 1 Tropfen, in wenig Wasser verdünnt, 3mal täglich vor dem Essen kurz im Munde behalten und schlucken.

Gemmo-Mundspray als Heilungsförderer

Mammutbaum-Knospenmazerat (Sequoia gigantea) bis zur Besserung stündlich 1–2 Stösse in den Mund sprayen.

Kräuterbad mit 12,5 % aetherischen Ölen

2–3mal wöchentlich ein Kräuterbad nehmen: 10 ml Lavendel-, 10 ml Melissen- und 10 ml Orangenöl, 20 ml Heublumenextrakt mit 200 ml Weizenkeimöl-Molken-Badegrundlage mischen. Für ein Vollbad reichen 20–30 ml dieses Badezusatzes. Badedauer 15–20 Minuten.

Die Herzneurose ist eine Krankheit, die aufgrund einer unverträglichen Lebensweise bei rund 10% unserer Bevölkerung auftritt. Das Verhältnis Männer/Frauen ist 3:1. Als Herzneurose bezeichnet man rein nervöse, d. h. funktionelle Störungen des Herzens, dessen Beschwerden mit denen bei organischen Herz- und Kreislaufstörungen (Angina pectoris/Herzinsuffizienz) zu vergleichen sind. Es können weder im Elektrokardio-gramm noch im Röntgenbild krankhafte Zustände des Herzens festgestellt werden. Da das Herz aus $\frac{2}{3}$ Muskelfasern und $\frac{1}{3}$ Nervenfasern besteht, kann es sehr leicht nervlich reagieren, besonders bei empfindsamen, sensiblen Leuten.

Beschwerdebild

Eine Herzneurose kann die unterschiedlichsten Ursachen haben. Es ist bei der Diagnose abzuklären, ob nicht eine Schilddrüsenüberfunktion, eine Leberkrankheit, Anaemie oder Multiple Sklerose vorliegt, die zu ähnlichen Symptomen führen. Häufig klagt der Herzneurose-Patient über Herzklopfen, Beschleunigung der Herztätigkeit, ein unangenehmes Gefühl in der Herzgegend, Beengungen in der Brustgegend, Beklemmungsgefühle, Ängstlichkeit, Depressionen, Verstimmung, innere Unruhe, Reizbarkeit, Antriebsarmut, vermehrtes Schwitzen bei kalten Händen und Füssen, rasche Erschöpfung, Konzentrationsmangel und Wetterfühligkeit.

Ursachen

Die Ursachen liegen häufig im seelischen Bereich, indem eine Wechselwirkung zwischen Psyche und Soma besteht. Die Krankheit ist oft Ausdruck von Konflikten, die sich in Körperbeschwerden äussern. Die seelische Belastung führt zur spastischen Verengung der Herzkranzgefässe. Der Herzmuskel wird nur ungenügend durchblutet, es kommt zu den typischen Symtomen. Auslöser sind: Überforderung, Stress, Kummer, Sorgen, Enttäuschungen, psychische Erregungen, berufliche und familiäre Belastung; aber auch Schilddrüsenstörungen; Nikotin-, Alkohol-, Kaffeemissbrauch; zu grosse und üppige Mahlzeiten, Blähun-

---

Wichtige Regeln

1. Es handelt sich bei der Herzneurose nicht um eine organische Krankheit, sondern vielmehr um eine Empfindlichkeitsreaktion sensibler Leute auf seelische und nervliche Belastung.

2. Vor der Behandlung abklären, ob es sich nicht um eine Schilddrüsenüberfunktion, Anaemie, Multiple Sklerose handelt.

3. Grundvoraussetzung für eine erfolgreiche Behandlung ist eine natürliche Lebensweise, ausreichender Schlaf, Verzicht auf Genussgifte, vollwertige Ernährung und Abbau von Stress.

4. Mit autogenem Training kann bei einem sensiblen Patienten die Ausgeglichenheit gefördert werden. Die Übungen müssen täglich gemacht werden.

5. Während 3 Wochen eine Magnesiumkur machen. Entspannung in freier Natur, Atemübungen und körperliche Betätigung in der frischen Luft sind für Herzneurose-Patienten sehr wichtig.

6. Wasseranwendungen nach Kneipp können Herzbeschwerden lindern: bei Herzjagen kalte Armgüsse machen, bei Herzkrampf heisse Armbäder.

7. Mit der kurmässigen Einnahme von HAB-Frischpflanzentropfen (siehe Rezept) können wir nervöse Herzbeschwerden beruhigen und die Coronartätigkeit stärken.

gen mit Gasbildung und aufgetriebenem Bauch, der das Herz bedrängt; Verdauungsstörungen und einseitige Ernährung; Nebenwirkungen gewisser Medikamente, so z. B. Antidepressiva, Theophyllin bei Asthma, Betablocker bei Bluthochdruck usw.

Erste Massnahmen

Natürliche Lebensweise, Stress abbauen, gesunde, vollwertige Ernährung, ausreichender Schlaf, Verzicht auf Genussgifte sind Teil einer erfolgreichen Behandlung. Bei einer Herzneurose ist der Mensch nicht deshalb krank, weil ein Organ nicht funktioniert, sondern ein Organ ist gestört, weil der Mensch krank ist. Deshalb ist primär für ein körperliches und seelisches Gleichgewicht zu sorgen. Tägliches autogenes Training entspannt das Herz und beruhigt den Kreislauf, ohne dass man zu Medikamenten greifen muss. Es verbessert Erholungs- und Schlaffähigkeit, Zirkulation, Muskelleistung, Konzentrationsfähigkeit und verringert die Schmerzwahrnehmung und Unruhebereitschaft. Im Liegen, bei völliger Entspannung und ruhiger Atmung, konzentriert man sich auf folgende Formel:

«Ich bin ruhig und gelassen, ich habe Zeit, meine Arbeit vollbringe ich in Ruhe und Gelassenheit, ich konzentriere mich während des Tages auf positive Ereignisse und lasse alle negativen Erscheinungen, Kummer und Sorgen an mir abperlen.» Magnesiumkuren (Drogerie/Apotheke) sind empfehlenswert. Wichtig für die Erholung und Stärkung des Körpers ist die Entspannung in der freien Natur durch Wandern, Waldlauf, Joggen, Radfahren usw., mit entsprechenden Tiefatmungsübungen. Wasseranwendungen nach Kneipp sind bei nervösen Herzstörungen sehr gut. Bei Herzjagen sind kalte Armbäder für 20 bis 30 Sekunden oder Armgüsse wie auch kalte Auflagen auf die Herzgegend hilfreich. Sie beruhigen die Coronartätigkeit und verlangsamen den Pulsschlag. Bei Herzkrampf sind heisse Anwendungen (Armbäder, Kompressen) wirksam. Tägliche Kniegüsse und Wassertreten dienen der Abhärtung und Stärkung. Die HAB-Frischpflanzentropfen (siehe Rezept) beruhigen die nervösen Herzbeschwerden und stärken die Coronartätigkeit.

HAB-Frischpflanzentropfen-Rezept

Herzgespann-Tinktur	Leonuri tinctura	40 ml	herznervenstärkend
Weissdorn-Tinktur	Crataegi tinctura	20 ml	herzstärkend
Königin der Nacht-Tinktur	Cacti grandiflori tinctura	20 ml	beruhigend
Melissen-Tinktur	Melissae tinctura	10 ml	entspannend
Hopfen-Tinktur	Lupuli tinctura	10 ml	krampflösend

Gebrauchsanweisung

Erwachsene 15–25 Tropfen, Schulkinder 10 Tropfen, Kleinkinder pro Lebensjahr 1 Tropfen, in wenig Wasser verdünnt, 3mal täglich vor den Mahlzeiten kurz im Munde behalten und schlucken.

Gemmo-Mundspray als Heilungsförderer

Mammutbaum-Knospenmazerat (sequoia gigantea) bis zur Besserung stündlich 1–2 Stösse in den Mund sprayen.

Kräuterbad mit 12,5 % aetherischen Ölen

2–3mal wöchentlich ein Kräuterbad nehmen: 10 ml Lavendel-, 10 ml Melissen- und 10 ml Orangenöl mit 220 ml Weizenkeimöl-Molken-Badegrundlage mischen. Für ein Vollbad (nicht zu heiss) reichen 20–30 ml dieses Badezusatzes. Badedauer 15–20 Minuten.

Wichtige Regeln

1. Bei niedrigem Blutdruck die möglichen Ursachen herausfinden und behandeln.

2. Der niedrige Blutdruck kann mit Hausmitteln ausgezeichnet behandelt werden: Honig, Traubenzucker, Traubensaft, Blütenpollen oder Karottensaft.

3. Der Kaffee ist bei niedrigem Blutdruck als «Muntermacher» nicht geeignet, besser ist Rosmarin- oder Weissdorntee.

4. Mit Gymnastik und Bewegungsübungen kann man den gesunkenen Blutdruck wieder in Schwung bringen: Seilhüpfen, Treppensteigen, Wandern, Schwimmen oder Radfahren usw.

5. Vorteilhaft bei Hypotonie sind Wasseranwendungen nach Kneipp: Wechselduschen am Morgen, Armbäder, Tautreten, Wasserlaufen, Sauna, usw.; immer aber bei gut durchwärmtem Körper, mit abschliessender Bürstenmassage des Körpers.

6. Bäder mit Rosmarinzusatz sind bei niedrigem Blutdruck sehr empfehlenswert.

7. Den niedrigen Blutdruck mit einer HAB-Frischpflanzentropfen-Kur während 3 Wochen behandeln. Man fühlt sich nachher beschwerdefrei, fit und munter.

Wenn der Blutdruck eines Menschen im Ruhezustand mehr als 160/95 mm Hg beträgt, spricht man von Hochdruck oder Hypertonie. Blutdruckwerte unter 100/70 mm Hg bezeichnet man als Niederdruck – Hypotonie (Hypo = vermindert, Tonus = Spannung). Rund 5% der Bevölkerung leidet an Hypotonie.

Die Höhe des Blutdrucks ist von der Leistungsfähigkeit des Herzens und von der Elastizität der Blutgefässe sowie von der inneren Reibung (Viskosität) des Blutes abhängig. Die Blutdruckwerte sind nicht immer gleich. Schwankungen ergeben sich z. B. vom Liegen ins Stehen. Der systolische Druck sinkt etwas, der diastolische steigt leicht an. Ferner steigert die Bewegung den systolischen wie auch den diastolischen Druck.

Beschwerdebild

Bei Menschen mit niedrigem Blutdruck wird zuwenig Blut in die Organe geführt, was zu bestimmten Beschwerden führen kann. Die häufigsten Merkmale sind: Blässe im Gesicht, Schwindelgefühl, Augenflimmern, Kopfschmerzen, Druck im Kopf, Herzklopfen nach Anstrengung, Schwäche, Müdigkeit, Antriebsarmut, Konzentrationsmangel, Schwitzen, Ohrensausen, kalte Glieder, Wetterempfindlichkeit, gesteigertes Schlafbedürfnis, Herzstiche und Herzdruck.

Ursachen

Vielfach haben kälteempfindliche, hochgewachsene, schlanke Menschen einen niedrigen Blutdruck. Dieser ist angeboren und wird medizinisch als «essentielle» Hypotonie bezeichnet.

Man kennt aber auch die «sekundäre» Hypotonie. Dieser Tiefdruck kann bedingt sein durch: entzündliche Prozesse (Infektionen), Herzerkrankung, Blutarmut, Blutverlust, Unterfunktion der Schilddrüse, Niereninsuffizienz oder entzündliche Herde in Magen und Darm. Diese Art von Hypotonie muss gesamtheitlich behandelt werden, indem zuerst das Grundleiden kuriert wird. Ebenfalls sind bei niedrigem Blutdruck folgende Einflüsse zu beachten: vegetative Labilität, Bewegungsarmut, Vergiftungen, Nebenwirkungen von chemischen Medikamenten, Stress und Überlastung. Alle diese Faktoren müssen behoben werden. Wenn der Blutdruck plötzlich für längere Zeit unter die Norm sinkt, ist eine ärztliche Kontrolle angezeigt.

Erste Massnahmen

Schon die Einnahme von 1 EL Honig kann bei niedrigem Blutdruck helfen. Gute Eigenschaften besitzt auch der Traubenzucker oder ein Glas Traubensaft. Vor allem muss man sich bei Hypotonie ausreichend bewegen, damit der Kreislauf wieder in Schwung kommt: Seilhüpfen, Treppensteigen, Gymnastik, Wandern im zügigen Schritt usw. Eine dreiwöchige Blütenpollenkur wirkt sich auf den niedrigen Blutdruck positiv aus. Empfehlenswert ist auch Rüeblisaft (Karottensaft), z. B. täglich ein Glas vor dem Essen. Bohnenkaffee ist nicht zu empfehlen, da er ein Reizmittel ist und Gegenreaktionen auslöst. Der beliebte «Muntermacher» kann im Moment das Wohlbefinden zwar steigern, aber schon nach 30 Minuten ist ein Nachlassen der Kräfte spürbar; besser sind Rosmarin- oder Weissdorntee.

Patienten mit niedrigem Blutdruck sollten sich an eine kalorienreiche Ernährung gewöhnen. Wichtig ist ein reichhaltiges Frühstück mit Birchermüsli, Früchten, Vollkornbrot. Als Bohnenkaffee-Ersatz verwende man Getreidekaffee. Zum Würzen ist in geringen Mengen Meersalz empfehlenswert. Geeignete Kräuter sind: Rosmarin, Ysop, Salbei und Thymian.

Niedriger Blutdruck kann ausgezeichnet auf natürlichem Wege therapiert werden. HAB-Frischpflanzentropfen über längere Zeit kurmässig einnehmen.

HAB-Frischpflanzentropfen-Rezept

Weissdorn-Tinktur	Crataegi tinctura	30 ml	herzstärkend
Rosmarin-Tinktur	Rosmarini tinctura	40 ml	blutdrucksteigernd
Arnika-Tinktur	Arnicae tinctura	10 ml	durchblutungsfördernd
Lavendel-Tinktur	Lavandulae tinctura	20 ml	kreislaufregulierend

Gebrauchsanweisung

Erwachsene 3mal täglich 15–25 Tropfen, Schulkinder 10 Tropfen, Kleinkinder pro Lebensjahr 1 Tropfen, in wenig Wasser verdünnt, vor den Mahlzeiten kurz im Munde behalten und schlucken.

Gemmo-Mundspray als Heilungsförderer

Mammutbaum-Knospenmazerat (Sequoia gigantea) bis zur Besserung stündlich 1–2 Stösse in den Mund sprayen.

Kräuterbad mit 12,5 % aetherischen Ölen

2–3mal wöchentlich ein Kräuterbad nehmen: 20 ml Rosmarin- und 10 ml Fichtennadelöl mit 220 ml Weizenkeimöl-Molken-Badegrundlage mischen. Für ein Vollbad reichen 20–30 ml dieses Badezusatzes. Badedauer 15–20 Minuten.

Die Nieren sind wichtige Filteranlagen für Abfallstoffe aus dem Blut, und sie haben eine unentbehrliche Reglerfunktion. Sie verhindern den Verlust von körpereigenen Substanzen, die im Organismus das Säure-Basen-Gleichgewicht sowie den Elektrolythaushalt (Mineralhaushalt) aufrechthalten. Bei vielen Menschen entzündet sich das Nierenbecken (Pyelon) sehr leicht, insbesondere, wenn krankmachende Keime über die Blase und den Harnleiter in die Nieren aufsteigen.

Wichtige Regeln

1. Schon die ersten Symptome müssen ärztlich abgeklärt werden, um das Leiden im Anfangsstadium zu stoppen und zu heilen.

2. Jede Vernachlässigung der Krankheit kann die Nierenfunktion schwächen und ein chronisches Leiden begünstigen.

3. Bei akuter Nierenbeckenentzündung ist Bettruhe angezeigt. Warme Heublumensäcke auf die Nieren legen und viel Kräutertee (siehe Rezept) trinken.

4. Für die Ausheilung der Krankheit ist eine Schaukeldiät im täglichen Wechsel ideal (siehe erste Massnahmen).

5. Karkadenblütentee ist ein hervorragender Durststiller.

6. Scharfe Gewürze, Kochsalz, Kaffee, Schwarztee, Alkohol, Süssigkeiten sind zu meiden. Der Darm darf nicht verstopft sein.

7. Mit der kurmässigen Einnahme von HAB-Frischpflanzentropfen (siehe Rezept) werden Harnstauungen gelöst, Entzündungen geheilt und die Nierenfunktion verbessert.

Beschwerdebild

Die Nierenbeckenentzündung kann entweder akut oder chronisch sein. Die Beschwerden der akuten Pyelitis sind: Fieber bis zu 40 °C, Schüttelfrost, heftige Schmerzen in der Nierengegend, die in die Leisten und Oberschenkel ausstrahlen. Drang zum häufigen Wasserlösen, oft begleitet von schmerzhaftem Brennen. Der Urin enthält reichlich weisse Blutkörperchen, Bakterien und Schleimstoffe. Der Patient fühlt sich schwer krank, klagt über Kopfschmerzen und hat Fieberbläschen. Bei der chronischen oder schleichenden Nierenbeckenentzündung kommt es zu schwer definierbaren, dumpfen Rückenschmerzen, Müdigkeit, Unbehagen, intervallartigen, geringen Fieberanfällen. Das Beklopfen der Nierengegend wird in der Tiefe als dumpfer oder heftiger Schmerz empfunden. Die Krankheit verläuft schubweise, mit gelegentlichen schmerzfreien Zeitabschnitten.

Ursachen

Die Nierenbeckenentzündung wird durch eine Bakterieninfektion ausgelöst. In 60 – 70% der Fälle ist die Erkrankung auf über Blase und Harnleiter aufsteigende Kolibakterien zurückzuführen. Wegen dem kürzeren Harnröhrenabschnitt erkranken Frauen häufiger an Pyelitis als Männer. Vielfach tritt die Krankheit während der Schwangerschaft auf. Die wachsende Gebärmutter drückt auf den rechten Harnleiter, wodurch der Harnabfluss aus dem rechten Nierenbecken behindert wird. Die Entzündung kann auch durch Prostatahypertrophie, Harnstauungen und durch Nierensteine hervorgerufen werden. Abkühlung, Durchnässung, Erkältung, chronisch kalte Füsse und ungeeignete Bekleidung begünstigen das Leiden. Ferner können chemische Medikamente die Nieren schädigen, und es kommt in der Folge zu einer Nierenbeckenentzündung. Zuckerkranke (Diabetiker) sind für die Krankheit anfällig, ebenso Patienten mit chronischen Darmentzündungen.

Erste Massnahmen

Sobald sich die Symptome einer akuten oder chronischen Nierenbeckenentzündung bemerkbar machen, ist eine ärztliche Untersuchung unbedingt notwendig, um die Krankheit zu diagnostizieren und zu stoppen. Die Entzündung muss sofort und konsequent behandelt werden, ansonsten sich ein chronisches Leiden einstellen kann, das die Funktion der Nieren einschränkt. Bei akuter Nierenbeckenentzündung gehört man ins Bett. Auf die Nierengegend sind warme Heublumensäcke aufzulegen. Um die Eitererreger abzuführen, ist viel Flüssigkeit zu trinken, am besten Kräutertee: Goldrutenkraut, Indischer Nierentee, Birkenblätter, Kamillenblüten und Bärentraubenblätter, zu gleichen Teilen. Eine Verstopfung muss behandelt werden. Wenn nötig, Klistiere machen (siehe Verstopfung Seite 160).

Um bei einer schweren Nierenbeckenentzündung die Abheilung zu beschleunigen, eine Schaukel- oder Wechseldiät machen. Der Urin wird durch eine gezielte Nahrungsmittelauswahl im täglichen Wechsel alkalisch und sauer gemacht. Diese Schaukeldiät wird solange eingehalten, bis die Entzündung abgeklungen ist. Nahrungsmittel mit Säureüberschuss (saurer Urin) sind: Eier, Käse, Quark, Teigwaren, Linsen, Erbsen, Nüsse. Alkalische Reaktionen haben (Basenüberschuss): Gemüse, Salate, Früchte, Obst und Kartoffeln. Die Kost ist täglich zu wechseln.

Bei Verzicht auf eine Schaukeldiät sind zu Beginn der Erkrankung Rohkosttage einzuschalten. Kochsalz, scharfe Gewürze, Kaffee, Schwarztee sind zu meiden. Viel Flüssigkeit trinken: als Durststiller z.B. Karkadenblütentee.

Mit der kurmässigen Einnahme von HAB-Frischpflanzentropfen (siehe Rezept) werden Harnstauungen gelöst, Entzündungen geheilt und die Nierenfunktion verbessert.

HAB-Frischpflanzentropfen-Rezept

Goldruten-Tinktur	Solidaginis tinctura	30 ml	harnstaulösend
Zinnkraut-Tinktur	Equiseti tinctura	20 ml	harntreibend
Kamillen-Tinktur	Matricariae tinctura	20 ml	beruhigend
Pappel-Tinktur	Populi tinctura	30 ml	entzündungshemmend

Gebrauchsanweisung

Erwachsene 15–25 Tropfen, Jugendliche 10 Tropfen, Kleinkinder pro Lebensjahr 1 Tropfen, in wenig Wasser verdünnt, 3mal täglich vor den Mahlzeiten kurz im Munde behalten und schlucken.

Gemmo-Mundspray als Heilungsförderer

Johannisbeer-Knospenmazerat (Ribes nigrum) bis zur Besserung stündlich 1–2 Stösse in den Mund sprayen.

Kräuterbad mit 12,5% aetherischen Ölen

2–3mal wöchentlich ein Regenerations-Kräuterbad nehmen: 10 ml Fichtennadel-, 10 ml Rosmarin-, 5 ml Lavendel-, 5 ml Melissenöl, 20 ml Heublumenextrakt mit 200 ml Weizenkeimöl-Molken-Badegrundlage mischen. Für ein Vollbad reichen 20–30 ml dieses Badezusatzes. Badedauer 15–20 Minuten.

In einer Kläranlage wird das Abwasser mechanisch, chemisch und biologisch gereinigt, bevor es an den Wasserkreislauf zurückgegeben wird. Ähnliches geschieht mit einem beachtlichen Teil des Wassers im menschlichen Körper: es wird in den Nieren mechanisch und chemisch-biologisch verarbeitet und resorbiert. Die zur Entgiftung bestimmten Stoffe gelangen durch die Blutgefässe in die Nieren. Etwa 20% des ausgeworfenen Blutvolumens des Herzens fliesst durch die Nieren – das sind 1 l pro Minute oder 1440 l am Tag. Dabei fallen zirka 10% (rund 150 l) Ultrafiltrat an, von dem schlussendlich 1½ l als Harn ausgeschieden wird. Der aktive Teil der Nieren ist das Nephron. Das sind 1 Million feinster Gefässknäuelchen, die von einer häutigen Kapsel umgeben sind. Das Blut fliesst durch die winzigen Blutgefässe in diese Wunderknäuelchen. Jedes einzelne ist gross genug, um ein Blutkörperchen nach dem anderen passieren zu lassen. Tröpfchen für Tröpfchen fliesst aus den Nephronen in Richtung Nierenbecken, von wo das Filtrat durch die Harnleiter in die Harnblase gelangt.

Beschwerdebild

Geschwächte Nierenfunktion bedeutet: Störung in der Filteranlage. Abbauprodukte werden nicht mehr richtig ausgeschieden und führen zu Erkrankungen wie: Rheuma, Gicht, Allergien, Hautkrankheiten, übermässiges Schwitzen, Juckreiz, ja sogar zu Asthma. Die Abbauprodukte werden vermehrt über die Schweissdrüsen (Schwitzen) abgesondert. Dadurch wird die Haut ledrig, fad und unnatürlich; es kann sogar zu Hauterkrankungen kommen. Ähnliches spielt sich auf den Schleimhäuten ab, was Krankheiten ebenfalls begünstigt.

Eine funktionsschwache Niere macht sich meistens nur bei einer Entzündung durch Schmerzen bemerkbar. In den meisten Fällen kommt es zu einem leichten Druck in der Nierengegend, zu einem tauben Gefühl im Nierenbereich. Weitere Krankheits-

Wichtige Regeln

1. Wer einen Druck oder ein taubes Gefühl in der Nierengegend verspürt, sollte sich über die gesunde Nierenfunktion Gedanken machen.

2. Wer dauernd zu Hautkrankheiten neigt, überprüfe die körpereigene Nierenfunktion. Die Haut übernimmt bei Nierenschwäche oft deren Funktion: sie scheidet harnpflichte Entgiftungsstoffe aus.

3. Bei geschwollenen Augen, Augensäckchen und geschwollenen Fingern ist die Nierenfunktion zu überprüfen.

4. Zu wenig Flüssigkeit begünstigt die Nierenfunktionsschwäche. Ein Erwachsener sollte täglich bis zu 2 l Flüssigkeit trinken: Quellwasser, kohlensäurearmes Mineralwasser, Kräutertee, Fruchtsäfte.

5. Bei Nierenfunktionsschwäche ist gänzlich auf Kochsalz zu verzichten. Durch Gewürze ersetzen.

6. Um die Nierenfunktion anzuregen, sollte man 3mal täglich nach den Mahlzeiten einen Kräutertee trinken: Indischer Nierentee, Goldruten, Birkenblätter, Schachtelhalm, Brennesseln und Wacholder, zu gleichen Teilen.

7. Die Niereninsuffizienz wird durch eine HAB-Frischpflanzentropfen-Kur (siehe Rezept) kurmässig behoben. Wöchentlich 2–3mal ein Kräuterbad nehmen zur Entschlackung und Entwässerung (siehe Rezept).

zeichen sind: Rückenschmerzen, ferner Stein- und Griessbildung, trüber Harn, gefärbter Urin, häufiger Harndrang, Harnverhalten, ferner Kopfschmerzen, geschwollene Augen und Finger, Ödembildung, Durstgefühl, Schwäche, Herzbeschwerden und Bluthochdruck.

Ursachen

Zu Nierenfunktionsstörungen führen: chronische Blasenentzündung, Erkältungskrankheiten, Nierenentzündungen, Bluthochdruck, chronische Angina und Mandelentzündungen, Gicht und Harnsäureerkrankungen, sehr geringe Trinkmengen, extrem salzige und scharf gewürzte Speisen, Alkohol, Kaffee und Medikamentenmissbrauch. Das Flüssigkeitsmanko zeigt sich oft in trockener, bleicher Haut, Mundgeruch, belegter Zunge, trockenen Schleimhäuten. Ein erwachsener Mensch benötigt täglich 2 l Flüssigkeit (Milch, Suppe, Kaffee nicht mitgerechnet). Der Körper scheidet davon 1½ l als Urin aus, der bis zu 70 g feste Harnsalze (Chloride, Phosphate, Urate usw.) enthält. Trinkt ein Mensch weniger, sind entsprechend weniger harnpflichtige Salze (Entgiftungsstoffe) im Urin. Sie verbleiben im Körper und können die Nieren schädigen.

Erste Massnahmen

Der Organismus vieler Menschen leidet unter chronischem Wassermangel. Leidtragende sind die Nieren. Wir tun gut daran, des öftern Flüssigkeit zu uns zu nehmen, sei es sauberes Quellwasser, kohlensäurearmes Mineralwasser, Kräutertee, Fruchtsäfte. Manches Übel kann damit bereits behoben werden: Verstopfung, Blasenentzündung, Nierensteine, Nierenfunktionsschwäche, Gicht und Verschlakkung.

Bei Nierenfunktionsschwäche sollte man eine gewisse Diät einhalten: Salz durch Gewürze ersetzen. Auf Würste, Eier, Käse, Kaffee, Schokolade, Patisserie, Schweinefleisch, Geräuchertes und Innereien verzichten. Ebenso auf kalte Getränke, Alkohol und eine Überdosis Medikamente. Täglich zu den Mahlzeiten einen Kräutertee trinken. Rezept: Indischer Nierentee, Brennesselblätter, Goldrutenkraut, Birkenblätter, Schachtelhalmkraut, Wacholderbeeren, zu gleichen Teilen (pro Tasse 1 TL mit heissem Wasser überbrühen, 5 Min. ziehenlassen, schluckweise trinken). Um die Nieren in ihrer Entgiftungsfunktion zu stärken, werden HAB-Frischpflanzentropfen (siehe Rezept) kurmässig eingenommen.

HAB-Frischpflanzentropfen-Rezept

Goldruten-Tinktur	Solidaginis tinctura	40 ml	ausscheidend
Brennessel-Tinktur	Urticae tinctura	20 ml	entgiftend
Zinnkraut-Tinktur	Equiseti tinctura	30 ml	nierenanregend
Kamillen-Tinktur	Matricaria tinctura	10 ml	entzündungshemmend

Gebrauchsanweisung
Erwachsene 15–25 Tropfen, Jugendliche 10 Tropfen, in wenig Wasser verdünnt, 3mal täglich vor dem Essen kurz im Munde behalten und schlucken.

Kräuterbad mit 12,5% aetherischen Ölen
2–3mal wöchentlich zur Entschlackung und Entwässerung ein Kräuterbad nehmen: 15 ml Rosmarin-, 5 ml Orangen-, 10 ml Fichtennadelöl und 20 ml Heublumenextrakt mit 200 ml Weizenkeimöl-Molken-Badegrundlage mischen. Für ein Vollbad reicht 20–30 ml dieses Badezusatzes. Badedauer 15–20 Minuten.

Wichtige Regeln

1. Der Grund für die Ohrengeräusche muss abgeklärt und entsprechend behandelt werden.

2. Blutdruck kontrollieren.

3. Visuelle Kontrolle, ob das Ohr mit Ohrenschmalz verstopft ist.

4. Während einer Woche täglich Dampfbäder mit Fenchelöl machen, um das Ohr gründlich zu reinigen.

5. Täglich um 9 und 16 Uhr 15 Tropfen Silberkerzentinktur (Cimicifugae) einnehmen.

6. Vitamin C-Zufuhr verstärken: morgens und mittags eine Messerspitze Ascorbinsäure, in Orangensaft gelöst, einnehmen.

7. Mit HAB-Frischpflanzentropfen (siehe Rezept) wird das Ohr besser durchblutet und versorgt, womit die Geräusche abklingen sollten.

Wer hat nicht schon einmal das Gefühl gehabt, irgendein langweiliger Flötist pfeife eine eintönige Melodie ins Ohr, eine zirpende Grille halte vor dem Trommelfell ein nicht enden wollendes Platzkonzert, oder das brausende Meer woge im Gehör. Dies sind typische Ohrengeräusche.

Beschwerdebild

Wenn das ohrenbetäubende Vogelgezwitscher, das Rauschen des Baches, das Bienensummen oder Glockenbimmeln nur für kurze Zeit anhält, ist dies nicht von Bedeutung; das kann vorkommen. Bestehen aber die Ohrengeräusche über längere Zeit, dann sollte man die Ursachen abklären. Wichtig ist zu wissen, dass Erkrankungen des äusseren Ohrs und des Mittelohrs meist tiefe Geräusche verursachen, Krankheiten des Innenohrs zu hohen Tönen führen. Ohrengeräusche sind keine eigentliche Krankheit, sondern nur Zeichen für unterschiedlichste gesundheitliche Störungen.

Ursachen

Sehr häufig ist das Ohrengeräusch auf eine Tinnitis aurium zurückzuführen, eine Verstopfung des äusseren Gehörganges mit Schmalz. Keinesfalls mit spitzem Gegenstand ins Ohr gehen, um die Absonderung zu entfernen. Man nimmt ein Fencheldampfbad (3 Tropfen Fenchelöl auf 1 l kochendheisses Wasser) und reinigt danach die Ohren vorsichtig mit einem Wattestäbchen. Ist das Ohr stark verstopft, lässt man es am besten durch einen Arzt spülen.

Auch eine Erkältung oder Grippe kann zu Ohrengeräuschen führen, wobei eine Entzündung des äusseren Gehörgangs oder der eustachischen Röhre vorliegt. Meist verschwinden diese Beschwerden von selbst.

Vielfach beruht das Ohrengeräusch auf einer gestörten Durchblutung der kleinen Ohrarterien oder auf einer Verkalkung des Innenohrs im fortgeschrittenen Alter. Auch Bluthochdruck, Nervosität, Erregung, Lärmüberlastung, zuviel Kaffee, Alkohol, Nikotin, geistige Überanstrengung oder hormonelle Störungen in den Wechseljahren kommen infrage. In seltenen Fällen sind Risse in einer Membran des Innenohrs oder eine Trommelfellverletzung die Ursache. Eine Arthrose der Halswirbelsäule oder einer Bandscheibe können ebenfalls Ohrengeräusche verursachen, das gleiche gilt für gewisse Medikamente wie Antibiotika, Salicylsäure, Chinin, Schlafmittel und Psychopharmaka. Eiterherde an den Zähnen, chronische Nebenhöhlenentzündungen begünstigen das Leiden. Bei chronischer Stuhlverstopfung kann es durch resorbierte Darmgifte zu Ohrengeräuschen kommen. Entzündungen der Hörnerven im Zusammenhang mit Infektionskrankheiten wie Mumps, Malaria und TB müssen ebenfalls in Betracht gezogen werden. Bei der Menièreschen Krankheit ist das Ohrengeräusch mit Schwindel, Übelkeit und Erbrechen verbunden. Die Beschwerden treten anfallsmässig auf. Arterienverkalkung (Verkalkung der Gehörknöchelchen), Zuckerkrankheit, Blutarmut sowie Verletzungen durch einen Unfall, schlechter Ohrschutz beim Schützensport sind des weiteren zu nennen.

Erste Massnahmen

Grundsätzlich sollte jedes länger andauernde Ohrengeräusch gewissenhaft abgeklärt werden. Gleichzeitig muss der Blutdruck kontrolliert werden. Die vom Arzt verschriebenen Medikamente sind auf Nebenwirkungen zu prüfen. Das Ohr auf Verstopfung untersuchen.

Erst nach einer gründlichen Abklärung kann man natürliche Massnahmen ergreifen. Dazu zählt das Ohrdampfbad mit Fenchelöl (siehe Ursachen), das man während einer Woche täglich durchführt. Man sollte es mit einer Vitamin C-Kur versuchen: am Morgen und am Nachmittag eine Messerspitze Ascorbinsäurepulver (Drogerie/Apotheke) in Orangensaft gelöst, einnehmen. Um 9 und 16 Uhr nimmt man 15 Tropfen Silberkerzentinktur (Cimicifugae tinctura, Drogerie/Apotheke) ein. Die Durchblutung des Ohrs wird mit HAB-Frischpflanzentropfen (siehe Rezept) gefördert, mit dem Ziel, dass das Geräusch ganz verschwindet.

HAB-Frischpflanzentropfen-Rezept

Ginkgo-Tinktur	Ginkgo bilobae tinctura	30 ml	durchblutungsfördernd
Traubensilberkerzen-Tinktur	Cimicifugae tinctura	30 ml	hirndurchblutungsfördernd
Mistel-Tinktur	Visci tinctura	20 ml	blutdruckregulierend
Schafgarben-Tinktur	Millefolii tinctura	20 ml	kreislaufregulierend

Gebrauchsanweisung

Erwachsene 15–25 Tropfen, Jugendliche 10 Tropfen, in wenig Wasser verdünnt, 3mal täglich vor den Mahlzeiten kurz im Munde behalten und schlucken.

Gemmo-Mundspray als Heilungsförderer

Oliven-Knospenmazerat (Olea europaea): bis zur Besserung stündlich 1–2 Stösse in den Mund sprayen.

Die schönsten Ferien können zur Qual werden, wenn sie von Störungen wie Durchfall und Amöben begleitet werden. Bei Reisenden in südlich-tropische Länder ist Reisedurchfall die Krankheit Nr. 1. In Nordafrika wird etwa die Hälfte, in West- und Ostafrika sowie in Lateinamerika ein Drittel, in Asien ein Viertel aller Touristen von Reisedurchfall und von der Amöbenruhr heimgesucht. Aber auch Südeuropa- und Karibikfahrer erkranken daran.

Wichtige Regeln

1. Bei Reisen in tropische Länder sollte man wichtige Ernährungs- und Verhaltensvorschriften beachten, um sich vor Ansteckung zu schützen.

2. Die durch Reisedurchfall verlorene Flüssigkeit muss unbedingt wieder ersetzt werden: Fruchtsaft (ohne Schalen gepresst), Kamillen- oder Pfefferminztee mit Muskatpulver, Bouillon, medizinische Zucker-Salz-Lösung.

3. Man kann sich vor Reisedurchfall prophylaktisch schützen, indem man morgens 1 Tropfen Eukalyptusöl, abends 1 Tropfen Bohnenkrautöl einnimmt. Gleichzeitig wird der Darm mit einer HAB-Frischpflanzentropfen-Kur (siehe Rezept) ressistenter gemacht.

4. Eukalyptus- und Bohnenkrautöl, in Kombination mit HAB-Frischpflanzentropfen, eignen sich auch für die eigentliche Behandlung von Amöbenruhr.

5. Bei Nachbehandlung der Amöbenruhr sollte man morgens und abends 15 Minuten vor dem Essen 1 TL Lehm, in Wasser aufgeschwemmt, einnehmen.

6. Die Widerstandskraft des Darmes nach der Amöbenruhr mit einer Enzymkur (Papaya) stärken.

7. Wenn man sich an die Empfehlungen hält, hat man einen optimalen Schutz gegen Reisedurchfall, ohne zu chemischen Mitteln greifen zu müssen.

Beschwerdebild

Der Reisedurchfall tritt vielfach in den ersten 7 Tagen auf. Der Erkrankte hat häufige, wässrige Stuhlentleerungen (Durchfall) während des Tages. Es kommt zu unangenehmen Bauchkrämpfen. Der Stuhl enthält oft himbeergeleeartiges Blut oder Schleim. Nicht selten können auch Fieber und Erbrechen auftreten. Das Wohlbefinden ist gestört. Man ist müde, geschwächt, gereizt und fühlt sich unwohl. In den meisten Fällen klingt die Krankheit nach einigen Tagen von selbst wieder ab, insbesondere, wenn die richtigen naturheilkundlichen Massnahmen getroffen werden.

Ursachen

Es ist bekannt, dass Mikroorganismen (Kolibakterien, Lamblien, Amöben, Viren und Würmer) die Reisebeschwerden auslösen können. Amöben z.B. sind tierische Einzeller, die in warmen Ländern bei rund 50% der Bevölkerung im Dickdarm schmarotzen. Die Amobentrager erkranken jedoch nicht, da sie gegen diesen Erreger immun sind. Auf verschiedenen Wegen gelangen die ausgeschiedenen Parasiten unter die Menschen; so z.B. durch Fliegen und Lebensmittelübertragung. Viele Touristen sind der Ansicht, dass man sich durch eine Impfung gegen Reisedurchfall schützen kann. Tatsache ist, dass es keine Impfung gegen diese Krankheit gibt. Auch ist es falsch, sich mit allerlei chemischen Mitteln prophylaktisch zu behandeln. Alle angepriesenen Pillen und Tabletten haben eine geringe oder überhaupt keine Wirkung.

Erste Massnahmen

Der beste Schutz gegen Reisedurchfall und Amöbenruhr in warmen Ländern ist die Beachtung gewisser Ernährungsvorschriften. Es dürfen nur frisch gekochte und heiss servierte Nahrungsmittel eingenommen werden. Früchte sollten vor dem Verzehr geschält werden. Kein ungekochtes Leitungswasser und keine kalte Milch trinken! Auch vor rohen und ungenügend gekochten Meeresfrüchten, Fischen und Fleisch sollte man sich in acht nehmen. Keine Getränke und Nahrungsmittel konsumieren, die auf der Strasse und in Gaststätten offen angeboten werden. Auf ein kaltes Buffet, rohe Salate, Eis und Eiswürfel ist zu verzichten. Die Zähne mit Mineralwasser aus der Flasche putzen. Auf Gemeinschaftstoiletten keine Handtücher benützen. Vor jedem Essen die Hände gründlich mit Seife waschen.

Der Durchfallkranke sollte wissen, dass die verlorene Flüssigkeit ersetzt werden muss. Hierzu eignen sich frisch gepresste Fruchtsäfte (ohne Schalen auspressen), Kamillentee, Pfefferminztee mit etwas Muskatpulver vermischt und heisse Bouillon sowie spezielle Zucker-Salz-Lösungen.

Koffeinhaltige Getränke und Cola sind bei Durchfall weniger sinnvoll, da sie Reizstoffe enthalten.

Nur wenige Touristen wissen, dass man sich sehr einfach vor Reisedurchfall und Amöben schützen kann. Es sind dies die aetherischen Öle aus Eukalyptus und Bohnenkraut. Sie sind für die Darmschleimhaut der beste Schutz gegen Mikroben, vor allem wenn man gleichzeitig eine HAB-Frischpflanzentropfen-Kur (siehe Rezept) macht. Man beginnt bereits eine Woche vor der Abreise mit der Prophylaxe: am Morgen 1 Tropfen Eukalyptusöl und am Abend 1 Tropfen Bohnenkrautöl (Drogerie/Apotheke) auf den Handrücken träufeln und mit der Zunge auflecken.

Bei Erkrankung werden Eukalyptus- und Bohnenkrautöl wie auch die HAB-Frischpflanzentropfen zur eigentlichen Behandlung eingenommen. Ferner sollte man täglich, jeweils morgens und abends, 15 Minuten vor dem Essen, 1 TL Lehmpulver (Drogerie), in wenig Wasser gelöst, einnehmen. Lehm besitzt eine hohe Absorptionskraft. Die Widerstandskraft des Darmes stärkt man nach der Krankheit mit einer dreiwöchigen Enzymkur (Wobe Mucos – Drogerie/Apotheke).

HAB-Frischpflanzentropfen-Rezept

Storchenschnabel-Tinktur	Geranii tinctura	20 ml	entzündungshemmend
Kamillen-Tinktur	Matricariae tinctura	20 ml	darmberuhigend
Fenchel-Tinktur	Foeniculi tinctura	20 ml	krampflösend
Schafgarben-Tinktur	Millefolii tinctura	20 ml	magenstärkend
Rosskastanien-Tinktur	Hippocastani tinctura	20 ml	stopfend

Gebrauchsanweisung

Erwachsene 15–25 Tropfen, Schulkinder 10 Tropfen, Kleinkinder pro Lebensjahr 1 Tropfen, in wenig Wasser verdünnt, 3mal täglich vor den Mahlzeiten kurz im Munde behalten und schlucken.

Gemmo-Mundspray als Heilungsförderer

Johannisbeer-Knospenmazerat (Ribes nigrum) bis zur Besserung stündlich 1–2 Stösse in den Mund sprayen.

Bei einer Aufblähung von Magen und Darm wird das Zwerchfell nach oben gedrückt (Zwerchfellhochstand). Es bedrängt das Herz. Die Nervenfasern des Herzens reagieren darauf sehr empfindlich. Dies ist verständlich, besteht es doch zu $\frac{2}{3}$ aus Muskelfasern und zu $\frac{1}{3}$ aus Nervenfasern. Die Herzbeschwerden, das Roemheld'sche Syndrom, äussern sich in Herzklopfen und nervösen Herzbeschwerden. Die Durchblutung des Herzens wird beeinträchtigt, und es kann zu Angina pectoris ähnlichen Anfällen kommen.

Beschwerdebild

Die Roemheld'schen Beschwerden treten vielfach anfallsähnlich auf, meistens einige Stunden nach dem Essen. Der Patient verspürt ein Völlegefühl im Oberbauch. Durch die Bedrängung des Herzens kann es zu folgenden Beschwerden kommen: Beklemmung, Kurzatmigkeit, Herzklopfen, Herzjagen, Extrasystolen, Angstzustände, Atemnot, Hitzewallungen, Kopfweh, Schwindel, Müdigkeit und Schlafstörungen. Der aufgetriebene Bauch ist sehr oft gespannt. Die Beschwerden können von unterschiedlicher Dauer sein.

Ursachen

Die Gasansammlung, die zu einem Zwerchfellhochstand führt, kann durch verschiedene Grundübel ausgelöst werden: zu wenig Gallensaftabsonderung, Leberfunktionsstörungen, chronische Verstopfung, Darmausstülpelung (Divertikel), zu wenig Magensäure, Magenschleimhautentzündung, Beschwerden der Bauchspeicheldruse mit Fermentstorungen; einseitige Ernährung, Luftschlucken beim schnellen, hastigen Essen und Trinken, zuviel Rohkost, neurovegetative Störungen, ungeregelter, gehetzter Tagesablauf, begleitet von Bewegungsmangel, Nahrungsmittel, die eine Verstopfung begünstigen und im Verdauungstrakt zuviele Gase bilden, nicht zuletzt auch Antibiotika oder chemische Medikamente, die zu einer Veränderung der gesunden Darmflora führen.

Wichtige Regeln

1. Die Ursache der Blähungen muss gefunden und ausgeschlossen werden.

2. Auf blähende Speisen verzichten. Eine Verstopfung ist zu behandeln.

3. Vorbeugend gegen Blähungen sind Lebertrankapselkuren, Moortrinkkuren oder Heilerdetrinkkuren.

4. Atemübungen nach Roemheld helfen, die Elastizität des Zwerchfells zu verbessern und Blähungen vorzubeugen. Nach den Atemübungen sollte man sich 10 Minuten zur Ruhe legen und die Bauchdecke entweder mit Johannisöl oder Ringelblumensalbe einreiben.

5. Kohlensäurehaltige Getränke wie zu kalte und zu warme Nahrungsmittel und Getränke sind zu meiden.

6. Die Mahlzeiten dürfen nicht zu hastig gegessen werden.

7. Mit HAB-Frischpflanzentropfen (siehe Rezept) kann man die Roemheld'schen Beschwerden kurmässig behandeln.

Erste Massnahmen

Es muss herausgefunden werden, was zu Blähungen führt. Gleichzeitig ist die Ernährung umzustellen: keine blähenden Speisen, keine zu kalten oder zu heissen Nahrungsmittel und Getränke, keine kohlensäurehaltigen Durststiller und kein Missbrauch von Alkohol, Nikotin und Kaffee. Einer Verstopfung ist vorzubeugen und diese allenfalls zu behandeln (siehe «Verstopfung» Seite 160).

Empfehlenswert sind zu Beginn einer Behandlung 1–2 Fasttage. Anschliessend nur knappe Mahlzeiten, die man in Ruhe und Gelassenheit einnimmt. Nach dem Essen sollte man sich für 30 Minuten zur Ruhe legen. Bei blähenden Beschwerden eine feucht-warme Bauch-Packung machen. Die tägliche Einnahme von 2 Lebertranölkapseln beugt Blähungen vor. Geeignet sind auch Moortrinkkuren und Heilerde (3mal täglich nach dem Essen 1 TL, in Wasser gelöst, einnehmen).

Bei der Atemgymnastik nach Roemheld handelt es sich um Tiefatmungsübungen mit intensiver Zwerchfellbewegung. Sie helfen, die Beklemmung (Opression) zu lösen. Dabei wird die Luft nicht mittels Vergrösserung des Brustraumes eingeatmet, sondern durch das Zusammenziehen des Zwerchfells. Zieht man also beim Atmen das Zwerchfell zusammen, wird der Innenraum des Brustkorbes grösser, was entlastend wirkt und einen günstigen Einfluss auf Kreislauf und Bauchmuskulatur hat. Die Übungen werden morgens und nachmittags für zirka 10 Minuten gemacht. Es ist von Vorteil, wenn anschliessend die Bauchdecke mit einem natürlichen Gleitmittel (Johannisöl oder Ringelblumensalbe) massiert wird.

Bei Menschen, die berufsbedingt viel sitzen müssen, ist die Durchblutung des Darms häufig gestört. Die Stauungen und Kompressionen führen zu Blähungen. Bewegung und Bauchatmung sind in diesem Fall die beste und billigste Therapie.

Mit HAB-Frischpflanzentropfen (siehe Rezept) können die Beschwerden des Roemheld'schen Syndroms kurmässig behandelt werden.

HAB-Frischpflanzentropfen-Rezept

Melissen-Tinktur	Melissae tinctura	20 ml	herzberuhigend
Herzgespann-Tinktur	Leonuri tinctura	20 ml	herzentspannend
Fenchel-Tinktur	Foeniculi tinctura	20 ml	entblähend
Artischocken-Tinktur	Cynarae tinctura	20 ml	gallensaftanregend
Wermut-Tinktur	Absinthi tinctura	10 ml	Magen-Darm-regulierend
Tausendguldenkraut-Tinktur	Centaurii tinctura	10 ml	magenstärkend

Gebrauchsanweisung

Erwachsene 15–25 Tropfen, Jugendliche 10 Tropfen, in wenig Wasser verdünnt, 3mal täglich vor den Mahlzeiten kurz im Munde behalten und schlucken.

Gemmo-Mundspray als Heilungsförderer

Mammutbaum-Knospenmazerat (Sequoia gigantea): bis zur Besserung stündlich 1–2 Stösse in den Mund sprayen.

Kräuterbad mit 12,5% ätherischen Ölen

2–3mal wöchentlich zur Beruhigung der nervösen Herzbeschwerden ein Kräuterbad nehmen: 10 ml Lavendel- und 10 ml Orangenöl mit 200 ml Weizenkeimöl-Molken-Badegrundlage mischen. Für ein Vollbad reichen 20–30 ml dieses Badezusatzes. Badedauer 15–20 Minuten.

SCHILDDRÜSENÜBERFUNKTION

Die Schilddrüse des Menschen lässt sich am ehesten mit einem Transformatorenhäuschen vergleichen: sie versorgt den Körper auf harmonische Weise mit Energie. Doch wehe, wenn sie nicht mehr richtig funktioniert. Dann gerät der ganze Organismus durcheinander, und es stellen sich eine Fülle von Beschwerden ein. Die Aufgabe der Schilddrüse besteht in der Produktion der Hormone Thyroxin und Trithyroxin, die jodhaltig sind und den Verbrennungsprozess des Stoffwechsels und die Regulation des Nervensystems steuern. Eine Schilddrüsenüberfunktion führt zur Beschleunigung der Verbrennungsvorgänge und zur Erhöhung des Grundumsatzes, d.h. vom Herz, Nervensystem und Stoffwechsel werden höhere Leistungen verlangt.

Beschwerdebild

Das Krankheitsbild einer Schilddrüsenüberfunktion kann sehr unterschiedlich sein. Man unterscheidet zwischen Anfangs- und Spätsymptomen. Zu Beginn stellen sich nur nervöse Beschwerden ein: innere Unruhe, Herzklopfen, schlechter Schlaf, Reizbarkeit, Erregbarkeit, Mattigkeit, Leistungsschwäche nach geringster Anstrengung, Muskelschwäche, vegetative Labilität, Angstgefühl, Hitzeempfindlichkeit, zittrige Hände.

Im fortgeschrittenen Stadium kommt es zu einer beschleunigten Herztätigkeit. Der Pulsschlag kann bis zu 150 Schläge pro Minute betragen, während 60–80 Schläge in der Ruhe normal sind. Hitzewallungen und Schwitzen nehmen zu; vielfach kommt es zu Durchfall, bisweilen auch zu krampfartiger Verstopfung. Trotz ständiger Nahrungsaufnahme verliert man an Gewicht. Der Blutdruck schwankt, die Hände sind feucht und warm, man erträgt die Hitze schlecht und beim Gehen kommt es zu Wadenkrämpfen. Auffallend sind im Spätstadium die Augensymptome: die Augen werden glänzend, das Lid wird zurückgedrängt, die Augen scheinen aus der Höhle zu fallen. Man spricht von der Meersburger Trias mit Exophtalmus (Glotzauge); auch das Herzjagen und die Vergrösserung der Schilddrüse gehört ins Krankheitsbild. Nicht immer kommt es zur Schilddrüsenschwellung. Die Drüse kann aber leicht, mittel oder schwer hervortreten, wobei der Halsumfang deutlich zunimmt. Die Ver-

---

Wichtige Regeln

1. Die Schilddrüsenüberfunktion muss ärztlich diagnostiziert werden.

2. Bei Schilddrüsenüberfunktion kann eine chronische Entzündung der Mandeln und Zahnwurzeln vorliegen. Abklären lassen.

3. Alle emotionalen Störungen, die Gemüt und Psyche belasten, ausschalten und allenfalls behandeln.

4. Auf eine vorwiegend vegetarische Ernährung mit viel Rohkost, Gemüse, Salaten, Obst, Früchten, Reis und Kartoffeln samt Vollkornprodukten und Vollwertmüslis umstellen.

5. Als diätetisches Getränk zu den Mahlzeiten eignet sich Karottensaft/Möhrensaft (Vitamin A); ferner Hagebuttentee als Durststiller.

6. Alle Reizmittel meiden: Alkohol, Nikotin, Kaffee, Schwarztee, Süssigkeiten.

7. Mit einer natürlichen Lebensweise sowie mit der kurmässigen Einnahme der HAB-Frischpflanzentropfen wird das Leiden gelindert und geheilt.

grösserung ist schmerzlos, weich, pulsierend, zu Beginn kaum feststellbar.

Ursachen

Über die genaue Ursache der Hyperthyreose ist man sich nicht im klaren. Kranke Zähne und vereiterte Mandeln können das Leiden begünstigen wie auch Infektionskrankheiten und düstere Erlebnisse, drückende Sorgen, seelische Belastungen, Gemütserschütterung und Arbeitsüberlastung. Radikale Abmagerungskuren, hormonelle Störungen in der Pubertät, Schwangerschaft und Wechseljahre können ebenfalls eine Rolle spielen.

Erste Massnahmen

Nur durch eine ärztliche Untersuchung kann die Schilddrüsenüberfunktion diagnostiziert werden. Eine konsequente naturheilkundliche Behandlung kann die Schilddrüsenüberfunktion weitgehend beheben, insbesondere, wenn das Leiden noch nicht zu lange angestanden hat.

Als erstes sorge man für ein ausgeglichenes Leben: Ruhe und Entspannung, genügend Schlaf, tägliche Bewegung an der frischer Luft.

Auf eiweissarme, rohkostreiche, vegetarische Ernährung umstellen. Verzicht auf alle Reizmittel wie Alkohol, Nikotin, Kaffee, Schwarztee, jodhaltige Nahrungsmittel (Meerfische, Spinat, Brunnenkresse). Täglich zirka 100 g biologisch angebauten grünen Salat essen (Vitamin A), was die Überproduktion reguliert. Den Salat mit Joghurt und Zitronensaft zubereiten. Als diätisches Getränk zu den Mahlzeiten eignet sich Karottensaft/Möhrensaft (Vitamin A) und Hagebuttentee als Durststiller. Pro Tag 2–3 Mandeln essen. Um eine Gewichtsabnahme zu stoppen, gewöhne man sich an 5 Mahlzeiten am Tag. Vollkornprodukte und Vollwertmüslis sind zu bevorzugen.

Mit der kurmässigen Einnahme von HAB-Frischpflanzentropfen (siehe Rezept) lässt sich die Überfunktion der Schilddrüse beruhigen und die Beschwerden werden gelindert.

HAB-Frischpflanzentropfen-Rezept

Herzgespann-Tinktur	Leonuri tinctura	20 ml	entspannend
Hopfen-Tinktur	Lupuli tinctura	20 ml	beruhigend
Melissen-Tinktur	Melissae tinctura	20 ml	nervenstärkend
Johanniskraut-Tinktur	Hyperici tinctura	20 ml	nervenstärkend
Königin der Nacht-Tinktur	Cacti grandiflori tinctura	20 ml	schilddrüsenregulierend

Gebrauchsanweisung

Erwachsene 15–25 Tropfen, Jugendliche 10 Tropfen, in wenig Wasser verdünnt, 3mal täglich vor den Mahlzeiten kurz im Munde behalten und schlucken.

Gemmo-Mundspray als Heilungsförderer

Mammutbaum-Knospenmazerat (Sequoia gigantea) bis zur Besserung stündlich 1–2 Stösse in den Mund sprayen.

Kräuterbad mit 12,5 % aetherischen Ölen

2–3mal wöchentlich ein Kräuterbad nehmen: 15 ml Lavendel-, 15 ml Melissenöl und 20 ml Heublumenextrakt mit 200 ml Weizenkeimöl-Molken-Badegrundlage mischen. Für ein Vollbad reichen 20–30 ml dieses Badezusatzes. Badedauer 15–20 Minuten.

So gut oder schlecht der Tag war, so die Nacht, das ist das Naturgesetz für einen gesunden Schlaf. Doch der heutige schlafgestörte Mensch versucht die Nacht mit Pillen und Tabletten zu bewältigen. Ein bedenklicher Trend. Der Mensch ist eine Einheit von Körper, Geist und Seele. Es gibt in unserer zivilisierten, fast möchte man sagen «ver-rückten» Welt immer mehr schlaflose

---

Wichtige Regeln

1. Wer schlecht schläft, sollte sich überlegen, wie er bereits am Tage seine Nacht vorbereiten kann: Pflege guter Gedanken, positive Lektüre, entspanntes Arbeitsumfeld, periodische Ruhe- und Entspannungsphasen während dem Tag, ein natürliches, geordnetes Leben.

2. Alle möglichen Ursachen, die den Schlaf stören, ausschalten. Organische Leiden müssen behandelt werden.

3. Das nächtliche Einschlafen in Ruhe und Gelassenheit vorbereiten, am besten mit einer Meditation.

4. Autogenes Training (siehe Erste Massnahmen) fördert das Einschlafen. Damit auch fortfahren, wenn sich anfänglich der Erfolg nicht einstellt.

5. Immer zu festgesetzten Zeiten zu Bett gehen, dann, wenn der Körper uns das Signal zur Ruhe gibt. Eventuell ist auf das Nickerchen tagsüber zu verzichten.

6. Wer für den Schlaf während längerer Zeit chemische Medikamente eingenommen hat, versuche diese sukzessive abzubauen.

7. Mit HAB-Frischpflanzentropfen (siehe Rezept) können wir die Einschlafbereitschaft und den Durchschlaf fördern. Kräuterbäder (siehe Rezept) fördern die Schlafbereitschaft und entspannen den Organismus.

Nächte, weil wir unsere inneren Werte immer mehr vernachlässigen. Wir brauchen weniger Tabletten und Pillen, dafür umso mehr Stille, Geborgenheit, Ruhe und Ausgleich. Prof. Dr. med. Langen schreibt zu diesem Thema: «Zu den auslösenden Momenten der psychoreaktiven Einschlafstörungen gehört neben den emotional stark aufwühlenden Tageserlebnissen auch der weitverbreitete disharmonische Lebensstil unserer modernen Welt. Wird Entspannung gesucht, dann oft nur als Mittel zu weiterer Leistungssteigerung. Dies hinterlässt seelische und körperliche Spuren.»

Beschwerdebild

Über ⅓ des Lebens verbringt der Mensch im Schlafzustand, in dem wir uns regenerieren, aufladen, beruhigen und entspannen. Doch bei vielen ist dieses gesunde Verhältnis gestört, entweder durch Einschlafstörungen (Initardie), wiederholtes nächtliches Erwachen (Pleisomnie), zu kurzen Schlaf (Scurzsomnie) oder zu leichten Schlaf (Hyperlixie).

Ursachen

Eine schlechte Nacht ist noch kein Alarmzeichen. Doch wer wochenlang schlecht schläft, sollte etwas unternehmen. Schlafstörungen können viele Ursachen haben. Sie erfordern eine sorgfältige Abklärung. Der eine hat unter geopathischen Einflüssen (Erdstrahlen) zu leiden, ein anderer kann vor lauter Stress und Überforderung den Schlaf nicht finden. Auch Ärger und Sorgen, negative Gedanken sind für den Schlaf hinderlich. Depressionen, seelische Krisen und Nervosität sind weitere Störenfriede. Ebenfalls ist die unregelmässige Lebensweise eine schlechte Voraussetzung.

Aber auch organische Leiden führen zu Schlafstörungen: Kreislaufstörungen, Herzleiden, Nierenfunktionsstörungen, Arteriosklerose, Magen-Darm-Beschwerden, Verstopfung, Wechseljahrbeschwerden, Schilddrüsenüberfunktion, Leberfunktionsstörungen mit nächtlichem Erwachen um 00.00–03.00 Uhr. Kaffee und Schwarztee sind für einen ruhigen Schlaf ebenso hinderlich wie chronisch kalte Füsse, zu üppiges Essen am Abend, Fernsehnächte, geistige Arbeit zu vorgerückter Stunde und schlechte Schlafstellen (synthetische Wäsche, Metallgestelle, grosse Spiegelflächen).

Erste Massnahmen

Schlafgestörte haben Schwierigkeiten, sich zu entspannen, sich fallen zu lassen. Am Abend legt man sich ruhig ins Bett, denkt an etwas Schönes, entspannt die Muskeln, atmet leicht und tief und denkt bewusst 10–20mal hintereinander: «Ich bin ruhig, müde, zufrieden und ausgeglichen. Ich spüre, wie es mir wohler und wohler wird und wie ich mich erhole und entspanne. Ich gebe mich dem tiefen Schlaf hin und schlafe ruhig, tief und entspannt. Am Morgen werde ich ausgeruht und frisch erwachen.» Vor diesem abendlichen autogenen Training sollten wir beruhigende Musik hören, positive Gespräche und Gedanken pflegen und den Schlaf mit einer Meditation vorbereiten. Dann ist er für uns wie ein nächtlicher See, in dem sich die Sterne spiegeln. Immer zu einer festgesetzten Zeit zu Bett gehen, und zwar, wenn sich am Abend die erste Ermüdungsphase einstellt. Unregelmässigkeiten stören das Schlafvermögen. Bei hartnäckigen Schlafstörungen tagsüber auf das Nickerchen verzichten.

Heilpflanzen unterscheiden sich deutlich von allen Schlafmitteln, weil sie nicht narkotisieren und betäuben. Sie schalten die verschiedensten Störfaktoren aus und fördern die Schlafbereitschaft und das Durchschlafen. Mit HAB-Frischpflanzentropfen (siehe Rezept) können wir einen gesunden Schlaf finden.

HAB-Frischpflanzentropfen-Rezept

Baldrian-Tinktur	Valerianae tinctura	30 ml	schlaffördernd
Hopfen-Tinktur	Lupuli tinctura	30 ml	beruhigend
Melissen-Tinktur	Melissae tinctura	20 ml	entspannend
Johanniskraut-Tinktur	Hyperici tinctura	10 ml	nervenstärkend
Königln der Nacht-Tlnktur	Cactl grandlflorl tlnctura	10 ml	krampflösend

Gebrauchsanweisung

Erwachsene 15–25 Tropfen, Jugendliche 10 Tropfen, Kleinkinder pro Lebensjahr 1 Tropfen, in wenig Wasser verdünnt, eine halbe Stunde vor dem Schlafengehen und ein zweites Mal unmittelbar vor dem Zubettgehen kurz im Munde behalten und schlucken.

Gemmo-Mundspray als Heilungsförderer

Zur Entspannung und Beruhigung werden tagsüber bis zur Besserung 1–2 Stösse Mammutbaum-Knospenmazerat (Sequoiagigantea) in den Mund gesprayt.

Kräuterbad mit 12,5 % aetherischen Ölen

Abends vor dem Schlafengehen ein beruhigendes Kräuterbad nehmen: 10 ml Melissen-, 10 ml Lavendel-, 10 ml Orangenöl und 20 ml Heublumenextrakt mit 200 ml Weizenkeimöl-Molken-Badegrundlage mischen. Für ein Vollbad (nicht zu heiss) reichen 20–30 ml dieses Badezusatzes. Badedauer 15–20 Minuten.

Der Schnupfen (Rhinitis) ist eine Entzündung der Nasenschleimhaut. Sie schwillt meistens an und sondert zu Beginn eine wässrige, später eine schleimige Flüssigkeit ab. Oftmals ist der Schnupfen auch Teil einer anderen Erkrankung wie Grippe, Erkältung usw. Wir unterscheiden den akuten Schnupfen durch Virusinfektion und den chronischen Schnupfen, ausgelöst durch bestimmte Reize, verstopfte Naseneingänge und Katarrh.

Beschwerdebild

Die entzündeten Schleimhäute der Nase sind wenig oder stark geschwollen und sondern zuerst wässrige, später schleimige Sekrete ab. Es besteht die Gefahr, dass sich die Entzündung in das Mittelohr oder in die Nasennebenhöhlen ausbreitet. Erschwerte Nasenatmung und Niesreiz mit Tränenfluss, allgemeine Benommenheit im Kopf, Müdigkeit und Arbeitsunlust sind typische Zeichen eines Schnupfens. Oft verspürt man auch ein brennendes Gefühl im Nasen- und Rachenraum, nicht selten ist man von einem Kratzen im Hals geplagt. Häufig schwellen auch die Rachenmandeln an, oder die Rachenschleimhaut rötet sich. Das Geschmacks- und Geruchsempfinden ist reduziert. Es können auch Gliederschmerzen auftreten.

Ursachen

Verschiedene Virusarten kommen als Erreger des akuten Schnupfens infrage. Durch Tröpfcheninfektion wird die Krankheit von Mensch zu Mensch übertragen. Die Inkubationszeit dauert 18–48 Stunden. Kälte und Zugluft begünstigen die Ansteckung insofern, als es zu einer Durchblutungsstörung der Nasenschleimhaut kommt, wodurch die Abwehrkraft geschwächt wird. Viele Infektionskrankheiten, so auch eine Grippe, können mit einem Schnupfen beginnen. Ein chronischer Schnupfen kann durch ständiges Einatmen von Staub, Rauch und Dämpfen entstehen, ferner bei verstopften Naseneingängen oder bei

Wichtige Regeln

1. Bei Schnupfen hilft oftmals ein Tropfen Jodtinktur, in Wasser verdünnt. Bei Schilddrüsenüberfunktion nicht geeignet.

2. Die Flüssigkeitszufuhr sollte bei einem Schnupfen eingeschränkt werden, ebenfalls ist auf Kochsalz zu verzichten.

3. Ein ansteigendes Fussbad bis zu 40 °C stoppt vielfach die Ausbreitung des Schnupfens.

4. Zwiebelwasser verhindert die Entzündung der Schleimhaut im Nasenbereich.

5. Kopfdampfbäder mit Kamillentee oder Eukalyptuszusatz lindern die Beschwerden des Schnupfens.

6. Lebertrankapseln und Sanddornsaft steigern die körpereigenen Abwehrkräfte.

7. Mit der kurmässigen Einnahme der HAB-Frischpflanzentropfen (siehe Rezept) wird die Eigenreaktion des Organismus bei Schnupfen mobilisiert und aktiviert.

Nasenpolypen. Wenn der Schnupfen nach einigen Tagen nicht abklingt, kann die Infektion auf benachbarte Gebiete übergehen. Besondere Vorsicht ist geboten, wenn die Entzündung die Augen, die Ohren und den Kehlkopf befällt. Fieber mit Stirnkopfschmerzen deuten auf eine Nebenhöhlenentzündung hin. Im fortgeschrittenen Stadium kann auch die Ohrtrompete entzündet sein.

Erste Massnahmen

Im Anfangsstadium hat sich ein altbewährtes Mittel nach Professor Dr. Bier bewährt: die Jodtinktur. Ein Tropfen der Tinktur wird täglich, falls nicht eine Überfunktion der Schilddrüse vorliegt, in einem Glas Wasser verdünnt, eingenommen.

Ein anderes Hausmittel ist der Vitamin C-Stoss. 10–20 g Vitamin C (Ascorbinsäure aus der Drogerie) in Wasser auflösen und trinken. Nach Prof. Dr. A. Brauchle soll bei Schnupfen die Flüssigkeitszufuhr eingeschränkt (Kaffee, Suppe, Milch, Tee, Mineralwasser usw.) werden. Ebenfalls wird auf das Kochsalz verzichtet. Bei Durst Obst und Früchte essen. Der Schnupfen wird dadurch bereits im Keim erstickt. Ein

weiteres Hausmittel empfiehlt: bei einem richtigen Schnupfen, wenn einem die Nase schon fast davonläuft, eine Zwiebelscheibe in einem Glas heissem Wasser zirka 30 Sekunden ziehen lassen. Das Wasser über den Tag verteilt schluckweise trinken.

Das ansteigende Fussbad bis zu 40 °C ist ein weiteres bewährtes Mittel. Wenn es bei den ersten Anzeichen genommen wird, wird es gelingen, den Schnupfen zu stoppen oder zu verhindern. Kopfdampfbäder mit Kamillentee oder 5 Tropfen Eukalyptusöl (Zusatz in dampfendheisses Wasser geben) lindern bei Entzündung und Verstopfung der Nasengänge.

Die Abwehrkräfte werden mit einer Lebertrankapsel-Kur gestärkt: 3mal täglich 1 Kapsel zu den Mahlzeiten. Eine Sanddornsaftkur stärkt die Immunkraft ebenfalls.

Bei Schnupfen oder zu dessen Vorbeugung helfen auch die HAB-Frischpflanzentropfen. Sie besitzen die Kraft, die Eigenreaktion des Körpers zu aktivieren.

HAB-Frischpflanzentropfen-Rezept

Thymian-Tinktur	Thymi tinctura	20 ml	immunisierend
Salbei-Tinktur	Salviae tinctura	20 ml	entzündungshemmend
Spitzwegerich-Tinktur	Plantaginis tinctura	20 ml	schleimlösend
Sonnenhut-Tinktur	Echinaceae tinctura	20 ml	reizmildernd
Kamillen-Tinktur	Matricariae tinctura	20 ml	beruhigend

Gebrauchsanweisung

Erwachsene 15–25 Tropfen, Jugendliche 10 Tropfen, Kleinkinder pro Lebensjahr 1 Tropfen, in wenig Wasser verdünnt, 3mal täglich vor den Mahlzeiten kurz im Munde behalten und schlucken.

Gemmo-Mundspray als Heilungsförderer

Johannisbeer-Knospenmazerat (Ribes nigrum): bis zur Besserung stündlich 1–2 Stösse in den Mund sprayen.

Kräuterbad mit 12,5% ätherischen Ölen

2–3mal wöchentlich ein Kräuterbad nehmen: 15 ml Eukalyptus-, 15 ml Fichtennadelöl und 20 ml Heublumenextrakt mit 200 ml Weizenkeimöl-Molken-Badegrundlage mischen. Für ein Vollbad reichen 20–30 ml dieses Badezusatzes. Badedauer 15–20 Minuten.

Medizinisch gesehen ist der Schwindel eine Störung des Gleichgewichtsempfindens. Das Gleichgewicht ist das innere Gefühl für die normale Lage und Haltung des Körpers. Augen, Haut und Tiefensensibilität stehen in enger Verbindung mit dem Labyrinth des Innenohrs, dem sogenannten Vestibularapparat und seinen Kanälen zum Gehirn. Beim Schwindel handelt es sich um eine Anomalie des Vestibularapparates. Er ist aber keine eigenständige Krankheit, sondern nur ein Zeichen für eine Erkrankung.

Beschwerdebild

Wir unterscheiden nach dem zeitlichen Ablauf: Dreh-, Schwank- und Lift-Schwindel, anfallähnlich, Sekunden- und Dauerschwindel. Der Dynamik nach: Lage- und Bewegungsschwindel. Begleitsymptome können sein: Übelkeit, Erbrechen, Kopfschmerzen, Ohrengeräusche, Verminderung des Hörvermögens, Augenzittern, Fieber, Benommenheit, Schwarzwerden vor den Augen und Seitenziehen. Doppeltes Sehen, Gesichtsfelddefekte und Kopfdruck gehören aber nicht zum Schwindel.

Ursachen

Mannigfache Ursachen können zu Schwindel führen. Handelt es sich um eine Erkrankung der Augenmuskulatur oder um eine krankhafte Veränderung des Innenohrs, kann Schwindel entstehen, bei dem der Patient zwar fest auf den Beinen steht, sich vor seinen Augen aber alles dreht und zu schwanken und zu fallen scheint.

Es gibt einen Schwindel, bei dem man alles glasklar erkennt, aber selber schwankt und zu stürzen droht. Die Ursachen dafür können ganz verschieden sein: Blutarmut, niedriger Blutdruck, Arterienverkalkung, Schwäche des Herzmuskels, Herzklappenfehler, Polypen der Nase, Verstimmung von Magen und Darm, Harnvergiftung, Migräne, Gehirnerschütterung, Kreislauf-

---

Wichtige Regeln

1. Damit man den Schwindel gezielt behandeln kann, muss man die Ursachen kennen.

2. Ein über längere Zeit andauernder Schwindel sollte unbedingt vom Arzt abgeklärt werden. Wichtig ist dabei, die Vorgeschichte der Begleitbeschwerden zu kennen!

3. Der einfache Schwindel ohne ernste Grundkrankheit darf mit natürlichen Mitteln behandelt werden.

4. Oft hilft eine Kur mit Apfelessig und Honig (in einem Glas warmem Wasser auflösen).

5. Trockenbürsten der Haut, Armbäder, Beingüsse stärken die Widerstandskraft.

6. Wöchentlich 2mal ein Vollbad mit Rosmarin- und Lavendelöl nehmen.

7. Mit den HAB-Frischpflanzentropfen (siehe Rezept) können wir den Schwindel über die Herzstärkung, eine verbesserte Hirndurchblutung und die Kreislaufförderung behandeln.

störungen, mangelhafte Gehirndurchblutung und plötzlicher Blutdruckabfall. Zu Schwindel kann auch das Rauchen und zuviel Alkohol führen. Weitere Ursachen sind: die Reisekrankheit, psychisch bedingte nervöse Störungen, die Wechseljahre, chronische Verstopfung, Wurmerkrankung, chemische Medikamente, Mittelohrentzündungen, Epilepsie und Meniersche Erkrankung (= Schwindelanfall mit Übelkeit, Erbrechen, Beeinträchtigung des Hörvermögens).

Erste Massnahmen

Mögliche Ursachen abklären und gezielt behandeln. Ein über längere Zeit dauernder Schwindel muss ärztlich untersucht werden. Es ist wichtig, die Vorgeschichte der Begleitbeschwerden zu kennen. Handelt es sich um einen einfachen Schwindel ohne eine ernste Grundkrankheit, kann man ihn mit natürlichen Mitteln selbst behandeln. Die eigentliche Ursache muss in die Therapie einbezogen werden. In der alten Volksmedizin wandte man bei Schwindel die sonderlichsten Rezepte an: ein heisses Eisen mit Essig übergiessen und den Dampf einatmen. Dies kommt einer Rosskur gleich, der nur harte Naturen gewachsen sind. Ein milderes Mittel ist der Apfelessig: Je 2 TL Essig und Honig werden in einem Glas warmem Wasser aufgelöst und getrunken. Ein weiteres Hilfsmittel ist, die Hände ein paar Minuten unter den laufenden Wasserhahn zu halten, so, dass das Wasser über die Pulsadern fliesst. Sebastian Kneipp empfiehlt: Trockenbürsten der Haut, kalte Armbäder und Beingüsse bei gut durchwärmtem Körper. Vollbäder von 20 Minuten Dauer, mindestens 2mal wöchentlich mit Zusatz von Lavendel- und Rosmarinöl. Jeder muss selbst herausfinden, welche Wassertemperatur für ihn am besten ist; nicht zu heiss und nicht zu kalt, sondern angenehm warm.

Nicht immer kann man den Schwindel mit einfachen Hausmitteln beseitigen. Zuverlässiger und wirksamer sind die pflanzlichen Heilmittel, bei denen die Zirkulation, die Herzleistung, die Hirndurchblutung und die Nervenkraft gefördert werden. Dazu empfiehlt sich die kurmässige Einnahme von HAB-Frischpflanzentropfen (siehe Rezept).

HAB-Frischpflanzentropfen-Rezept

Weissdorn-Tinktur	Crataegi tinctura	20 ml	herzstärkend
Ginkgo-Tinktur	Ginkgo bilobae tinctura	30 ml	kreislaufregulierend
Traubensilberkerzen-Tinktur	Cimicifugae tinctura	10 ml	hirndurchblutend
Schafgarben-Tinktur	Millefolii tinctura	20 ml	zirkulationsfördernd
Mistel-Tinktur	Visci tinctura	20 ml	blutdruckregulierend

Gebrauchsanweisung

Erwachsene 15–25 Tropfen, Jugendliche 10 Tropfen, in wenig Wasser verdünnt, 3mal täglich vor den Mahlzeiten kurz im Munde behalten und schlucken.

Gemmo-Mundspray als Heilungsförderer

Oliven-Knospenmazerat (Olea europaea): bis zur Besserung stündlich 1–2 Stösse in den Mund sprayen.

Kräuterbad mit 12,5% ätherischen Ölen

2–3mal wöchentlich ein Kräuterbad nehmen: 15 ml Rosmarin-, 15 ml Lavendelöl und 20 ml Heublumenextrakt mit 200 ml Weizenkeimöl-Molken-Badegrundlage mischen. Für ein Vollbad reichen 20–30 ml dieses Badezusatzes. Badedauer 15–20 Minuten.

Normales Schwitzen (Transpiration) wird als äusserst gesunder Vorgang angesehen, da Stoffe, die den Organismus belasten könnten, ausgeschieden werden. Die Schweissdrüsen werden auch als dritte Niere bezeichnet. Wer nicht schwitzen kann, behält oft Stoffwechselschlacken zurück und wird dadurch krankheitsanfälliger. Gesunder Schweiss ist wässrig, klar und geruchslos – erst bei bakterieller Zersetzung nimmt er einen Geruch an. Das Schwitzen ist eine aktive Hautatmung, von innen nach aussen. Es regelt den Wärmehaushalt des Körpers, d. h., wenn es wärmer wird, bil-

det sich automatisch mehr Schweiss. Er verdunstet und spendet eine angenehme Kühle. Beim Schwitzen bildet sich auf der Haut ein natürlicher Säuremantel, der das Eindringen von Bakterien verhindert. Das übermässige Schwitzen muss jedoch als eine krankhafte Störung angesehen werden.

Beschwerdebild

Eine übermässige Schweissproduktion wird als Hyperhidrosis bezeichnet. Oftmals entzündet sich die Haut, der Patient fühlt sich äusserst unwohl. Die Haut an Händen, Füssen, in den Achselhöhlen und am After wird strapaziert und neigt zu Falten und Rissen.

Ursachen

Manche Menschen neigen von Natur aus zu vermehrter Ausdünstung, wobei eine gewisse Veranlagung bestehen kann. Das übermässige Schwitzen kann aber auch ausgelöst werden durch nervöse Störungen, Angstzustände, vegetative Labilität, Hitzeeinflüsse, Überanstrengung, Erschöpfung, Schwäche, Wechseljahrbeschwerden, Sauerstoffmangel, Eiweissmangel, Mineralstoffwechselstörung, fiebrige Krankheiten und durch gewisse Medikamente. Die vermehrte Schweissbildung ist oft Begleiterscheinung verschiedener Krankheiten und organischer Störungen: Schilddrüsenüberfunktion (vielfach feuchte Hände), Fettleibigkeit, Kreislaufstörungen. Stoffwechselbeschwerden, Erkrankung der Lymphdrüsen, Rheumatismus, Tuberkulose und Rachitis.

Erste Massnahmen

Die Behandlung darf sich nicht darauf beschränken, den Schweiss örtlich zu unter-

---

Wichtige Regeln

1. Mögliche Krankheiten und Störungen abklären und behandeln.

2. Der Schweiss darf nicht mit Cremen, Sprays und Salben unterdrückt werden.

3. Eine Wacholderbeerenkur nach Beschrieb (Erste Massnahmen) durchführen.

4. Auf Kochsalz, Fleisch, scharfe Gewürze, Kaffee ist zu verzichten.

5. Waschungen mit verdünntem Essigwasser erfrischen und reinigen.

6. Bei Fussschweiss täglich ein 20minütiges Fussbad mit Eichenrinden oder Walnussblätterzusatz nehmen. Anschliessend werden die Füsse mit Franzbranntwein eingerieben.

7. Mit der kurmässigen Einnahme von HAB-Frischpflanzentropfen (siehe Rezept) wird das übermässige Schwitzen gestoppt. Bei Fuss- und Handschweiss die betroffenen Stellen morgens und abends mit der Emulsion einreiben. Auch Kräuterbäder mit aetherischen Ölen (siehe Rezept) unterstützen die Heilung.

---

drücken. Die Schweissdrüsen keinesfalls mit Salben, Cremen und Sprays verstopfen. Die Beschwerden verlangen eine ganzheitliche Therapie, unter Berücksichtigung von eventuellen organischen Störungen. Beim einen Patienten ist die innere Verfassung aus dem Gleichgewicht, bei einem andern muss die Nieren-, Schilddrüsen-, Kreislauf- oder Stoffwechselfunktion verbessert werden usw. Es ist eine natürliche Lebensweise anzustreben. Auf ursächliche Krankheiten oder Störungen muss eingewirkt werden.

Bei übermässigem Schwitzen empfiehlt es sich, eine Wacholderbeerenkur zu machen: am 1. Tag 1 Wacholderbeere kauen, am 2. Tag 2 Beeren, am 3. Tag 3 Beeren. So fortfahren bis am 12. Tag (12 Beeren). Nun wird täglich um eine Beere reduziert, bis zurück auf 1 Beere am 24. Tag. Der Körper wird dadurch entgiftet, entschlackt, entwässert und gestärkt. Bei Hyperhidrosis sollte man sich so ernähren, dass die Transpiration nicht zusätzlich angeregt wird: salzarm essen, wenig oder gar kein Fleisch, kein Alkohol, kein Kaffee und keine scharfen Gewürze; dafür mehr Obst, Früchte und Salate.

Regelmässige Luft- und Sonnenbäder regeln die natürliche Hautatmung. Die Leibwäsche ist häufig zu wechseln. Natürliche Seifen verwenden. Bei Fussschweiss täglich Fussbäder mit Eichenrinden oder Walnussblättern machen: Badedauer 20 Min.; die Füsse anschliessend mit Franzbranntwein einreiben.

Die wichtigste Heilpflanze bei übermässigem Schwitzen ist der Salbei. Seine Wirkung wurde bereits im Jahre 1717 von van Swieten erkannt und von der pharmakologischen Wissenschaft durch Studien belegt. Auch die HAB-Frischpflanzentropfen (siehe Rezept) enthalten einen grossen Anteil Salbei und garantieren eine gute Wirkung.

HAB-Frischpflanzentropfen-Rezept

Salbei-Tinktur	Salviae tinctura	40 ml	schweisshemmend
Traubensilberkerzen-Tinktur	Cimicifugae tinctura	20 ml	entspannend
Hopfen-Tinktur	Lupuli tinctura	20 ml	beruhigend
Goldruten-Tinktur	Solidaginis tinctura	20 ml	nierenanregend

Gebrauchsanweisung

Erwachsene 15–25 Tropfen, Schulkinder 10 Tropfen, Kleinkinder pro Lebensjahr 1 Tropfen, in wenig Wasser verdünnt, 3mal täglich vor den Mahlzeiten kurz im Munde behalten und schlucken.

Gemmo-Mundspray als Heilungsförderer

Mammutbaum-Knospenmazerat (Sequoia gigantea): bis zur Besserung stündlich 1–2 Stösse in den Mund sprayen.

Kräuteremulsion mit HAB-Frischpflanzentinkturen

Bei Fuss- und Handschweiss werden 10 ml Kamillen-, 10 ml Zinnkraut-, 10 ml Ringelblumen- und 10 ml Rosskastanien-Tinktur mit 60 ml Grundemulsion gemischt. Die betroffenen Stellen morgens und abends mit dieser Emulsion einreiben.

Kräuterbad mit 12,5% ätherischen Ölen

2–3mal wöchentlich ein Kräuterbad nehmen: 15 ml Lavendel-, 15 ml Melissenöl sowie 20 ml Heublumenextrakt mit 200 ml Weizenkeimöl-Molken-Badegrundlage mischen. Für ein Vollbad reichen 20–30 ml dieses Badezusatzes. Badedauer 15–20 Minuten.

Übergewicht ist heute eine der häufigsten, ernährungsbedingten Störungen. Statistiken belegen, dass jeder dritte Erwachsene an Übergewicht leidet; mit zunehmendem Alter nimmt die Fettsucht zu.

Wichtige Regeln

1. Es ist wichtig, dass man bei einer Gewichtsreduktion viel Flüssigkeit trinkt. Am besten eignet sich Matetee (Drogerie/Apotheke): bis zu 2 l pro Tag, nur leicht oder gar nicht gesüsst, mit Zitronensaft aromatisiert.

2. Eine Diät (siehe Text) ist unbedingt einzuhalten.

3. Wer abnehmen will, sollte sich viel bewegen. Dies strafft die Muskeln, beugt schlaffer, fetter Haut vor und stärkt Herz und Kreislauf. Ein tägliches Trainingsprogramm, das man konsequent durchführt, unterstützt die Gewichtsreduktion: Jogging, Waldlauf, Wandern im zügigen Schritt, Radfahren, Schwimmen usw.

4. Wenn Appetitzügler, dann ein gefahrloses, pflanzliches Präparat; z.B. Konjac-Tabletten (Drogerie/Apotheke). Der Inhaltsstoff Glucomannan hat die Eigenschaft zu sättigen, die Darmperistaltik anzuregen und den Stuhlgang zu fördern. Eine halbe Stunde vor dem Essen 2–4 Tabletten mit viel Wasser einnehmen.

5. Um den Körper zu entschlacken, entgiften, entwässern und zu beruhigen, werden vor dem Essen die HAB-Frischpflanzentropfen (siehe Rezept) mit viel Wasser eingenommen.

6. Man gewöhne sich daran, die Reduktionskost gut zu kauen. Die Mahlzeiten mit einem Salat oder einer vegetabilen Bouillon beginnen.

7. Das Gewicht täglich kontrollieren und notieren. Wenn man das Ziel (z.B. 5 kg in 2 Wochen) erreicht hat, ist eine Belohnung erlaubt: z.B. ein neues Kleid.

Ein gesunder Mensch darf so viel wiegen, wie seine Körpergrösse 100 cm übersteigt, bei 170 cm sind dies 70 kg. Abweichungen von 10 Pfund sind innerhalb der Toleranzgrenze. Frauen und schmalwüchsige Männer haben bis zu 10% weniger, kräftige Männer bis zu 10% mehr Körpergewicht. Bei normalem Körpergewicht fühlt man sich gesund, widerstandsfähig, elastisch, beweglich, hat mehr Schwung, Durchhaltevermögen und Energie. Übergewicht begünstigt gesundheitliche Störungen, vor allem eine Herzschwäche, die Zuckerkrankheit, die Arterienverkalkung und einen hohen Blutdruck usw.

Beschwerdebild

Jedermann weiss aufgrund seines Körpergewichtes, ob er abspecken muss. Es gibt aber auch Krankheiten, bei denen bei Übergewicht eine Gewichtsreduktion empfehlenswert ist: Herzkrankheiten, Arthrosen, Gicht, Diabetes, Arteriosklerose und zu hoher Blutdruck. Wer sich bei Übergewicht unwohl, unbeweglich und immer müde fühlt, wer beim Atmen Schwierigkeiten hat, wer über Herzbeschwerden klagt (weil das Herz überflüssiges Fettgewebe mit Blut versorgen muss, was Herzmuskelschwäche zur Folge hat), sollte das Gewicht abbauen. Eine Radikalkur macht wenig Sinn, dies könnte sogar zu gesundheitlichen Störungen und Nervosität führen.

Erste Massnahmen

Kalorienreiche Speisen sind im Menuplan zu streichen: Rahm, Käse mit über 40% Fettanteil, tierische und pflanzliche Fette, Speck, Schinken, Würste, Schweinefleisch, Mehlspeisen, Gebäck, Teigwaren, Konditoreiwaren, Süssigkeiten, Zucker, Salz,

Konfitüre, Nüsse, Süsswasser, hartgekochte Eier, Schokolade, Cremen, Aperos, Weissbrot, Gipfeli. Die Nahrungsmittel aus Getreide enthalten sehr viele Kohlenhydrate und Kalorien. Sie sind stark abzubauen: Schwarzbrot, Vollkornbrot, Vollreis. Auch das Salz ist gefährlich: es hat die Eigenschaft, im Körper Wasser zu binden. Mit Gewürzmischungen ohne Kochsalz und vegetabiler Bouillon würzen. In kleinen Mengen sind erlaubt: wenig Butter oder Margarine, Quark, fettarmes Fleisch (alle sichtbaren Fette entfernen), z.B. Huhn, mageres Kalbfleisch, Rindfleisch, Hammel, fettarme Fische, weiche Eier, Magermilch, Kartoffeln, in sehr kleinen Mengen Bananen und Trauben. Zu bevorzugen sind: Salate mit wenig Zusatz von hochungesättigtem Öl, Obst, Früchte, Spargeln, Blumenkohl, Rotkohl, Weisskohl, Wirsing, Spinat, Rosenkohl, Mangold, Sauerkraut, frische Pilze, Tomaten, Brombeeren, Himbeeren, Erdbeeren, Orangen, Gemüse- und Fruchtsäfte aller Art, Mineralwasser. Die 10 Hauptsünden bei der Entfettungskur sind: 1. Falsche Nahrungsmittelwahl ohne Berücksichtigung der Kalorienwerte. 2. Unzuverlässige Gewichtskontrolle. 3. Süssigkeiten. 4. Verstecktes Fett in den Nahrungsmitteln. 5. Naschen zwischendurch. 6. Alkohol. 7. Salz. 8. Schlechte Beobachtung der Ess- und Trinkgewohnheiten. 9. Bewegungsarmut. 10. Mangelnder Durchhaltewille.

Zu beachten sind auch die kleinen Fehler: Wenn man an einem Tag zu viel Kalorien zu sich nimmt, ist am nächsten Tag eine Korrektur notwendig. Anstatt Erdnüsschen besser Radieschen oder Gurken naschen. Konsequent bleiben, auch wenn sich am Anfang der Erfolg nicht einstellt. Während der Kur für viel Entspannung, Ruhe, Schlaf und für viele angenehme Erlebnisse sorgen. Mit Heilpflanzen kann man die Gewichtsreduktion ausgezeichnet unterstützen, ohne dass der Körper Schaden leidet. Die Tinkturen entschlacken den Körper, entgiften, entwässern, beruhigen und regen die Verdauung an.

HAB-Frischpflanzentropfen-Rezept

Faulbaum-Tinktur	Frangulae tinctura	20 ml	abführend
Löwenzahn-Tinktur	Taraxaci tinctura	20 ml	stoffwechselverbessernd
Erdrauch-Tinktur	Fumariae tinctura	20 ml	gallensekretionsfördernd
Liebstöckel-Tinktur	Levistici tinctura	20 ml	entschlackend
Goldruten-Tinktur	Solidaginis tinctura	10 ml	entwässernd
Zinnkraut-Tinktur	Equiseti tinctura	10 ml	harntreibend

Gebrauchsanweisung

Erwachsene 15–25 Tropfen, in wenig Wasser verdünnt, 3mal täglich vor den Mahlzeiten kurz im Munde behalten und schlucken.

Gemmo-Mundspray als Heilungsförderer

Mammutbaum-Knospenmazerat (Sequoia gigantea) bei Nervosität stündlich 1–2 Stösse in den Mund sprayen.

Kräuterbad mit 12,5% aetherischen Ölen

2–3mal wöchentlich ein Kräuterbad nehmen: 15 ml Rosmarin-, 5 ml Orangen-, 10 ml Fichtennadelöl und 20 ml Heublumenextrakt mit 200 ml Weizenkeimöl-Molken-Badegrundlage mischen. Für ein Vollbad reichen 20–30 ml dieses Badezusatzes. Badedauer 15–20 Minuten.

Etwa die Hälfte der Frauen und mehr als ein Drittel der Männer in der zivilisierten Welt leiden an Verstopfung. Die meisten betrachten diese Unterfunktion des Darmes als ein notwendiges Übel. Das ist es aber wirklich nicht! Was geht im Darm vor? Jeder weiss, dass Nahrungsmittel, die für längere Zeit der Wärme ausgesetzt werden, verderben. Im Verdauungstrakt unseres Körpers, besonders im Darm, ist es warm und feucht. In diesem Milieu vermehren sich nicht nur die biologischen, also die nützlichen Darmbakterien. Fäulnis- und Gärungserreger finden hier ideale Lebensbedingungen, besonders, wenn der Speisebrei bei einer Stuhlverstopfung zu lange im Darm verweilt. Diese Stoffe sind äusserst gesundheitsschädlich. Durch die Darmzotten gelangen sie in den Organismus und können als Darmgifte Blut, Leber, Nieren, Gallenblase, Bauchspeicheldrüse, Herz und Gehirn schädigen. Wer also dauernd verstopft ist, sollte sich ernstlich Gedanken machen, wie er sich von diesem Übel befreien kann: «Der Tod sitzt im Darm!»

Beschwerdebild

Als Verstopfung bezeichnet man die erschwerte und zu träge Darmentleerung. Ein gesunder Mensch hat täglich 1–2mal eine Stuhlentleerung. Bei Verstopfung kann es zu folgenden Beschwerden kommen: Druck und krampfartige Schmerzen im Darmbereich, Unwohlsein, Übelkeit, Völlegefühl, Appetitlosigkeit, Stirn-Kopfschmerzen, belegte Zunge, Mundgeruch, Arbeitsunlust, Blähungen, Schlaflosigkeit und Hautunreinheiten.

Ursachen

Oftmals sind mehrere Faktoren für die Obstipation verantwortlich: psychovegetative Störungen mit Verkrampfungen, Stress, Überlastung, ferner Unterdrückung des Stuhlgangs (vielfach bei Kindern), schlechte und unregelmässige Essgewohn-

---

Wichtige Regeln

1. Bei Verstopfung müssen die Ursachen gefunden und behoben werden.

2. Mit starken Abführmitteln (Schwedentrunk, Sennesblätter, phenolphthaleinhaltige Arzneien) darf kein Missbrauch getrieben werden, da sie den Darm schädigen.

3. Die Ernährung muss auf vorwiegend pflanzliche Kost umgestellt werden. Auf zu hohen Fleischgenuss, Schokolade, Süssigkeiten muss verzichtet werden.

4. Täglich sollte genügend Flüssigkeit getrunken werden, bereits morgens nüchtern 1 Glas kohlensäurearmes Mineralwasser nehmen, über den Tag verteilt 1–3 Tassen Schlehdornblütentee.

5. Mit sanften Hausmitteln kann man die Verstopfung selbst kurieren: eingeweichte Pflaumen, Apfelscheibe mit Honig, Milchzucker, Moortrinkkur, Weizenkleie, Leinsamen und Löwenzahnsaft.

6. Die tägliche Bewegung sollte gesteigert, Stress und Verkrampfung abgebaut werden.

7. Mit HAB-Frischpflanzentropfen (siehe Rezept) kann man den Darm auf pflanzlichem, sanftem Weg zu regelmässiger Entleerung erziehen.

heiten, Ernährungsschäden infolge Mangel an pflanzlichen Ballaststoffen, Eiweissüberernährung (Fleisch), Süssigkeiten, Schokolade, Flüssigkeitsmangel (zu wenig trinken), Missbrauch von Abführmitteln, Nebenwirkung von chemischen Medikamenten, chronischer Magenkatarrh, Gallenblasenentzündung, Leberfunktionsstörungen und Bewegungsmangel.

Erste Massnahmen

Vor jeder Behandlung sollte man die Ursachen kennen und diese ausschliessen. Man gewöhne sich an eine zeitlich geregelte Entleerung und unterdrücke den Stuhlgang nie. Die Ernährung muss rasch auf vorwiegend pflanzliche Kost umgestellt werden: Gemüse, Salate, Rohkost, Obst, Früchte, Reis, Kartoffeln, Birchermüsli, Vollwert- und Vollkornprodukte. Die Speisen sind gut zu kauen. Pro Tag zirka 15–20 g in Wasser eingeweichte Weizenkleie (Drogerie/ Reformhaus) einnehmen. Es ist wichtig, viel Flüssigkeit (Tee, kohlensäurearmes Mineralwasser) zu trinken: bereits morgens trinkt man nach dem Erwachen nüchtern ein Glas Mineralwasser schluckweise – nicht hinunterstürzen. Wenn der Stuhl sehr trocken ist, 3mal täglich vor dem Essen eine Lebertran- oder Weizenkeimölkapsel nehmen. Als bewährtes Hausmittel helfen ein-

geweichte Pflaumen, ferner Feigensirup (Drogerie) oder pulverisierter Milchzucker (Drogerie/Reformhaus), von dem man 3mal täglich vor dem Essen 1 gestrichenen TL (Kinder eine Messerspitze) nimmt. Auch Moortrinkkuren (3mal täglich vor dem Essen 1 TL) helfen. Leicht abführend wirkt eine Apfelscheibe mit Honig. Sehr zu empfehlen ist biologisches Sauerkraut, von dem man über den Tag verteilt kleine Portionen roh isst. Unzerquetschte Leinsamen quellen im Darm auf und geben ein grösseres Stuhlvolumen: 3mal täglich mit etwas Wasser 1–3 EL einnehmen. Gute Helfer sind auch Löwenzahnwurzelsaft (3mal täglich 1 TL nach dem Essen), Schlehdornblütentee oder Agar-Agar-Pulver (3mal täglich 1 gestrichenen TL mit Wasser einnehmen). Auf stark reizende Mittel ist zu verzichten, z.B. auf Schwedentrunk, Sennesblättertee oder phenolphthaleinhaltige Pillen und Tabletten, da diese den Elektrolythaushalt des Darmes schädigen und die Darmperistaltik erlahmen lassen.

Mit HAB-Frischpflanzentropfen (siehe Rezept) kann die Verstopfung reiz- und gefahrlos kuriert werden.

HAB-Frischpflanzentropfen-Rezept

Faulbaum-Tinktur	Frangulae tinctura	30 ml	abführend
Erdrauch-Tinktur	Fumariae tinctura	20 ml	gallensaftanregend
Löwenzahn-Tinktur	Taraxaci tinctura	20 ml	verdauungsfördernd
Fenchel-Tinktur	Foeniculi tinctura	20 ml	entblähend
Artischocken-Tinktur	Cynarae tinctura	10 ml	magenstärkend

Gebrauchsanweisung

Erwachsene 15–25 Tropfen, Jugendliche 10 Tropfen, Kleinkinder pro Lebensjahr 1 Tropfen, in wenig Wasser verdünnt, 3mal täglich vor den Mahlzeiten kurz im Munde behalten und schlucken.

Gemmo-Mundspray als Heilungsförderer

Bei spastischer Obstipation (krampfartiger Verstopfung): werden stündlich bis zur Besserung 1–2 Stösse Mammutbaum-Knospenmazerat in den Mund gesprayt.

Die Vorsteherdrüse (Prostata) ist ein am männlichen Blasenausgang gelegenes muskulös-drüsiges Organ in Kastaniengrösse, das ringförmig den Anfang der Harnröhre umschliesst. Der hintere Teil der Vorsteherdrüse berührt den Enddarm und ist von ihm aus fühlbar. Zur Vorsteherdrüsenvergrösserung (Prostatahypertrophie) kommt es häufig mit zunehmendem Alter. Rund ⅓ der Männer – mehrheitlich nach dem 50. oder 60. Lebensjahr – haben eine vergrösserte Vorsteherdrüse. In rund 50% der Fälle kommt es zu Beschwerden.

Wichtige Regeln

1. Prostatabeschwerden im 1. und 2. Stadium lassen sich mit natürlichen Massnahmen ausgezeichnet behandeln. Sie müssen aber konsequent durchgeführt werden.

2. Um die Restharnbildung in der Blase zu verhindern, wird 3mal täglich ein Kräutertee (siehe Rezept) getrunken.

3. Prophylaktisch gegen Prostatabeschwerden wirkt eine Kur mit Kürbiskernen.

4. Die Vorsteherdrüse, eine Keimdrüse, wird mit einer Vitamin E-Kur gestärkt: 3mal täglich 1 Kapsel Weizenkeimöl.

5. Kalte Getränke und Bier sowie scharfe Speisen, Gewürze und Fleisch müssen gemieden werden. Einer Verstopfung ist vorzubeugen.

6. Blütenpollenkuren stärken den Organismus und versorgen ihn mit wichtigen Mineralien und Vitaminen.

7. Mit HAB-Frischpflanzentropfen (siehe Rezept) werden die Abflussbeschwerden gelindert oder aufgelöst.

Beschwerdebild

Das Prostataleiden setzt dann ein, wenn durch die Vergrösserung der Drüse die Harnröhre immer enger wird. Dabei wird im 1. Stadium der Harnstrahl dünner, und ein kaum beherrschbarer Harndrang macht sich mehr und mehr bemerkbar. Weitere Beschwerden im Anfangsstadium sind: nächtliches Wasserlassen, Nachträufeln, vermehrtes Pressen beim Wasserlösen. Mit zunehmender Drüsengrösse (2. Stadium) kann die Blase nicht mehr völlig entleert werden. Die Urinreste können sich zersetzen und eine Blasenentzündung verursachen. Es besteht die Gefahr einer Harnvergiftung. Im 3. Stadium kann es zu Harnverhalten kommen und sich eine Blasenausdehnung einstellen.

Stadium I und II lassen sich mit natürlichen Massnahmen ausgezeichnet behandeln. Im Stadium III ist eine Operation unumgänglich.

Ursachen

Schon viele Mediziner haben sich über die Ursachen der Prostatahypertrophie den Kopf zerbrochen. Man weiss lediglich, dass es durch Veränderungen im Hormonhaushalt während der Wechseljahre zu einem Gewebeumbau in der Vorsteherdrüse kommt, wobei sich Wucherungen am Blasenhals bilden können. Doch die eigentliche Ursache der Wucherung (Adenom) ist unbekannt.

Erste Massnahmen

Es ist beruhigend zu wissen, dass man gegen Prostatabeschwerden des 1. und 2. Stadiums vieles unternehmen kann, um die Beschwerden zu lindern oder sogar zu beseitigen. Um eine Restharnbildung in der Blase zu verhindern, wird 3mal täglich nach dem Essen 1 Tasse Kräutertee getrunken: Weidenröschen, Brennesselwurzeln, Goldrutenkraut, Schlüsselblumenblüten samt Kelch, zu gleichen Teilen, eine Prise Taubnesselblüten. Um die Harnentleerung zu verbessern, Kürbiskerne kauen: täglich 2–3mal 1 EL zwischen den Mahlzeiten. Das in den Kernen enthaltene Zink spielt eine wichtige biochemische Rolle im Prostatagewebe und stärkt vor allem den Tonus der Blasenmuskulatur. Auch kann mit der Kur gegen Schwellungen vorgebeugt werden.

Da es sich bei der Prostatadrüse um eine Keimdrüse handelt, empfiehlt es sich, diese mit Vitamin E, dem sogenannten Keimdrüsen-Vitamin zu stärken: 3mal täglich nach den Mahlzeiten eine Weizenkeimölkapsel (Vitamin E) schlucken.

Für den Prostatakranken besteht ein strenges Verbot für Bier und alle kalten Getränke. Nach deren Genuss schwillt die Vorsteherdrüse oft plötzlich an und verschliesst die Harnröhre. In solchen Fällen kann man heisse Sitzbäder machen oder katheterisieren. Auch scharfe Gewürze, viel Fleisch (Schweinefleisch, Würste, Geräuchertes) sollten gemieden werden. Man achte auf geregelten Stuhlgang. Zur Stärkung des Organismus sind Blütenpollenkuren ideal. Es ist auf genügend Bewegung zu achten. Sofern vegetative Spannungszustände bei der Prostatahypertrophie eine Rolle spielen, kann das autogene Training zur Beruhigung und Entspannung, d. h. zu einer besseren Harnentleerung beitragen. Eine regelmässige Fussreflexzonen-Massage kann die Harnabflussstörungen beheben. Um die Miktionsbeschwerden der Vorsteherdrüsenvergrösserung zu lindern, werden kurmässig HAB-Frischpflanzentropfen (siehe Rezept) eingenommen, solange, bis sich die Beschwerden gebessert haben.

HAB-Frischpflanzentropfen-Rezept

Zwergpalmen-Tinktur	Sabalis tinctura	40 ml	lindernd
Pappel-Tinktur	Populi tinctura	20 ml	verhindert Restharnmenge
Goldruten-Tinktur	Solidaginis tinctura	20 ml	harntreibend
Sonnenhut-Tinktur	Echinacea tinctura	20 ml	entzündungshemmend

Gebrauchsanweisung
Erwachsene 15–25 Tropfen, in wenig Wasser verdünnt, 3mal täglich vor dem Essen kurz im Munde behalten und schlucken.

Gemmo-Mundspray als Heilungsförderer
Mammutbaum-Knospenmazerat (Sequoia gigantea) bis zur Besserung stündlich 1–2 Stösse in den Mund sprayen.

Kräuteremulsion mit aetherischen Ölen
Bei entzündlichen Reizungen der Blase kann 2–3mal wöchentlich ein Kräuterbad genommen werden: 15 ml Fichtennadel-, 15 ml Lavendelöl und 20 ml Heublumenextrakt mit 200 ml Weizenkeimöl-Molken-Badegrundlage mischen. Für ein Vollbad reichen 20–30 ml dieses Badezusatzes. Badedauer 15–20 Minuten.

Fast jeder von uns hat schon einmal Wadenkrämpfe verspürt. Diese krampfartigen Schmerzen beruhen meistens auf peripheren Durchblutungsstörungen, die sekundäre Anzeichen bestimmter Grundkrankheiten sind.

Beschwerdebild

Wadenkrämpfe treten bei jung und alt auf, meistens nachts im Bett. Es handelt sich um einen plötzlichen, schmerzhaften, tonischen Muskelkrampf, der prinzipiell jeden Muskel befallen kann. Am häufigsten jedoch tritt er in den unteren Extremitäten

Wichtige Regeln

1. Wadenkrämpfen können verschiedene Leiden zugrunde liegen. Diese müssen gefunden und behandelt werden.

2. Das Hochlagern der Beine im Bett ist empfehlenswert. Man versuche es mit einem Farnwedelkissen, das man unter die Füsse legt.

3. Als Prophylaxe gegen Wadenkrämpfe hilft eine Kur mit Magnesium-Lutschtabletten (Drogerie/ Apotheke).

4. Lang andauernde Wadenkrämpfe können kurmässig mit Cuprum arsenicosum D6 Tabletten behandelt werden.

5. Viel Bewegung (Bewegungsprogramm) ist wichtig, damit die unteren Extremitäten gut durchblutet werden.

6. Täglich morgens und abends die Kräuteremulsion (siehe Rezept) einreiben.

7. Die Wadenkrämpfe können mit HAB-Frischpflanzentropfen (siehe Rezept) kurmässig behandelt werden.

auf. Dabei wird der Fuss stark fusssohlenwärts gebeugt, und die Muskeln verhärten sich. Die Schmerzen sind vielfach einseitig, seltener beidseitig. Wadenkrämpfe müssen von lang andauernden, ziehenden Schmerzen entlang den Venenbahnen an der Innenseite des Beines unterschieden werden. Bei diesen Symptomen handelt es sich um eine Venenthrombose. Eine ärztliche Konsultation ist in diesem Falle notwendig. Der schmerzhafte Krampfzustand muss auch von der Schaufensterkrankheit (Claudatio intermittens) unterschieden werden, bei der der Wadenkrampf nicht in Ruhestellung, sondern bei Anstrengung und Belastung auftritt.

Ursachen

Wadenkrämpfe sind normalerweise ein Symptom einer Krankheit. Vielfach werden sie durch erweiterte Blutadern am Unterschenkel (Krampfadern) ausgelöst, indem das zum Herzen zurückfliessende Blut gestaut wird. Schwangere Frauen leiden oft unter venösen Stauungen und Krampfadern. Zu Wadenkrämpfen kann es auch nach einer Venenthrombose kommen. In diesem Fall sollte man Kompressionsverbände tragen und für viel Bewegung sorgen. Wadenkrämpfe bei älteren Menschen sind häufig die Folge von arteriosklerotischen Durchblutungsstörungen. Die Waden fühlen sich kalt an, und die Haut ist auffallend blass. Dies ist ein Zeichen für verkrampfte Blutgefässe, bedingt durch die Verkalkung der Arterien. Häufig sind Wadenkrämpfe eine Nebenerscheinung von chemischen Medikamenten (z.B. bei Entwässerungstabletten) oder auch von Eisen-, Magnesium- oder Kalkmangel im Blut. Auch Diabetes kann mit Wadenkrämpfen und Durstgefühl verbunden sein. Wadenkrämpfe in den frühen Morgenstunden lassen auf eine Kalkstoffwechselstörung schliessen, d.h. der Krampf wird durch einen zu niedrigen Kalkgehalt des Blutes ausgelöst. Getrocknetes Brennesselpulver ist hier die richtige Arznei. Erkrankungen der Nebenschilddrüse können ebenfalls zu einer Senkung des Kalziumspiegels führen. Letztlich sind Wadenkrämpfe eine Begleiterscheinung von rheumatischen Erkrankungen wie Muskelrheuma, Arthrose und harnsaurer Diathese. Auch eine Herzinsuffizienz (Herzschwäche) kann mit Wadenkrämpfen einhergehen.

Erste Massnahmen

Der in Ruhelage auftretende, nächtliche Wadenkrampf kann gestoppt werden, wenn wir die Fussspitze hochziehen oder den Fuss gegen eine Wand drücken oder aufstehen und umhergehen. Auch ein heiss/kalter Beinguss in der Badewanne kann helfen. Anschliessend sollte man die Beine kräftig in Richtung Herz massieren. Ein altes, bewährtes Hausmittel gegen nächtliche Wadenkrämpfe ist ein Glas Milch oder kohlensäurearmes Mineralwasser vor dem Schlafengehen. Das Hochlagern der Beine im Bett hilft in jedem Fall. Bei Neigung zu Wadenkrämpfen sollte man auch die richtigen Schuhe tragen – hohe Absätze sind schlecht.

Prophylaktisch hilft eine Kur mit Magnesium Lutschtabletten (Drogerie/Apotheke). Bei lang andauernden Wadenkrämpfen sollte man es mit einer Kur mit Cuprum arsenicosum D 6 Tabletten (3mal täglich vor dem Essen im Munde zergehen lassen) versuchen.

Personen, die häufig unter Wadenkrämpfen leiden, sollten sich viel bewegen. Mit HAB-Frischpflanzentropfen (siehe Rezept) kann man die Wadenkrämpfe auf pflanzlichem Wege behandeln. Die Unterschenkel werden täglich mit der Kräuteremulsion (siehe Rezept) eingerieben.

HAB-Frischpflanzentropfen-Rezept

Rosskastanien-Tinktur	Hippocastani tinctura	30 ml	venenstärkend
Pestwurz-Tinktur	Petasitidis tinctura	20 ml	krampflösend
Ginkgo-Tinktur	Ginkgo bilobae tinctura	30 ml	durchblutungsfördernd
Traubensilberkerzen-Tinktur	Cimicifugae tinctura	10 ml	entspannend
Schafgarben-Tinktur	Millefolii tinctura	10 ml	kreislaufregulierend

Gebrauchsanweisung

Erwachsene 15–25 Tropfen, Jugendliche 10 Tropfen, in wenig Wasser verdünnt, 3mal täglich vor den Mahlzeiten kurz im Munde behalten und schlucken.

Gemmo-Mundspray als Heilungsförderer

Mammutbaum-Knospenmazerat (Sequoia gigantea): bis zur Besserung stündlich 1–2 Stösse in den Mund sprayen.

Kräuteremulsion mit HAB-Frischpflanzentinkturen

Je 10 ml Kamillen-, Johanniskraut-, Pestwurz- und Hamamelis-Tinktur werden mit 60 ml Grundemulsion gemischt. Zur Krampflösung wird die betroffene Stelle morgens und abends oder bei Bedarf mit der Emulsion eingerieben.

Kräuterbad mit 12,5% ätherischen Ölen

2–3mal wöchentlich zur Stärkung der Venen ein Kräuterbad nehmen: 15 ml Rosmarin-, 15 ml Lavendelöl, 20 ml Heublumenextrakt mit 200 ml Weizenkeimöl-Molken-Badegrundlage mischen. Für ein Vollbad reichen 20–30 ml dieses Badezusatzes. Badedauer 15–20 Minuten.

Unter dem Begriff Wassersucht (Hydrops) versteht man die Ansammlung von Blutflüssigkeit in den Gewebespalten oder in den Körperhöhlen. Wassersüchtige Anschwellungen (Ödeme) zeigen sich meistens an den Füssen (Knöchel und Unterschen-kel). Es sind dies Stellen, in denen ohnehin ungünstige Rückflussverhältnisse des Venenblutes bestehen. Im fortgeschrittenen Stadium kann es auch zu Ansammlungen in den Oberschenkeln, im Rumpf und in den Armen kommen.

Wichtige Regeln

1. Bei Wassersucht sind die Blutdruckwerte zu kontrollieren und bei Bedarf geeignete Massnahmen einzuleiten.

2. Die möglichen Grundkrankheiten müssen abgeklärt und entsprechend therapiert werden.

3. Bei länger andauernden Ödembildungen ist eine ärztliche Konsultation notwendig.

4. Ödembildungen einfacher Art dürfen selber behandelt werden, indem man 1–2 Tage fastet und durstet.

5. Kochsalz, Kaffee, Nikotin, Alkohol und Schwarztee sind bei Wassersucht zu meiden – es ist eine vorwiegend pflanzliche Kost einzuhalten.

6. Täglich warme Heublumenauflagen auf die Nierengegend machen. Zur Entwässerung nimmt man 3mal täglich eine Wacholderölkapsel nach dem Essen ein.

7. Mit den HAB-Frischpflanzentropfen werden wassersüchtige Anschwellungen entstaut und die Flüssigkeit abgeführt. Der betroffene Hautbezirk ist morgens und abends mit der Kräuteremulsion (siehe Rezept) einzureiben. Zirkulation und Abfluss werden dadurch gefördert.

Beschwerdebild

Der betroffene Hautbezirk ist prall gefüllt, gespannt und glänzend. Der Patient klagt über schwere, müde Beine. Frische Ödeme sind weich und lassen sich mit dem Finger leicht eindrücken, chronische Ödeme sind fest und schmerzhaft. Entzündliche Ödeme sind heiss und druckempfindlich. In schweren Fällen kann es zu Atemnot beim Treppensteigen, Lungenstauungen und Leberschwellung kommen.

Ursachen

Bei Ödembildung können die unterschiedlichsten Grundkrankheiten vorliegen. Vielfach wird die Ansammlung von Blutflüssigkeit in den Geweben durch einen erhöhten Blutdruck in den Haargefässen (Kapillaren) hervorgerufen: die Flüssigkeit wird durch die Haargefässwände gepresst, insbesondere, wenn das Herz nicht in der Lage ist, das zurückfliessende Blut aufzunehmen. Man spricht bei Herzschwäche von einem kardialen Ödem. Der Patient leidet oft unter vermehrter nächtlicher Harnausscheidung, Blausucht (Cyanose) und Atemnot. Auch ein Herzklappenfehler kann zu Ansammlung von Wasser (Blutserum) in verschiedenen Körperteilen führen. Es gibt ferner das renale Ödem bei chronischem Nierenleiden (Nephritis) als Folge von Eiweissmangel im Blut. Bei zu dünnflüssigem Blut kann es zu einem verstärkten Flüssigkeitsaustritt aus den Gefässen kommen.

Vitaminmangel begünstigt die Ödembildung ebenfalls. Das gleiche gilt für Entzündungen in einzelnen Organen, Abflussbehinderungen im Venensystem, Lymphstauungen, Allergien, Fettsucht und Diabetes.

Erste Massnahmen

Bei länger dauernden wassersüchtigen Anschwellungen ist eine ärztliche Konsultation notwendig. Mögliche Ursachen müssen abgeklärt und behandelt werden. Ödembildungen einfacher Art dürfen mit natürlichen Mitteln behandelt werden. Sind die Stauungen sehr hartnäckig, ist es ratsam, für 3 Tage eine Liegekur mit hochgelagerten Beinen zu machen. Zu Beginn wird 1–2 Tage gefastet und gedurstet, bis die Anschwellung abzuklingen beginnt. Bei starkem Durstgefühl in den ersten Tagen sind höchstens 500 ml Flüssigkeit, verteilt auf 24 Stunden, erlaubt, am besten in Form von kohlensäurearmem Mineralwasser. Auf Kochsalz ist zu verzichten.

Der Fleischkonsum muss stark reduziert werden. Apfel-Reisdiäten sind sehr zu empfehlen. Eine Verstopfung muss behandelt werden (siehe Verstopfung Seite 160). Die Speisen mit Liebstöckel, Wacholder, Brunnenkresse und Borretsch würzen. Verboten sind Alkohol, Nikotin, Kaffee und Schwarztee. Wassersüchtige Patienten sollten jedes Jahr eine Kirschen- und eine Erdbeerenkur machen. Zur Entwässerung werden 3mal täglich nach dem Essen Wacholderölkapseln (Drogerie/Apotheke) eingenommen.

Täglich warme Heublumenauflagen auf die Nierengegend machen. Es dürfen keine einengenden Kleider getragen werden, elastische Strümpfe sind aber von Vorteil. HAB-Frischpflanzentropfen (siehe Rezept) unterstützen die Entwässerung und Rückbildung der Wasseransammlungen. Um Abfluss und Zirkulation zu fördern, werden die betroffenen Hautbezirke morgens und abends mit der pflanzlichen Emulsion (siehe Rezept) eingerieben.

HAB-Frischpflanzentropfen-Rezept

Goldruten-Tinktur	Solidaginis tinctura	40 ml	nierenanregend
Zinnkraut-Tinktur	Equiseti tinctura	20 ml	harntreibend
Spargel-Tinktur	Asparagi tinctura	20 ml	entwässernd
Rosmarin-Tinktur	Rosmarini tinctura	20 ml	kreislaufanregend

Gebrauchsanweisung

Erwachsene 15–25 Tropfen, Jugendliche 10 Tropfen, in wenig Wasser verdünnt, 3mal täglich vor den Mahlzeiten kurz im Munde behalten und schlucken.

Gemmo-Mundspray als Heilungsförderer

Johannisbeer-Knospenmazerat (Ribes nigrum): bis zur Besserung stündlich 1–2 Stösse in den Mund sprayen.

Kräuteremulsion mit HAB-Frischpflanzentinkturen

Zur Förderung der Zirkulation und Durchblutung: je 10 ml Schafgarben-, Rosmarin-, Arnika- und Rosskastanientinktur mit 60 ml Grundemulsion mischen. Morgens und abends die betroffene(n) Stelle(n) mit der Emulsion einreiben.

Kräuterbad mit 12,5% ätherischen Ölen

Zur Entschlackung und Entwässerung 2–3mal wöchentlich ein Kräuterbad nehmen: 15 ml Rosmarin-, 5 ml Orangen-, 10 ml Fichtennadelöl und 20 ml Heublumenextrakt mit 200 ml Weizenkeimöl-Molken-Badegrundlage mischen. Für ein Vollbad reichen 20–30 ml dieses Badezusatzes. Badedauer 15–20 Minuten.

Die Wechseljahre der Frau werden als Klimakterium bezeichnet. Zwischen dem 45. und 50. Lebensjahr tritt die Menopause ein, d.h. die Produktion der Eierstockhormone (Östrogene) geht langsam zurück.

Wichtige Regeln

1. Die Wechseljahre der Frau sind ein naturgegebener Vorgang und haben mit einer Krankheit nichts zu tun.

2. Die Beschwerden sollten nicht mit künstlichen Hormonen (Östrogen) behandelt, sondern mit natürlichen Massnahmen gelindert werden.

3. Mit einer periodischen Mineralsalzkur (Raminal) wird ein Kalkverlust der Knochen verhindert.

4. Das körperliche Wohlbefinden wird mit Gelee royale verbessert, während Salbeiöl dem Schwitzen vorbeugt.

5. Weizenkeimölkapseln und Magnesium-Präparate regen den Kreislauf an und verbessern die Herzleistung.

6. Morgendliche Wechselduschen härten den Körper ab. Moor- oder Kräuterbäder stärken die Unterleibsorgane.

7. Mit den HAB-Frischpflanzentropfen (siehe Rezept) lassen sich die Beschwerden im Klimakterium lindern.

Die Menstruationsblutung wird allmählich unregelmässig und bleibt nach einer gewissen Zeit völlig aus. Während diesem natürlichen Prozess kann es zu verschiedenen Beschwerden kommen, weil sich der Körper auf die Umstellung einstellen muss.

Beschwerdebild

Die in den Wechseljahren auftretenden Störungen können nicht als Krankheit bezeichnet werden, sondern sie sind Zeichen der hormonellen Umstellung. Je nach Konstitution treten folgende Beschwerden auf: Wallungen mit plötzlichem Schweissausbruch, Kreislaufstörungen, Herzbeschwerden, Anschwellen der Beine, Schwindel, Verstopfung, Kopfschmerzen, Erschöpfung, Verstimmung, Anschwellen der Brüste, Übergewicht, Fettansatz, Gelenkschmerzen, Blutdruckstörungen, Nervosität. Die ausbleibende Östrogenausschüttung beeinflusst nicht nur den Zyklus der Gebärmutter, sondern auch verschiedene andere Körperfunktionen. Durch die Wechseljahrbeschwerden können die Knochen etwas Kalk verlieren (Osteoporose) oder die Blutgefässe sich leicht verhärten.

Ursachen

Wie bereits erwähnt, ist der Abbau der Östrogenproduktion die Ursache des Klimakteriums. Oft erachtet es der Arzt als notwendig, Östrogene in Form von Pillen, Pflastern oder Depot-Injektionen zu verabreichen. Dies kommt einem Betrug gleich. Was der Körper nicht mehr produziert, sollte ihm nicht auf technisch medizinischem Wege wieder zugeführt werden. Besser ist es, den naturgegebenen Zustand zu akzeptieren und die Beschwerden mit natürlichen Mitteln zu lindern. Eine in jeder Beziehung natürliche Lebensweise ist sehr wichtig.

Erste Massnahmen

Die Naturheilkunde ist einesteils bestrebt, mit geeigneten Mitteln Beschwerden zu lindern, andernteils mit natürlichen Massnahmen das Wohlbefinden zu verbessern. Bei der einen Frau verlangt die Therapie eine Verbesserung der Herztätigkeit, bei der anderen wird die Verstimmung oder Nervosität kuriert, wieder andere Frauen werden gegen Schwitzen, Müdigkeit, Kreislaufschwäche oder Kalkverlust der Knochen behandelt. Folgende Mittel verbessern das Wohlbefinden ganz allgemein: Kuren mit Mineralsalzmischungen (Raminal, Drogerie/Apotheke) verhindern den Kalkverlust der Knochen. Gelee royale, der Weichselfuttersaft der Bienenkönigin (Drogerie/Apotheke), stärkt den Organismus; 3mal täglich nach dem Essen einnehmen. Um den Kreislauf zu stärken, können Weizenkeimölkapseln eingenommen und Magnesiumkuren (Drogerie/Apotheke) gemacht werden. Gegen das Schwitzen hilft 1 Tropfen Salbeiöl (Drogerie), der mit wenig Wasser oder Honig eingenommen wird.

Eine Abhärtung des Körpers kann mit Kneippschen Anwendungen erlangt werden: Wechselduschen am Morgen mit Ganzkörper-Bürstenmassagen, Wassertreten, Schwimmen, Sauna. Ferner sind Moor- oder Kräuterbäder mit Zusatz von Fichtennadel- und Lavendelöl sehr zu empfehlen, da diese Bäder den Stoffwechsel der Eierstöcke anregen. Die Ernährung sollte in den Wechseljahren nicht zu üppig und zu fett sein. Vorzüglich ist eine vorwiegend pflanzliche, vollwertige Ernährung. Viel Flüssigkeit trinken: Kräutertee, kohlensäurearmes Mineralwasser, Obst- und Fruchtsäfte. Eine Verstopfung muss unbedingt behandelt werden (siehe «Verstopfung» Seite 160). Mit Gymnastik, Wandern und Sport wird die Funktion der Gefässe angeregt.

HAB-Frischpflanzentropfen lindern die verschiedenen Beschwerden der Wechseljahre. Sie sind über längere Zeit kurmässig einzunehmen.

HAB-Frischpflanzentropfen-Rezept

Hopfen-Tinktur	Lupuli tinctura	20 ml	stimulierend
Schafgarben-Tinktur	Millefolii tinctura	20 ml	regulierend
Traubensilberkerzen-Tinktur	Cimicifugae tinctura	20 ml	stärkend
Salbei-Tinktur	Salviae tinctura	20 ml	schweisshemmend
Baldrian-Tinktur	Valerianae tinctura	10 ml	beruhigend
Johanniskraut-Tinktur	Hyperici tinctura	10 ml	nervenstärkend

Gebrauchsanweisung

15–25 Tropfen, in wenig Wasser verdünnt, 3mal täglich vor den Mahlzeiten kurz im Munde behalten und schlucken.

Gemmo-Mundspray als Heilungsförderer

Himbeer-Knospenmazerat (Rubus idaeus): bis zur Besserung stündlich 1–2 Stösse in den Mund sprayen.

Kräuterbad mit 12,5% ätherischen Ölen

2–3mal wöchentlich ein Kräuterbad nehmen: 15 ml Melissen-, 15 ml Lavendelöl und 20 ml Heublumenextrakt mit 200 ml Weizenkeimöl-Molken-Badegrundlage mischen. Für ein Vollbad reichen 20–30 ml dieses Badezusatzes. Badedauer 15–20 Minuten.

Rund 30% der Bevölkerung in den zivilisierten Ländern leidet bei extremen klimatischen Verhältnissen unter Wetterfühligkeit, d.h. jeder dritte reagiert auf athmosphärische Reize mit körperlichen Beschwerden.

Beschwerdebild

Sensible, unruhige, gestresste, verspannte Menschen und solche mit einem labilen

---

Wichtige Regeln

1. Jede unnötige Belastung sollte man bei Wetterfühligkeit ausschliessen: Bewegungsmangel, Stress, Überlastung, zu wenig Schlaf usw.

2. Die beste Vorbeugung gegen Wetterfühligkeit ist ein natürliches, geordnetes Leben.

3. Wetterfühlige sollten eine leicht verdauliche, vorwiegend pflanzliche, vollwertige Ernährung einhalten und alle fetten und schweren Speisen sowie auch Reizmittel wie Alkohol, Nikotin, Kaffee meiden.

4. Auf serotoninhaltige Nahrungsmittel ist bei Wetterwechsel zu verzichten: Käse, Tomaten, Nüsse, Ananas, Bananen, Wein und Bier.

5. Bei Wetterfühligkeit sollte die Kochsalzmenge leicht erhöht werden.

6. Den Körper härtet man jeden Morgen mit einer Wechseldusche und einer Ganzkörper-Bürstenmassage ab. Ein täglicher, ausgedehnter Spaziergang bei jedem Wetter trainiert unseren Körper für die verschiedensten Wetterverhältnisse. Kräuterbäder (siehe Rezept) beruhigen.

7. Mit HAB-Frischpflanzentropfen (siehe Rezept) lassen sich bei Wetterfühligkeit die Beschwerden auf sanftem Wege kurmässig behandeln.

Kreislauf oder mit rheumatischen Schmerzen haben bei einem Wetterumschlag die unterschiedlichsten Beschwerden. Eine Gewitterfront zieht ab, eine Tiefdruckrinne rückt näher, und obschon man sich noch vor wenigen Stunden pudelwohl gefühlt hat, ist man plötzlich matt und unpässlich. Die Wetterfühligkeit äussert sich in: Reizbarkeit, Stimmungsschwankungen, Nervosität, Konzentrationsschwäche, Angstzuständen, Schlafstörungen, Schwindel, Herzbeschwerden, neuralgischen Schmerzen, Blutdruckschwankungen, Kopfweh, Migräne, Magen-Darm-Beschwerden, Übelkeit, Appetitlosigkeit, Gliederschmerzen, Rheuma, Schmerzen an Narben und Knochenbruchstellen, Müdigkeit, Abgeschlagenheit, Unlust, Depressionen usw.

Geschwächte und erkrankte Organe reagieren heftiger als sonst: Leber, Galle, Magen, Herz usw.

Ursachen

Tests haben ergeben, dass jeder Organismus auf das Wetter reagiert. Es kommt zu Schwankungen des Blutdruckes, Beeinflussung der Blutgerinnung usw. Jedoch haben nur «wetterfühlige» Menschen eine so niedrige Reizschwelle im vegetativen Nervensystem, dass sie einen Wetterumschlag bewusst verspüren. Diese Feinfühligkeit ist hormonell bedingt. Besonders das Hormon Serotonin wird im Übermass ausgeschüttet. Es ist ein Gewebehormon, das die glatte Muskulatur der Blutgefässe, der Bronchien, des Darmes und anderer Organe erregt. Je nach Kreislaufanlage hat es eine blutdrucksenkende oder blutdrucksteigernde Wirkung. Es beeinflusst zudem das Zentralnervensystem.

Erste Massnahmen

Das Wetter können wir nicht beeinflussen. Es bleibt uns bei extremer Sensibilität nichts anderes übrig, als die übersteigerte Reaktion des Körpers in harmonische Bahnen zu lenken. Deshalb sollten Wetterfühlige jede vermeidbare Belastung abbauen: Bewegungsmangel, Übergewicht, zu wenig Schlaf, Stress, Nikotin. Eine natürliche Lebensweise ist immer noch die beste Medizin. Dazu gehört auch eine regelmässige körperliche Betätigung: Wandern, Joggen, Waldläufe, Schwimmen, Radfahren. So lässt sich ein Wetterumsturz besser ertragen. Tägliche Entspannungsübungen durch autogenes Training oder Meditation sorgen ebenfalls für mehr Ausgeglichenheit. Wetterfühlige sollten sich an eine vollwertige, leicht verdauliche, vorwiegend pflanzliche, unbelastete (ohne Konservierungs- und Färbemittel) Ernährung halten. Fette und schwere Speisen sind einzuschränken. Auf Alkohol, Nikotin, Kaffee ist zu verzichten. Auch serotoninhaltige Nahrungsmittel sind bei Wetterwechsel zu meiden. Es sind dies: Käse, Tomaten, Nüsse, Ananas, Bananen, Bier und Wein. Der Körper braucht in diesen Tagen etwas mehr Kochsalz (Meersalz), z.B. in Form von Salzgurken, Salzhering. Viel Flüssigkeit ist wichtig: kohlensäurearmes Mineralwasser, Kräutertee, Frucht- und Obstsäfte. Verdauungsstörungen müssen mit milden, natürlichen Mitteln behandelt werden (siehe «Verstopfung» Seite 160). Zur Abhärtung kann man täglich am Morgen bei frischer Luft eine Ganzkörper-Bürstenmassage machen, nachdem man sich eine warm/kalte Wechseldusche gegönnt hat. 2–3mal wöchentlich ein beruhigendes Bad nehmen, am besten mit Lavendel- und Rosmarinzusatz. Ein ausgedehnter Spaziergang in freier Natur bei jeder Witterung hilft ebenfalls bei Wetterfühligkeit. Der Körper reagiert dadurch weniger empfindlich auf Temperatur- und Klimaschwankungen.

Mit HAB-Frischpflanzentropfen (siehe Rezept) lassen sich die Beschwerden der Wetterfühligkeit auf sanftem, unschädlichem Wege kurieren. Eine prophylaktische Kur (bevor die Beschwerden einsetzen), die sich auf eine Langzeit-Wetterprognose stützt, hat am meisten Erfolg.

HAB-Frischpflanzentropfen-Rezept

Königin der Nacht-Tinktur	Cacti grandiflori tinctura	20 ml	nervenstärkend
Lavendel-Tinktur	Lavandulae tinctura	20 ml	entspannend
Melissen-Tinktur	Melissae tinctura	20 ml	beruhigend
Schafgarben-Tinktur	Millefolii tinctura	20 ml	kreislaufregulierend
Weissdorn-Tinktur	Crataegi tinctura	20 ml	herzstärkend

Gebrauchsanweisung

Erwachsene 15–25 Tropfen, Jugendliche 10 Tropfen, in wenig Wasser verdünnt, 3mal täglich vor den Mahlzeiten kurz im Munde behalten und schlucken.

Gemmo-Mundspray als Heilungsförderer

Mammutbaum-Knospenmazerat (Sequoia gigantea) bis zur Besserung stündlich 1–2 Stösse in den Mund sprayen.

Kräuterbad mit 12,5% aetherischen Ölen

2–3mal wöchentlich ein Kräuterbad nehmen: 10 ml Lavendel-, 10 ml Melissen- und 10 ml Rosmarinöl mit 220 ml Weizenkeimöl-Molken-Badegrundlage mischen. Für ein Vollbad reichen 20–30 ml dieses Badezusatzes. Badedauer 15–20 Minuten.

171

Beim gesunden Menschen ist der Zahn in einen kräftigen Unterkieferknochen eingebettet. Je mehr Kiefer und Zähne bei faserreicher, naturbelassener Kost zu kauen haben, desto funktionstüchtiger bleiben sie. Ist dies nicht der Fall (weiche, gekochte, denaturierte Nahrung), kommt es schon frühzeitig zur Zahnlockerung und zum Knochenabbau. Die Folge können Zahnbettentzündung und Zahnbettschwund sein.

Wichtige Regeln

1. Alle möglichen Ursachen, die zur Zahnbetterkrankung führten, müssen abgeklärt und allenfalls beseitigt werden. Schlechte Zähne, Brücken, Kronen, Prothesen müssen vom Zahnarzt kontrolliert werden.

2. Zahnstein und Zahnfleischtaschen müssen entfernt werden.

3. Die Zahnreinigung ist gewissenhaft durchzuführen. Die richtige Zahnbürste (Naturborsten), Lehmpaste, Zahnseide und Munddusche sind für die gute Zahnhygiene wichtig.

4. Das erkrankte Zahnfleisch täglich mit Propolis-Tinktur massieren, anschliessend mit Heilerde einreiben.

5. Zu den Mahlzeiten kann man als diätetisches Getränk Heidelbeersaft trinken oder löffelweise Sanddornsaft nehmen.

6. Vitamin A und D-Kuren sind sehr zu empfehlen.

7. Bei entzündetem Zahnfleisch mehrmals täglich Mundduschen (siehe Mundwasser-Rezept aus HAB-Frischpflanzentropfen) machen.

Beschwerdebild

Sehr oft beginnt eine Zahnbetterkrankung mit einer leichten Entzündung des Zahnfleisches (Gingivitis), wobei es leicht blutet und anschwillt. Langsam entwickeln sich daraus zwischen Zahn und Zahnfleisch, dem eigentlichen Paradont, Entzündungstaschen, die im fortgeschrittenen Stadium vereitern und Sekrete absondern. Die chronische Eiterung befällt und schädigt die Wurzelhaut des Zahns und greift letztlich auch den Kieferknochen an. Folgende Symptome können die Krankheit anzeigen: Schmerzen und Bluten des Zahnfleisches, Rötung und Schwellung der Mundschleimhaut um die Zahnwurzel, Neigung zu Blutungen nach dem Zähneputzen, Bildung von Zahnfleischtaschen, dunkelrote Verfärbung und Schwammigwerden des Parodonts, Zahnsteinbefall, Lockerung der Zähne, Zurückbildung des Zahnfleisches. Als eigentliche Parodontose ist der Zahnbettschwund ohne entzündlichen Ausgang, d.h. ohne Taschenbildung und Eiterung zu verstehen. Sie beginnt allmählich mit dem Zurückweichen des Zahnfleisches. Damit ist oft ein nicht sichtbarer Knochenschwund des Kiefers verbunden. Die Zähne sind sehr empfindlich auf Kälte, Temperaturschwankungen und Süssigkeiten. Die Zähne sind von Zahnstein befallen. Der Zahn verliert zunehmend an Halt, wackelt und fällt schliesslich aus.

Ursachen

Vielfach ist die Erkrankung mit einem bakteriellen Zahnbelag (Plaque) verbunden. Dabei lockern die Zellgifte das Zahngewebe und beginnen das Zahnfleisch zu entzünden. Dafür verantwortlich kann eine ungenügende Zahn- und Mundhygiene sein. Ferner können auch falsch konstruierte Kronen, Brücken und Teilprothesen zur Erkrankung führen. Ernährungsfehler, Mangel an Vitaminen und Mineralstoffen oder zu weiche Kost begünstigen das Parodont. Nikotin und Giftstoffe (damit sind leider viele Nahrungsmittel belastet) fördern Zahnbetterkrankungen ebenfalls. Weitere Faktoren sind organische Störungen: Blutkrankheiten, Zuckerkrankheit, Stoffwechselstörungen, chronische Verstopfung, Magen-Darm-Erkrankungen, Leberkrankheiten und bakterielle Störung der Darmflora, oft hervorgerufen durch Antibiotika und durch hormonelle Disfunktion.

Erste Massnahmen

Vor jeder therapeutischen Behandlung der Zahnbetterkrankung müssen mögliche Ursachen abgeklärt und beseitigt werden. Schlechte Zähne, Brücken, Kronen und Teilprothesen sind vom Zahnarzt zu kontrollieren und Schäden zu beheben. Zahnstein, eventuell Zahnfleischtaschen sind zu entfernen. Die richtige Zahnreinigung muss erlernt und gewissenhaft durchgeführt werden. Die Zähne sind nach jeder Mahlzeit und nach Süssigkeiten zwischendurch zu reinigen. Die Zahnbürste im Winkel von 45° halten und damit auch in den Zahnsaum dringen. Mit kreisenden Bewegungen beginnen und senkrechte Bürstenstriche anschliessen, und zwar stets vom Zahnfleisch gegen die Zahnspitze hin. Die richtige Zahnbürste (Naturborsten) und Zahnpaste (Lehmpasten mit Eukalyptus oder Salbei) wählen. Auch der Gebrauch von Zahnseide ist notwendig. Eine Munddusche ist empfehlenswert. Das Zahnfleisch sollte täglich mit Propolis-Tinktur massiert werden: Fingerkuppen mit Propolis befeuchten. Das ganze Zahnbett morgens und abends nach dem Zähneputzen tüchtig kneten, keinesfalls aber so stark, dass Schmerzen entstehen. Anschliessend wird das Zahnfleisch mit Heilerde eingerieben. Bei entzündlichem und leicht blutendem Zahnfleisch tagsüber Mundspülungen machen. Siehe Rezept Mundwasser aus HAB-Frischpflanzentinkturen.

Diese Massnahmen können unterstützt werden durch: zu den Mahlzeiten 1 Glas Heidelbeersaft trinken oder zwischendurch Sanddornsaft esslöffelweise einnehmen. Auch Vitamin A und D Kuren sind sehr zu empfehlen.

Vor und nach dem Essen ist das Zahnfleisch mit dem Mundwasser (siehe Rezept) zu spülen.

Mundwasser-Rezept

Salbei-Tinktur	Salviae tinctura	20 ml	entzündungshemmend
Kamillen-Tinktur	Matricariae tinctura	20 ml	wundheilend
Zinnkraut-Tinktur	Equiseti tinctura	20 ml	bindegewebsstärkend
Sonnenhut-Tinktur	Echinaceae tinctura	20 ml	abwehrstärkend
Pappel-Tinktur	Populi tinctura	20 ml	antiseptisch
Pfefferminzöl	Menthae oleum	10 Tropfen	geschmacksverbessernd

Gebrauchsanweisung

Erwachsene 15–25 Tropfen, Schulkinder 10 Tropfen, Kleinkinder pro Lebensjahr 1 Tropfen, in wenig Wasser verdünnt, 3mal täglich vor und nach den Mahlzeiten den Mund gründlich spülen und anschliessend ausspucken.

Gemmo-Mundspray als Heilungsförderer

Johannisbeer-Knospenmazerat (Ribes nigrum) bis zur Besserung stündlich 1–2 Stösse in den Mund sprayen.

Zellulitis ist das Sorgenkind der Frau. Es kommt durch Ablagerungen von Fettmolekülen und Wasseransammlungen in der Grenzfläche der Haut zu Veränderungen des Gewebes an Oberschenkel, Gesäss und Hüften.

Wichtige Regeln

1. Eine Zellulitisbehandlung hat aus naturheilkundlicher Sicht nur Erfolg, wenn sie konsequent durchgeführt wird – durchhalten ist wichtig.

2. Den Körper mit dem Kräutertee (siehe Rezept) entgiften: 3mal täglich nach dem Essen eine Tasse.

3. Das Bindegewebe muss gestärkt werden: um 9 und 16 Uhr zwei Tabletten Silicea D6 zerkaut einnehmen.

4. Mit einer täglichen Bürsten- und Zupfmassage wird die Haut besser durchblutet und gleichzeitig entstaut. Zum Schluss mit der Kräuteremulsion (siehe Rezept) einreiben.

5. Wichtig ist die richtige Ernährung: salzlos, ohne Fette und üppige Nahrungsmittel; Reizmittel wie Alkohol, Süssigkeiten, Kaffee sind verboten. Empfehlenswert ist eine leichte, vegetabile Ernährung ohne Koch- und Meersalz; dieses durch eine kochsalzlose Gewürzmischung ersetzen. Einer Verstopfung ist vorzubeugen.

6. Viel Bewegung unterstützt die Therapie. Mindestens 2–3mal wöchentlich ein Kräuterbad mit Zusatz von Rosmarin- und Orangenöl nehmen.

7. Mit einer HAB-Frischpflanzentropfen-Kur (siehe Rezept) werden die Stoffwechselstörungen behoben, womit das Leiden von innen gelindert und geheilt wird.

Beschwerdebild

Die Haut hat die Struktur einer Orangenschale, deshalb der Ausdruck «Orangenhaut». Beim Zusammendrücken der Hautoberfläche werden grobkörnige, verhärtete Knötchen deutlich sichtbar. Das unter der Haut liegende Binde- und Fettgewebe ist durch Stoffwechselstörungen degeneriert, es kommt zu einer starken Ansammlung von Fett, Schlacken, Wasser und Toxinen in den Hautzellen. Riesenzellen bilden sich, die bis zu 1,5 cm gross werden (normale Grösse 1,5 mm).

Ursachen

Zellulitis heisst auf deutsch Zellentzündung, was falsch ist. Zellulitis entsteht durch Stoffwechselstörungen. Durch hormonelle Einflüsse werden die eingelagerten Fettzellen der Haut aufgebläht. Die Frau besitzt doppelt soviele Fettzellen wie der Mann. Sie können sich also doppelt so schnell vermehren.

Erste Massnahmen

Der nächste Sommer kommt bestimmt. Welche Frau möchte nicht frei von Zellulitis sein! Die Naturheilkunde ist in der Lage, die zellulitischen Veränderungen wirksam zu bekämpfen. Wichtige Voraussetzung ist die konsequente Durchführung des ganzen Therapieprogramms. Als erstes muss der Körper mit Tee (Drogerie/Apotheke) entgiftet und entschlackt werden: Maisbart, Goldrutenkraut, Schachtelhalmkraut, Honigkleekraut, Hauhechelwurzel, zu gleichen Teilen (3mal täglich nach dem Essen 1 TL in einer Tasse anbrühen, 5 Min. ziehen lassen). Ferner muss das Bindegewebe gestärkt werden: um 9 und 16 Uhr je zwei Silicea D6 Tabletten nehmen. Zur

Verbesserung der Durchblutung der peripheren Blutgefässe wird mindestens 2mal wöchentlich ein Kräuterbad genommen. Durch tägliche Bürstenmassagen mit einer guten, nicht zu harten Bürste (Drogerie) wird die betroffene Haut besser durchblutet und entstaut, womit Fettpölsterchen langsam verschwinden. 5–10 Minuten massieren – immer gegen das Herz. Zuerst das rechte Bein bis über die Hüfte (erst aussen, dann innen), dann das linke Bein und zuletzt den Bauch im Uhrzeigersinn. Man fährt mit einer Zupfmassage fort, indem man die Haut zwischen Daumen und Zeigefinger nimmt – nicht gewaltsam vorgehen, ansonsten gibt es blaue Flecken. Als Massagemittel wird Weizenkeimöl verwendet. Zum Abschluss die Haut mit der Kräuteremulsion (siehe Rezept) einreiben.

Richtige Ernährung: Da Kochsalz, auch Meersalz, Wasser im Körper bindet, wird es im Diätplan gänzlich gestrichen und durch Gewürzmischung ohne Kochsalz (Drogerie/Reformhaus) ersetzt. Auch Liebstöckel, Wacholder, Petersilie, Rosmarin eignen sich zum Würzen. Zucker und Süssigkeiten sind drastisch zu reduzieren. Auf Alkohol, Kaffee, Nikotin und Schwarztee ist gänzlich zu verzichten – es handelt sich um schädliche Reizmittel. Während der Kur keine schweren, belastenden Nahrungsmittel essen: Schweinefleisch, Eier, Geräuchertes, Würste, fetter Käse, Innereien usw. Man konzentriere sich auf vorwiegend vegetabile Nahrungsmittel wie Salate, Gemüse, Obst, Früchte, ferner Vollwert- und Vollkornprodukte. Besonders wirksam ist ein Glas Selleriesaft zu den Mahlzeiten. Einer Verstopfung ist vorzubeugen (siehe «Verstopfung» Seite 160). Viel Bewegung ist wichtig: Wandern mit zügigen Schritten, Waldlauf, Joggen, Schwimmen, Radfahren usw.

Mit einer HAB-Frischpflanzentropfen-Kur (siehe Rezept) werden die Stoffwechselstörungen behoben. Das Leiden wird damit auch von innen gelindert und geheilt.

HAB-Frischpflanzentropfen-Rezept

Löwenzahn-Tinktur	Taraxaci tinctura	20 ml	stoffwechselanregend
Faulbaum-Tinktur	Frangulae tinctura	20 ml	verdauungsanregend
Mariendistel-Tinktur	Silybum marianum tinctura	20 ml	leberstärkend
Erdrauch-Tinktur	Fumariae tinctura	10 ml	gallensaftanregend
Fenchel-Tinktur	Foeniculi tinctura	10 ml	entblähend
Traubensilberkerzen-Tinktur	Cimicifugae tinctura	20 ml	hormonregulierend

Gebrauchsanweisung

Erwachsene 15–25 Tropfen, Jugendliche 10 Tropfen, in wenig Wasser verdünnt, 3mal täglich vor den Mahlzeiten kurz im Munde behalten und schlucken.

Gemmo-Mundspray als Heilungsförderer

Himbeer-Knospenmazerat: bis zur Besserung stündlich 1–2 Stösse in den Mund sprayen.

Kräuteremulsion mit HAB-Frischpflanzentinkturen

Je 20 ml Wassernabel- und Mäusedorntinktur mit 60 ml Grundemulsion mischen. Morgens und abends die betroffene(n) Stelle(n) mit der Emulsion einreiben.

Kräuterbad mit 12,5% ätherischen Ölen

2–3mal wöchentlich ein Kräuterbad nehmen: 15 ml Orangen-, 15 ml Rosmarinöl und 20 ml Heublumenextrakt mit 200 ml Weizenkeimöl-Molken-Badegrundlage mischen. Für ein Vollbad reichen 20–30 ml dieses Badezusatzes. Badedauer 15–20 Minuten.

WICHTIGER HINWEIS

DEUTSCHLAND

Die nach dem Homöopathischen Arznei-buch hergestellten Frischpflanzentropfen (HAB-Tropfen) sind in jeder Apotheke erhältlich. Das Schweizer Produkt aus dem Appenzell (HAB-Frischpflanzentropfen) wird in Deutschland durch die Apotheke Dr. Hagemann, Leopoldstrasse, München, Tel. 089/34 88 16 verkauft und vertrieben (auch Postversand ist möglich).

SCHWEIZ

Die HAB-Frischpflanzentropfen sind in vielen Drogerien und Apotheken erhältlich, desgleichen die Emulsionen für die äussere Anwendung sowie die Gemmomazerate (Mundsprays). Eine Liste der Depositäre ist im hinteren Teil des Buches lose eingelegt. Sollte sie fehlen, können Sie sie beim Verlag anfordern (Telefon 062/827 00 30; Fax 062/827 02 30).

ÖSTERREICH

Die nach dem Homöopathischen Arznei-buch hergestellten Frischpflanzentropfen (HAB-Tropfen) sind in jeder Apotheke erhältlich.